高龄二孩妈妈全攻略：专家解读

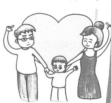

主　编　吕淑兰　　　副主编　李奇灵

编　者（按姓氏笔画排序）

王　丽	西安交通大学第一附属医院	王　青	西安交通大学第一附属医院
王　琪	西安交通大学第一附属医院	王　瑞	西北妇女儿童医院
师　赞	西安交通大学第一附属医院	吕淑兰	西安交通大学第一附属医院
许丽丽	西北妇女儿童医院	孙　超	西安交通大学第一附属医院
杜　江	陕西省人民医院	李　延	延安市人民医院
李奇灵	西安交通大学第一附属医院	邹俊凯	新疆医科大学附属肿瘤医院
周　杨	西北工业大学医院	韩　露	西安交通大学第一附属医院
薛　雪	西安交通大学第一附属医院		

学术秘书

李　臻（西安交通大学第一附属医院）

人民卫生出版社

图书在版编目（CIP）数据

高龄二孩妈妈全攻略：专家解读 / 吕淑兰主编 . —北京：
人民卫生出版社，2018
ISBN 978-7-117-26082-4

Ⅰ . ①高… Ⅱ . ①吕… Ⅲ . ①妊娠期 – 妇幼保健 – 基
本知识 Ⅳ . ①R715.3

中国版本图书馆 CIP 数据核字（2018）第 032124 号

| 人卫智网 | www.ipmph.com | 医学教育、学术、考试、健康，购书智慧智能综合服务平台 |
| 人卫官网 | www.pmph.com | 人卫官方资讯发布平台 |

版权所有，侵权必究！

高龄二孩妈妈全攻略：专家解读

主　　编：吕淑兰
出版发行：人民卫生出版社（中继线 010-59780011）
地　　址：北京市朝阳区潘家园南里 19 号
邮　　编：100021
E - mail：pmph @ pmph.com
购书热线：010-59787592　010-59787584　010-65264830
印　　刷：三河市潮河印业有限公司
经　　销：新华书店
开　　本：787×1092　1/16　印张：17
字　　数：392 千字
版　　次：2018 年 3 月第 1 版　2018 年 3 月第 1 版第 1 次印刷
标准书号：ISBN 978-7-117-26082-4/R · 26083
定　　价：49.00 元

前 言

2015 年 10 月中国共产党第十八届中央委员会第五次全体会议公报指出，坚持计划生育基本国策，积极开展应对人口老龄化行动，实施全面二孩政策。这一政策的实施可以说是"家家关心，人人关注"。越来越多的家庭加入了迎接二孩宝宝的队伍，很多高龄女性也希望抓住最后的机会，圆自己的二孩梦。然而，来自国家卫生和计划生育委员会最新消息称：现阶段，全国符合全面两孩政策条件的夫妇大约近六成为 35 岁以上高龄夫妇。对于高龄夫妇来说，二孩确又是一甜蜜的烦恼。因为，35 岁以上的高龄女性怀孕对母体和胎儿都存在一定的风险，生还是不生？如何优生？怎样才能母子平安？高龄妈妈生二孩会面临哪些风险？我们能够得到一个健康的宝宝吗？这些问题是她们及家庭，甚至国家和社会所关注的焦点。

为了解决高龄二孩妈妈怀孕遇到的各种困惑和疑虑，经过我们编写组的反复讨论、酝酿、决定编写这本书《高龄二孩妈妈全攻略：专家解读》，尽一点微薄之力，希望对高龄二孩妈妈有所帮助。

此书的撰写响应国家人口结构调整的大战略，在二孩政策开放的大背景下，本着指导、帮助高龄二孩妈妈顺利实现优生优育的心愿，保障新生命健康成长的初衷，筛选常见临床问题 500 余例，诸如二孩政策、高龄妈妈如何备孕、孕前检查、孕期及产后保健、新生儿的喂养等方面的问题，集从业三十余载的妇产科临床经验，结合高龄二孩妈妈怀孕的生理特点及生殖发展前沿，将理论与实践有机结合，汇成融知识性、指导性、实用性于一体的《高龄二孩妈妈全攻略：专家解读》一书。编写中我们尽量以科学、严谨为目标，以精准、简单、通俗、易懂为特点，采用问答式编写，并配备一些插图，深入浅出，供大家参考。

在编写过程中，编者们查阅了大量国内外文献，大家的苦心耕耘希望能让高龄二孩妈妈既甜蜜又不烦恼，最终能母子平安，家庭幸福，社会和谐。

由于编者水平有限，书中难免存在不足之处，也可能存在部分争议性观点，欢迎大家批评指正。

本书的编写得到了西安交通大学第一附属医院、陕西省人民医院、西北妇女儿童医院、新疆医科大学附属肿瘤医院、延安市人民医院等相关单位的领导和专家的关心和支持，在此一并表示感谢！

祝愿所有的高龄二孩妈妈能够梦想成真，孕育出充盈着无限希望与活力的新生命，祝愿每一个家庭幸福安康！

吕淑兰 李寸灵

2018 年 3 月于西安

高龄二孩妈妈全攻略：专家解读

目 录

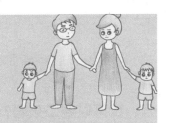

CONTENTS

第二篇 我要二孩宝宝 89

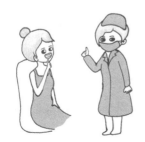

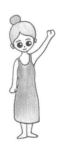

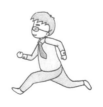

第三篇 二孩宝宝与妈妈一起健康成长吧 121

第四篇 准备和二孩宝宝见面啦.......................181

第五篇 二孩产后恢复注意事项.....................205

第六篇　新生二孩宝宝注意了 239

第一篇

关于高龄二孩妈妈，你想知道的

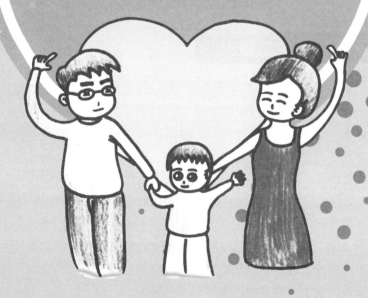

一 二孩"许可证"

1 什么是全面二孩政策？

2015 年 10 月 26 日—29 日，在北京举行的中国共产党第十八届中央委员会第五次全体会议明确提出"全面实施一对夫妇可生育两个孩子政策"，即所有夫妇，无论城乡、区域、民族，都可以生育两个孩子的政策。2015 年 12 月 27 日，全国人大常委会表决通过了人口与计划生育法修正案，全面二孩于 2016 年 1 月 1 日起正式实施。实施全面二孩政策，是继单独二孩政策之后生育政策的进一步调整完善，这是中央基于我国人口与经济社会发展的形势做出的重大战略决策。

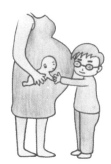

我国的生育水平已比美国低 22.4%，与欧洲一些低生育率的国家不相上下，而人口老龄化速度是美欧的 2 倍以上。在这种新的人口与经济社会条件下，如果我们尽快实施普遍允许二孩政策，将使我国未来劳动力资源保持适当水平，避免因生育率过低、人口过度老化和劳动力资源快速萎缩而严重危及我国经济的可持续发展，并大大增强我国未来与其他大国竞争的国家实力，从而实现人口经济社会均衡发展，助力中华民族复兴大业。

2 哪些家庭可以生二孩？

全国人大常委会表决通过了人口与计划生育法修正案中第十八条国家稳定现行生育政策，鼓励公民晚婚晚育，提倡（但不强制），一对夫妻生育一个子女；符合法律、法规规定条件的，可以要求安排生育第二个子女。根据 2016 年 1 月 1 日实施的全面二孩政策，一对夫妇可生育两个孩子，除外一胎为双胞胎外，只要为一个孩子的家庭均可生育二胎。具体办法由省、自治区、直辖市人民代表大会或者其常务委员会规定。

2016 年在全国城乡实施"普遍允许二孩"政策，但在生育势能大的农村欠发达地区，在实施普遍允许二孩政策前提下提倡适当晚育以避免出生堆积，即为了避免扎堆生育而负面影响到孩子的上学、就医和长大后就业，请较年轻妇女适当晚一些生二孩，让年龄较大妇女优先生二孩；在自愿晚育少生已成常态的城镇和较发达农村地区则一步到位而无需晚育政策。这既满足民众生二孩愿望，又绝不会导致人口失控，是切实可行的国家百姓"双赢"方案。

3 双胞胎家庭可以生二孩吗？

十八届五中全会公报提出：促进人口均衡发展，坚持计划生育的基本国策，完善人口发展战略，全面实施一对夫妇可生育两个孩子政策，积极开展应对人口老龄化行动。值得注意的是，此次全会公报允许一对夫妻生育两个孩子，也就是说，允许"二孩"而不是"二胎"，已经生育双胞胎的夫妻就不能再次生育。

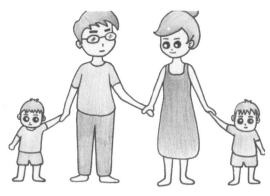

④ 再婚怎么申请生二孩?

目前再婚生育二孩新政策没有全国统一的标准，存在地方性法规不一致的情况。为避免地方性立法的不平等，需要在更高位阶的立法上尽可能统一标准。根据现行法律法规，由夫妻双方共同申请，经乡镇、街道人口和计划生育工作机构或者县级以上审批后符合条件者，可再生育一胎子女。

对于离异后再婚夫妻，符合以下条件者可生育二胎：①已生育两个子女的夫妻，经地级以上市病残儿医学鉴定组织鉴定，其中一个或两个子女均为残疾儿，不能成长为正常劳动力，且医学上认为可以再生育的，可再生育一胎子女；②再婚夫妻，再婚前一方未生育，另一方生育一个子女，再婚后生育一个子女的，可再生育一胎子女；③再婚夫妻，再婚前一方未生育，另一方生育两个或者以上子女的，可再生育一胎子女；④再婚夫妻，再婚前一方生育一个，另一方生育一个或两个子女的，可再生育一胎子女；⑤再婚夫妻经批准再生育的子女，经地级以上市病残儿医学鉴定组织鉴定，其中一个或两个子女均为残疾儿，不能成长为正常劳动力，且医学上认为可以再生育的，可再生育一胎子女；⑥因子女死亡无子女的，可再生育两个子女；⑦因子女死亡只有一个子女的，可再生育一胎子女。

⑤ 生二孩有产假吗?

凡符合法律法规规定生育的，不论是生育一孩还是二孩，以及符合法律法规规定再生育的，妈妈们都可以享受增加30天产假的优待，同时，爸爸们的陪产假从10天增加到15天。

妈妈的产假一般为98天基本产假+35天独生子女假+15天晚育假=148天。调整后，则是98天基本产假+30天计生奖励（即二孩以内）假=128天。广东省于2016年9月29日省十二届人大常委会第28次会议颁布符合法律、法规规定生育子女的奖励假，从30天延长至80天，即广东女性产假将增至178天。另外，全国至少已有29个省份在当地新版计生条例中也明确规定了爸爸们的陪产假的期限，天津、山东两地为7天，上海10天，北京、河北、山西、黑吉辽地区、江苏、广东、海南、贵州、青海等为15天，湖南、四川两地为20天，河南、甘肃、云南为1个月。

6 二孩准生证办理流程是什么？

身份证、户口簿、结婚证、子女出生证原件及复印件 ┄┄▶ 申请人携带相关证明材料并持《计划生育服务证》 ◀┄┄ 近期孕检证明或其他特殊情况证明

有单位

在男方户籍所在地社区居委会领取《再生育申请表》一式四份

单位加具意见

男女双方户籍所在地社区居委会加具意见（三个工作日内完成）

女方户籍所在地社区居委会送街道计生机构（五个工作日内完成）

不同意

街道计生机构十个工作日内审批：审批后五个工作日内上报

同意

签发《不予安排再生育一个子女通知书》

社区居委会将申请人《服务证》送街道计生机构办理手续

《服务证》送还申请人

高龄准二孩妈妈怀孕知多少？

1 何为高龄孕妇？

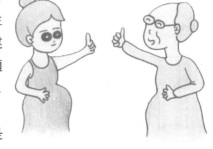

　　孕妈妈的年龄与母胎健康密切相关，多数研究资料提示，妊娠女性的平均年龄在 27 岁左右。为强调女性年龄对妊娠的重要性，1958 年 7 月国际妇产科协会建议将年龄大于等于 35 岁妊娠的孕妇称为高龄孕妇。随着年龄增加，高龄怀孕的妈妈们产科并发症发生率较高，胎儿出生缺陷风险也增高。

　　在避孕节育及辅助生殖技术发展以前，生育年龄是一种自然分布现象。如今，避孕措施的普及，使女性可以根据自己的意愿控制生育年龄，辅助生殖技术的发展又使许多生育力下降的女性重新获得成为母亲的机会，一定程度上推高了生育年龄。目前国家生育政策的改变，先前没有生育二孩的预期，现很多妇女已超过高龄妊娠的年龄。

2 高龄对妊娠有影响吗？

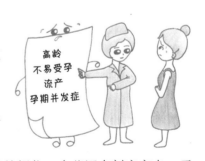

　　随着年龄的增长，高龄妈妈们身体会发生许多变化，如内分泌的变化、体重的增加，肥胖即身体质量指数（BMI）的升高，致使怀孕后伴发妊娠期高血压疾病、妊娠期糖尿病（GDM）、甲状腺疾病概率增加；高龄妈妈随着年龄的增加，自身染色体发生突变的几率也逐渐增加，胎儿畸形和染色体异常的风险随之增高；高龄妈妈既往有可能有多次孕产史和刮宫史，其可造成子宫内膜的损伤，有些还有剖宫产史，子宫瘢痕形成，再次妊娠时易导致流产、早产、胎膜早破和胎盘异常（前置胎盘、胎盘植入）等的发生；高龄妈妈由于子宫收缩力异常的发生率增加，产程中相对头盆不称、软产道损伤等，使阴道器械助产、中转剖宫产率及产时并发症均增加。

　　因此，高龄对妊娠是有很大影响的。

3 高龄妈妈怀二孩与正常育龄女性有何不同？

　　随着年龄的增长，女性从青年进入中年时期，全身各个器官从功能旺盛阶段向衰退逐步过渡，其中以神经内分泌、生殖器官尤为明显。也就是说，35 岁后妈妈的机体已经不

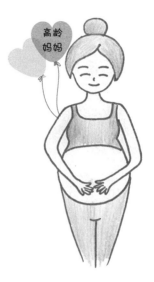

再是怀孕的最佳年龄了，此时孕育二孩宝宝对于妈妈的健康无疑是个挑战。

首先，随着孕妈年龄的增长、卵子本身逐渐老化及环境影响的积累，35 岁以上的孕妈孕育二孩宝宝发生染色体异常的几率较正常育龄期妈妈明显增高。同时，由于身体各项机能逐渐衰退，各个脏器对于妊娠所带来的巨大负担耐受力下降，高龄妈妈的病理性妊娠较一般妈妈的发生率明显增加，妈妈和围生宝宝的各种并发症风险明显升高也毋庸置疑，与此相对应的剖宫产率相对于育龄妈妈来讲明显升高。高龄的妈妈们一定要重视产前诊断，按期产检，积极治疗孕期合并症。

其次，需要重视高龄妈妈的心理问题，随着孕育二孩的高龄妈妈比例增加，产后抑郁症的发病率逐年上升。这个情况往往被人们所忽视，而意识不到这个"隐形杀手"对于妈妈们的心理伤害。这时候需要家人给予妈妈无微不至的关怀以及坚实的信念支持，如果仍无法改善妈妈的精神心理状态，需及时咨询心理医生。

④ 高龄妇女生理特征，卵巢功能如何？

卵巢是女性的性腺，其主要功能为产生卵子并排卵和分泌女性激素，即生殖功能和内分泌功能。随年龄增长，生育衰老是一种自然的现象。生育衰老主要是由卵巢皮质卵泡数量的逐渐减少及卵母细胞质量的逐渐降低所引起，此过程可分两阶段：首先，随年龄增长卵母细胞总数以指数方式下降；其次，大约在 37～38 岁卵细胞的衰减速度开始加速。高龄孕妇卵母细胞质量衰老，细胞膜起泡，细胞收缩，染色体固缩，核小体 DNA 断裂等都将影响受精卵的质量，导致其下一代发生染色体病的风险增高。另外，高龄妇女妊娠除了与推迟婚育有关外，还与不孕、流产及合并子宫肌瘤等疾病相关。高龄孕妇盆腔韧带及软产道的组织弹性减退，导致盆底组织弹性差，分娩过程中产道难以扩张等因素会增加难产的几率，同时因年龄因素，产力欠佳，导致阴道试产失败，增加剖宫产率。

因此，高龄孕妇失去了最佳生育机会，导致生育力降低，生育风险增高。

⑤ 高龄妇女生育能力如何？怀孕概率高吗？

高龄一般指的是大于 35 周岁的孕妇，随着年龄增大，卵巢中卵子的质量和数量都有所下降，其妊娠率也逐渐下降，35 岁以后妊娠机会显著减少，因此希望妊娠的妇女需要进行不孕症诊断和治疗的比率较年轻女性高。

导致高龄女性生育能力降低的因素有：①卵巢储备能力下降，随着年龄的增加，卵巢储备功能逐渐下降，这是造成高龄妇女尤其是 40 岁以后的妇女生育能力下降的主要原因之一；②女性随着年龄的增加，患盆腔炎症、输卵管炎症的风险也同时增加，盆腔炎性改变会在一定程度上影响输卵管功能，导致受孕能力下降；③子宫内膜是受精卵着床的部位，随着年龄越大，子宫内膜的容受性会下降，不利于受精卵着床；④女性年龄越大，越容易患子宫肌瘤、子宫内膜异位症等妇科疾病，这些均对怀孕有一定的影响。此外，由于高龄孕妇可能存在卵巢储备功能下降，在促排卵时，常常反应不好，卵子的质量相对差，妊娠率低，不容易成功。

高龄女性除了生育能力下降外，即使怀孕了风险也较大，包括怀孕后容易发生流产或早产，且胎儿出生缺陷率明显增多，各种妊娠期并发症，如妊娠期高血压、妊娠期糖尿病等，随着妊娠年龄的增高，风险也明显增大。因此，女性在合适年龄应适时妊娠，避免高龄妊娠。

⑥ 妊娠对高龄孕妇有哪些影响?

现阶段，大多数女性在备战二孩时年龄往往偏大，对于这些高龄的二孩孕妇而言，妊娠无疑是对机体的一大考验，各种妊娠合并症以及妊娠并发症的发生概率均会增加，新生儿的先天性疾病也更为多见。同时，二孩孕妇首胎妊娠时曾发生的妊娠相关疾病在二孩怀孕期间依然可能出现，一旦出现其程度会加重。

首先，随着年龄的增加，女性机体代谢及调节功能有所下降，例如体液调节、脏器功能、内分泌调节等。由于脏器功能下降，可能造成怀孕期间妊娠期高血压、先兆子痫、子痫、心衰、高胆汁酸血症、血栓形成、糖尿病等多种疾病发生。由于内分泌功能下降，卵巢功能减退，使得怀孕早期孕激素水平较低，增加了流产几率。由于子宫、输卵管、盆底等组织器官功能下降，易造成前置胎盘、胎盘早剥、异位妊娠等病理妊娠的发生。分娩时更易出现产程停滞、难产、子宫收缩不良、羊水栓塞等紧急情况，剖宫产率较年轻孕妇增加2倍以上，尤其是首胎剖宫产的二孩孕妇，再次妊娠分娩可能存在瘢痕子宫破裂的风险，严重者甚至危及生命。同时，产后也更容易发生出血及盆底功能障碍，影响生活质量。

其次，对于高龄二孩产妇而言，分娩过后身体更加虚弱，机体抵抗力下降明显，身体恢复与年轻产妇相比较慢，增加了产褥感染的几率。

再者，高龄孕妇的胎儿患先天性疾病及遗传病的概率明显增加，例如先天性心脏病、唐氏综合征等，年龄愈大，风险愈大，>35岁者发病率明显上升。同时患糖尿病的母亲，所生胎儿畸形的发生率也明显升高。因此，高龄准妈妈的孕前检查和孕期筛查显得尤为重要。

⑦ 高龄孕妇妊娠属于高危妊娠吗?

高危妊娠是指孕产妇及胎儿围生期危险性较高，其难产率及死胎死产率极高，同时新生儿围生期死亡率较高，并且常导致胎儿宫内生长发育迟缓、先天畸形、早产等，严重影响新生儿出生质量及母婴生命安全。临床普遍认为造成高危妊娠的因素较多，可大体分为外界不良环境、社会因素、医疗因素及孕妇自身因素。

（1）年龄对于心血管系统的最重要的影响是使其逐渐丧失顺应性，导致动脉储备能力下降，继而出现收缩压升高，而妊娠期血液循环呈现一种高排低阻的高血流动力学状态，因此高龄经产妇妊娠期高血压病高发。

（2）妊娠合并子宫肌瘤可导致宫腔变形，宫腔压力增大，进而引起早产，流产，胎盘早剥，胎膜早破，胎儿生长受限等。

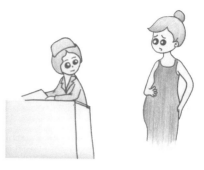

（3）高龄经产妇多有复杂孕产史及宫腔操作史，宫内感染多发，故而高龄经产妇产时胎盘粘连发生几率大，胎盘粘连继发产后出血也占较大比例。

因此，高龄妈妈的孕期管理应等同于高危妊娠，需加强对高龄妈妈们的孕期监护，重视并发症合并症的治疗，选择适当的分娩方式，以确保母婴安全。

8 高龄孕妇孩子出生缺陷及先天畸形概率高吗？

出生缺陷是指婴儿出生时发生的身体结构或功能异常，有些异常是妊娠期间通过彩超或产前诊断可以检测出来的，有些异常出生时即能发现，有些则在出生后一段时间甚至数年后才逐步显现。

导致出生缺陷及先天畸形的因素很复杂，其中遗传因素占 40%；环境因素占 5%～10%，包括放射线、病毒感染、药物或化学因素；另外 50% 原因尚不明确，为环境因素与遗传因素的共同作用。

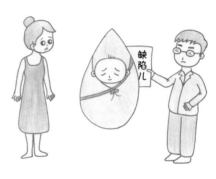

一般而言，由于孕妇 35 岁以后机体处于下滑趋势，胎儿染色体疾病的发生率增加，高龄妈妈并发症的风险也相对增加，如患有糖尿病、高血压、甲状腺功能疾病等。因此，要比年轻妈妈更加细心地评估身体情况，进行孕前准备和孕期检查。随着年龄的增大会使 21 三体综合征或其他任何染色体异常的风险增加，当孕妈妈年龄达到 45 岁时，受孕率明显降低的同时其胎儿患染色体异常的风险增加 10%。可以看出，高龄妈妈生育时出生缺陷和胎儿畸形的比率会增高。

9 高龄孕妇容易流产吗？

随着高龄妈妈们进入生育年龄晚期到绝经，其卵巢功能逐渐下降，致使女性的生育能力下降，从而增加了流产、死胎、前置胎盘、胎膜早破等发生率。35 岁以下妇女发生自然流产的几率为 14%，而 40 岁以上者自然流产的几率则高达 40%。与流产相关的传统病因学检查包括：抗磷脂抗体（APA）异常、夫妇染色体异常、子宫解剖异常、内分泌异常（甲状腺功能低下或亢进、糖尿病、多囊卵巢综合征、高泌乳素血症）。其中，高龄孕妇流产原因主要在于胚胎染色体的异常。

另有一些不明原因复发性流产的妈妈，其原因不明，理由如下：胚胎染色体核型分析仅是较粗略的遗传分析手段，流产胚胎中可能还存在其他导致胚胎停止发育的异常基因，无法用核型分析的方法检出，另外还可能与 NK 细胞毒性增高、胰岛素抵抗、遗传性易栓症等这些尚存争议的因素相关，因而这些高龄孕妇流产原因不明。

因此，高龄妈妈是容易流产的。

⑩ 高龄孕妇容易早产吗？

早产指妊娠在满 28 周至不足 37 周之间的分娩。高龄妈妈们的早产率明显增高，说明高龄与早产密切相关。早产病因中胎膜早破居首位，是自然早产的主要原因。破膜后细菌更易进入宫腔，使羊膜腔感染加重，破膜时间延长，可导致宫内感染，对母儿造成不良后果。近年研究发现，下生殖道厌氧菌、支原体及衣原体感染是常见的导致早产的原因。故加强围生期保健，积极治疗细菌性阴道病、下生殖道支原体及衣原体感染，可减少早产的发生。

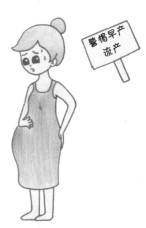

高龄妈妈容易合并妊娠期高血压疾病，当出现妊娠期高血压时，没有得到及时治疗，病情发展，常易并发心力衰竭、脑血管意外或脑水肿、胎盘早剥、胎儿宫内窘迫等危及母儿的安全，造成医源性早产。

另外，高龄妈妈机体内缺乏微量元素如钙、铁、锌、铜而致胎膜张力下降，宫颈弹性减弱，阴道自净功能下降易致生殖道上行感染，进而导致胎膜早破的发生，以致发生早产。

上述情况可以看出，高龄妈妈们容易早产。

⑪ 高龄孕妇易患妊娠期糖尿病吗？

妊娠期糖代谢的特点：轻度空腹低血糖、餐后高血糖和高胰岛素血症以及胰岛素敏感性下降，且妊娠本身具有糖尿病发生的倾向。有研究提示，35 岁以上孕妇血糖筛查异常比例是 25 岁以下组的 2.4 倍，而糖尿病发生率则高达 5.5 倍，可能的因素是随着年龄增长胰岛素受体及其胰岛素亲和力下降，也有人认为胰动脉硬化所造成胰腺缺血可能是高龄者患病的诱因之一。

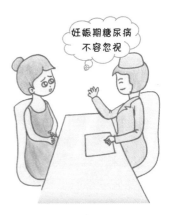

另外，进入中年前后的妈妈们易发生肥胖，肥胖本身就是构成糖尿病的独立危险因素。越为高龄孕妇，妊娠期糖尿病的发病率越高，对母婴健康的影响越重，应当引起重视。因此，高龄孕妇是妊娠期糖尿病的高发人群。

12 高龄孕妇易患妊娠期高血压疾病吗？

答案是肯定的，高龄孕妇容易患妊娠期高血压疾病。

妊娠期高血压疾病的高危因素之一就是孕妇年龄，流行病学调查发现孕妇年龄≥40岁更易罹患妊娠期高血压疾病。

子宫螺旋小动脉的重铸不足、炎症免疫过度激活、血管内皮细胞受损、营养缺乏、胰岛素抵抗这些妊娠期高血压疾病的相关病因，在高龄孕妇群体中发生的概率增加。全身的小血管收缩痉挛，影响很多器官的供血，首当其冲的是肾脏、肝脏和血液系统，会慢慢出现各器官的功能损害，高龄孕妇长时间代偿还会导致器官功能衰竭，形成不可逆的损伤。同时也会影响胎盘的血流供应，导致胎儿缺氧、发育迟缓、低体重和新生儿窒息，后果严重。

13 高龄产妇一定要剖宫产吗？可以顺产吗？

研究表明剖宫产和顺产各有优缺点，比如采用剖宫产后产妇的抑郁评分、焦虑评分和疼痛评分均显著低于顺产；采用顺产的产妇产后出血量以及分娩后卧床时间显著低于剖宫产。

随着我国妇女生育观念的转变以及二孩政策的开放，高龄生育的女性比例逐年增加。高龄二孩孕妇由于身体功能的原因，其怀孕后发生早产、流产、妊娠期糖尿病、妊娠期高血压疾病等的概率均会高于年轻孕妇。在高龄孕妇临产分娩时，肌肉力量较差，容易发生宫缩乏力，宫颈扩张能力较差，也容易发生宫颈水肿，高龄产妇由于对自身身体功能缺乏信心，产前可能会存在焦虑心理。

但是，上述情况并不是顺产的禁忌证，高龄产妇在适度的支持干预下是可以选择顺产的。一般认为，只要给予足够的支持干预，高龄准二孩妈妈是可以选择顺产的，而且这种分娩方式对产妇和新生儿分娩结局有利。

14 子宫瘢痕妊娠有哪些危害？

子宫瘢痕妊娠是剖宫产术后的一种并发症。从 20 世纪 50 年代以来，剖宫产术一般采用子宫下段式，子宫下段切口瘢痕妊娠的位置相当于子宫峡部并位于子宫腔以外，严格地说是一种特殊部位的异位妊娠。

临床上常被误诊为宫颈妊娠、难免流产或不全流产。由于子宫峡部肌层较薄，加上剖宫产切口瘢痕缺乏收缩能力，瘢痕妊娠在流产或刮宫时断裂的血管不能自然关闭，可发生致命的大出血、子宫破裂等。晚孕患者，瘢痕处常常会伴有胎盘植入，分娩后易大量出血，危急情况下为抢救患者生命需行子宫切除。

15 高龄孕妇子宫瘢痕对再次妊娠有哪些影响？

除外前次剖宫产因素，高龄孕妇也可能因为子宫肌瘤等疾病曾经进行过肌瘤切除术等损伤子宫体的手术，术后子宫均会形成瘢痕，成为瘢痕子宫。

子宫上留有瘢痕，再次妊娠时易发生子宫破裂、胎盘植入、胎盘早剥、产后出血等等。

孕早期孕囊着床在上次瘢痕处，容易造成子宫破裂，此时最好终止妊娠；孕中期是在瘢痕部位妊娠没有及时终止时，胚胎越长越大，穿过瘢痕，可直接导致子宫破裂；孕晚期胎盘可移动到瘢痕上，并深入子宫，医学上称之为凶险型前置胎盘，在临床上处理起来非常棘手，危急时可导致产妇失血性休克甚至死亡，甚至需要进行子宫切除；分娩时瘢痕子宫产妇，如果瘢痕处发生撕裂，容易造成子宫破裂和产后出血，处理不及时，会危及母胎的生命。

16 高龄孕妇孕期检查有哪些特别注意点？

前面我们已经提到，所谓高龄孕妇即在怀孕时妈妈年龄大于 35 岁。除了一般孕妈需要进行的孕期检查外，以下几点对于高龄孕妇来说更为重要：

（1）随着孕妈年龄的增加，二孩宝宝出现染色体异常的几率增加，建议有条件高龄妈妈都应做羊膜腔穿刺取羊水来检测宝宝有无染色体方面的异常。

（2）高龄妈妈孕前有糖尿病，孕期血糖水平监测尤为重要，一旦孕期血糖出现异常，应合理控制饮食，必要时使用药物控制血糖，当然治疗方案需要根据孕妈的具体情况来制定，孕妈需要做到的是将血糖监测的结果及时反馈给产科医生；高龄妈妈孕前无糖尿病，怀孕后出现妊娠期糖尿病几率增加，需做好孕期糖尿病筛查。

（3）高龄妈妈在怀孕期间至少要做 5~6 次产科超声检查，不仅了解宝宝在宫内的发育状况，还可排除严重的宝宝先天性畸形，例如心脏畸形等。

（4）高龄妈妈要特别注意胎动情况，有条件的孕妈在 32 周以后可每周做 1 次胎心监护，以了解胎儿在宫内的储备情况。

（5）高龄妈妈容易出现妊娠期高血压疾病，这是一种怀孕期间非常凶险的特发性疾病，一定要在孕期认真监测血压，如果出现头痛、腿肿、血压升高等情况，应尽快去医院诊治。

17 查 NT 有何意义？

颈项透明层（nuchal translucency，NT）厚度是指胎儿正中矢状切面颈椎水平皮肤与皮下软组织之间的最大厚度。妊娠 14 周前由于胎儿淋巴系统未发育健全，少部分淋巴液积聚在颈部淋巴管内，形成颈项透明层，之后随着淋巴系统发育完善，积聚的淋巴液可引流至颈内静脉，至中孕期通常会消退。

NT 增厚可见于下列疾病：①染色体异常胎儿大部分会出现 NT 增厚，免疫组化染色也显示胎儿颈部皮肤增厚，并发生海绵状改变，这些改变可能与 21 号染色体基因有关；②NT 增厚胎儿中，心脏及大血管结构异常的发生率明显增高，并建议将早孕期胎儿 NT 测量作为筛查胎儿心脏的指标；③一些结构异常如骨骼发育不良使胸腔缩窄、膈疝致胎儿上纵隔受压等，都可能致头颈部静脉充血，导致颈部积液；④遗传病 α-型地中海贫血及先天性感染引致的胎儿贫血，可使胎儿 NT 增厚；⑤Turner 综合征等 NT 增厚可能与胎儿颈内淋巴囊扩张有关。

多项研究证实胎儿 NT 增厚使其在一些遗传性综合征、多种结构异常、严重的心脏发育异常以及神经发育迟缓等的风险性加大。

18　高龄二孩妈妈何时查 NT？

自 1990 以来，随着 NT 被应用到早孕期胎儿唐氏筛查中后，早孕期唐氏综合征产前筛选检查（唐氏筛查）的检出率由中孕期的 $70\% \sim 80\%$ 提高到了 $85\% \sim 97\%$。一般认为在孕 $11 \sim 13^{+6}$ 周超声测量胎儿 NT 较好。

选择孕 11 周作为最早测量 NT 的时间的原因在于：①孕 11 周前进行绒毛取样有导致胎儿横向截肢畸形风险；②许多畸形都不易在孕 11 周前利用超声检查诊断或排除。

以孕 13^{+6} 周作为测量 NT 的时间上限的原因在于：①可使异常胎儿的母亲在早孕期即可终止妊娠，以将损伤降到最低；②染色体异常的胎儿出现 NT 增厚在孕 $14 \sim 18$ 周的概率低于孕 14 周前；③在孕 $11 \sim 13^{+6}$ 周测量 NT 的成功率在 $98\% \sim 100\%$，而孕 14 周后，由于胎儿活动度增大，测量难度加大，故成功率下降至 90%。

19　什么是唐氏筛查，唐氏筛查的意义是什么？

由于高龄妈妈的卵巢日趋老化，生殖细胞或受精卵在细胞分裂时易发生染色体不分离或染色体畸变，导致染色体三倍体或异常染色体胎儿的发生，因此高龄妊娠使胎儿染色体异常的比例增加。有研究表明 35 岁以下发生自然流产的概率约为 14%，而 40 岁以上者自然流产的概率则高达约 40%，主要原因是高龄引起的胎儿染色体畸变。

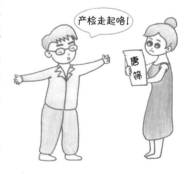

唐氏筛查是通过抽取孕期妈妈的血清，检测血清中甲胎蛋白、绒毛促性腺激素和游离雌三醇的浓度，结合孕妇年龄、体重、预产期、筛检时孕周等情况科学地计算出先天缺陷儿的危险系数。唐氏筛查的检出率大概在 $70\% \sim 85\%$，测量方法简便，性价比高，覆盖的人口数量比较大，能最大限度减少先天缺陷儿的出生率。但需要指出的是，唐氏筛查的目的是将其中患某一疾病可能性较大的高危人群筛选出来，再做进一步的"高级检查"，比如无创胎儿 DNA 检测或者羊水穿刺，预防胎儿出生缺陷的发生。

什么时间做唐氏筛查？

2001 年美国妇产科医师协会（ACOG）建议对 35 岁以下孕妇行产前筛查，对 35 岁以上的高龄孕妇以及筛查阳性的高风险孕妇行介入性产前诊断；在 2007 年 ACOG 则指出可对所有孕妇行产前唐氏筛查。早期唐氏筛查在孕 $11 \sim 13^{+6}$ 周，晚期唐氏筛查在 $15 \sim 19^{+6}$ 周。

在高龄妈妈中，唐氏筛查法是具有重要临床实用价值的筛查方法，在目前社会高龄孕妇不断增长的情形下，孕妇妊娠中期先行无创的产前检查，尤其是唐氏综合征筛查，当提示为高风险时再行有创诊断，如羊膜腔穿刺等。如此不仅可以减少介入性产前诊断，减轻孕期妈妈的紧张焦虑的心理，节约检查费用，同时对提高唐氏综合征的检出率都是十分必要的。

21 **如何读懂唐氏筛查的报告？**

唐氏筛查是化验孕妇血液中的甲型胎儿蛋白（AFP）、人类绒毛膜性腺激素（β-hCG）和游离雌三醇的浓度，并结合孕妇的年龄、体重、孕周，运用计算机精密计算出每一位孕妇怀有唐氏综合征胎儿的危险性。

（1）早孕期唐氏综合征筛查：在孕 $11 \sim 13^{+6}$ 周时，应用超声和抽血两种筛检方式。通过超声波，可以清楚地测量胎儿的颈部透明带（NT）厚度，加上验血，测量母体血清中的 PAPP-A 和 β-hCG，来估算胎儿罹患唐氏综合征的风险。

（2）中孕期唐氏综合征筛查：孕妈妈在第 $15 \sim 19^{+6}$ 周时接受抽血，医院会检测血清中的 AFP、β-hCG、游离雌三醇等值，再配合孕妈妈的年龄、怀孕周数和体重，计算出胎儿罹患唐氏综合征（21 三体综合征）、18 三体综合征、神经管畸形的风险。

高危人群：当筛查结果 21 三体综合征风险值大于 1/270，18 三体综合征风险值大于 1/350 为高危人群，高危人群需要进一步检查确诊。特别提醒大家，中期唐氏筛查的检出率约 70%，晚期唐氏筛查也只能检查出约 85% 的唐氏患儿。临界高风险：筛查值介于 1/270 ~ 1/1000 之间，建议进一步检查。

进一步确诊检测的产前诊断方法：目前产前诊断最常用的技术是羊膜腔穿刺技术，如果不想直接做穿刺，可以先做无创基因检测，它可以检测常见染色体数目异常，通过无创 DNA 可以排除大部分唐氏筛查假阳性，如果结果有问题再做羊水或脐血穿刺。

22 **什么是无创 DNA 检查？**

我国是出生缺陷高发国家，在所有新生儿出生缺陷疾病中，染色体疾病是其中最为严重的一类。唐氏综合征（21 三体综合征）、爱德华综合征（18 三体综合征）、13 三体综合征和 X、Y 性染色体非整倍体疾病是目前最常见的五大染色体疾病，其中，最常见的染色体异常是唐氏综合征。目前产前筛查技术多采用联合血清学和超声的方法，但是检出率（70%）较低，假阳性率（5%）较高，漏诊率（20%～40%）也较高。

无创 DNA 产前检测是利用大规模平行测序技术对孕妇外周血中的游离 DNA 片段（含胎儿游离 DNA）进行深度测序，并将测序结果进行生物信息学分析，直接得出胎儿发生染色体非整倍体畸形的风险率。目前无创 DNA 检测主要应用于临床筛查 21 三体综合征、18 三体综合征和 13 三体综合征，具有无创取样、无流产风险、高灵敏度及准确度的特点。但是目前无创 DNA 产前检测无法检测染色体整倍体畸形。

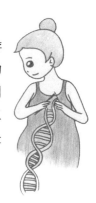

23 哪些孕妇需要做无创 DNA 检查?

2012 年国际产前诊断学会发表声明指出，在恰当的遗传咨询指导下，在充分的知情同意后，通过其他筛查方法、母亲年龄或家族病史确定为高风险的孕妇，可以进行无创 DNA 产前检测。同年美国妇产科学会也发表指导意见，推荐无创 DNA 产前检测作为非整倍体高危人群的一种初筛检测。

两个学会同时详细界定了非整倍体高危人群：①母亲预产期年龄超过 35 岁；②超声检查结果显示高危；③有三倍体患儿生产史；④任何方式的血清学筛查高危结果；⑤父母为 13、21 号染色体的平衡易位携带者。

24 什么是羊水穿刺?

羊水穿刺是在孕中晚期用穿刺针经母体腹壁、子宫壁进入羊膜腔，抽取少量羊水进行临床分析的一种产前诊断方法，也可以注入药物或生理盐水用于某些疾病的治疗。羊水穿刺可以提取羊水中的羊水细胞、绒毛，进行胎儿细胞培养，分析染色体核型，检测基因、基因产物，从而诊断胎儿是否患有染色体异常疾病、遗传性代谢疾病、基因病，还可以检测胎儿血型、诊断是否有宫内感染等，从而为进一步的胎儿治疗提供依据。

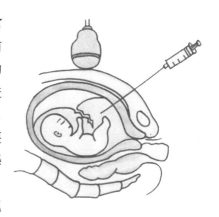

羊水穿刺由于针要穿过子宫壁和羊膜，有感染和流产的风险，但几率很低；流产几率在 0.7%～1%。

25 羊水穿刺的目的是什么?

夫妇双方机体内外环境因素改变均会导致胎儿先天性染色体异常，包括数目异常和结构畸变，由此而出现的胎儿疾病称为染色体病。据统计我国每年约有 80 万～120 万缺陷儿出生，大约占出生人口总数的 4%～6%。出生缺陷儿已是威胁我国人口健康质量的严峻问题。产前诊断则是预防缺陷儿出生，提高优生优育质量的必要手段。细胞遗传学检查－

羊水细胞染色体核型分析作为经典的确诊方法目前仍发挥着无可替代的重要作用。

羊水穿刺检查是产前诊断的一种方法，在产前能及时、安全、准确地诊断胎儿遗传病，更利于临床医生、孕妇及家属对胎儿的去留做出选择。羊水培养后进行传统的染色体核型分析，为目前国内外公认的诊断染色体疾病的"金标准"。

26 什么情况需要做羊水穿刺？

有以下情况的孕妈妈需要做羊水穿刺检查：

（1）产前筛查为高风险的孕妇。

（2）高龄产妇（指到预产期的年龄大于或等于35周岁）。

（3）有不明原因自然流产史、死胎、畸胎史或死产史的孕妇。

（4）夫妇一方为染色体平衡易位。

（5）有染色体异常胎儿生育史的孕妇。

（6）有胎儿畸形（无脑儿、脑积水、脊柱裂、唇裂、腭裂、先天性心血管病）生育史的孕妇。

（7）性连锁隐性遗传病基因携带者。

（8）夫妇一方有先天性代谢病。

（9）妊娠早期接受较大剂量化学毒剂、辐射或严重病毒感染的妇女。

（10）有遗传病家族史的妇女。

（11）本次妊娠羊水量异常、疑有胎儿畸形的孕妇。

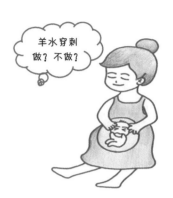

27 什么是OGTT？何时检查？

口服葡萄糖耐量试验（OGTT）是人体葡萄糖负荷的一种试验，能够帮助医生了解患者的胰岛素 β 细胞功能及其机体对血糖的调节功能，被认为是现阶段确诊糖尿病的有效检查手段。

《美国糖尿病学会2013年妊娠期糖尿病诊治标准》建议对既往未被诊断为显性糖尿病的孕妇，在孕24~28周行75g口服葡萄糖耐量试验（75g OGTT），测定空腹、服糖后1小时及2小时血糖水平，任何一项血糖水平异常者，可诊断为妊娠期糖尿病（GDM），即空腹≥5.1mmol/L，服糖后1小时≥10.0mmol/L，服糖后2小时≥8.5mmol/L。

28 孕期做OGTT的意义是什么？

孕期高血糖不但会对孕妈妈的妊娠结局产生直接影响，而且会增加后代患高血压、冠心病及糖尿病等代谢性疾病的发病率，对母婴影响均较大。此外，妊娠期糖尿病会使机体代谢紊乱加重，甚至导致胚胎发育异常、死亡，流产率增高，而且会损害母体，引发感染、新生儿呼吸窘迫、产道受损等不良妊娠结局。因此，加强孕期血糖的管理，加大对妊娠期糖尿病的筛检具有重要作用。

对孕妈妈进行 2 次或者多次的 OGTT 检查，可有效降低妊娠期糖尿病的漏诊率，减少胎盘异常或早产、胎儿窘迫等不良结局的发生，提高分娩质量，保障母体和新生儿安全。

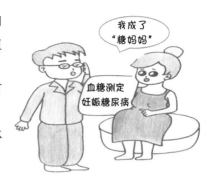

生还是不生，这是个问题

1 二孩之于家庭的意义

首先，缓解人口老龄化，减轻子女养老负担。我国长期以来推行的"一孩"计划生育政策，打破了人口正常更替的规律，婴儿的出生率下降，人口老龄化问题开始凸显，子女沉重的养老负担等问题在我国出现。全面实施二孩生育政策，让更多的子女承担起赡养老人的义务，减轻独生子女的经济负担和压力，增强家庭养老的功能。

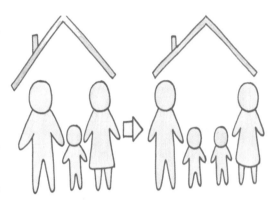

其次，家庭成员结构更加合理化，一个四口之家的家庭成员之间的互动、包容和互补性都好过单纯的三口之家。二孩政策在满足父母生育权利的同时，也可以减轻因独生子女的潜在风险而给家庭带来的脆弱性，同时增强家庭的稳定性和抵御风险的能力，使父母真正体会到家庭的温暖。

最后，有益于子女成长，培养良好品质。二孩政策的实施，不仅可以使他们享受来自于兄弟姐妹的亲情和温暖，而且也有利于其良好品行的培养，如分享、合作、担当等意识。同龄人的陪伴成长会不知不觉改变孩子的性格，让子女变得更加坚强、有担当、包容和愿意付出等等。

2 二孩带给妈妈的礼物——预防乳腺疾病

目前有研究发现母乳喂养的妈妈乳腺增生症发生概率低。这是由于哺乳行为是对乳腺的一种生理调节，乳腺在生产后第三、四天才开始正式分泌乳汁，腺叶高度性肥大，腺泡上皮细胞分泌乳汁，哺乳乳房一般在分泌6~9个月后，腺叶和腺泡才开始减少趋向退化，断乳后腺泡变空、缩小，上皮细胞退化，乳管萎缩变小。通过普查分析，乳腺增生多见于未哺乳和哺乳短于6个月的妈妈们，因为产妇如不及时哺乳，分娩后数月内乳腺发生迅速退化性改变，在退化不彻底的过程中易发生乳腺增生病。

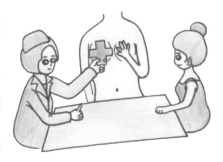

乳腺组织和月经周期关系紧密，很多女性月经前感乳房胀痛及不同程度的压痛，与体内雌孕激素的变化有关。哺乳期间卵巢功能相对静止，没有了月经周期中激素的改变，乳腺也处于相对稳定状态，随着孕

次的增加乳腺增生症的检出率呈下降趋势，也有利于预防乳腺癌。

　　未生育女性在长期激素波动作用下，发生乳腺增生及其他良性乳腺病的可能性高于经历过怀孕和分娩的女性。母乳喂养是预防乳腺肿瘤的最佳天然手段之一，哺乳可使乳腺肿瘤发生的危险性减少很多，并且喂养时间最好能在 6 个月以上。

❸ 二孩带给妈妈的礼物——降低卵巢癌的发病率

　　目前有关卵巢癌的病因学说比较普遍认同的是"持续性排卵"，可导致卵巢上皮损伤，由此而致的有丝分裂对卵巢上皮刺激，诱导上皮细胞恶性转化。按照这一学说，不孕、未产等因素由于持续排卵而增加卵巢癌的风险。

　　怀孕期间停止排卵，使孕妈妈的卵巢得到充分休息。由于妊娠期卵巢长期无排卵，为卵巢保护性因素。产后哺乳的妈妈可延长月经的复潮时间，进一步对卵巢有保护作用。有些调查还发现，母乳哺养超过三个月以上同样会降低某些癌症的发生概率。35 岁前生孩子的女性患卵巢癌的几率，要比未生育过的同龄女性低 58% 左右。至少生育一次也可以起到保护作用，使卵巢癌发病风险降低 30%～40%。

❹ 二孩带给妈妈的礼物——降低子宫内膜癌的发病率

　　子宫内膜癌的发病相关因素主要包括肥胖、不孕、晚绝经，以及糖尿病、高血压等相关疾病，还包括不良的生活方式和遗传因素。怀孕期间，由于维护胚胎生存环境稳定的需要，子宫内膜也暂停了它的周期性剥脱出血，子宫内膜的上皮细胞在月经周期所必经的"损伤""修复"的过程会暂时停止，因此，妊娠是子宫内膜免受雌激素的刺激而呈现保护效应，且这种效应随妊娠次数、分娩次数的增加而增加，所以生育后的妈妈发生子宫内膜癌的机会会减少。

　　哺乳亦可抑制脑垂体分泌促性腺激素，并抑制卵巢分泌性激素，从而降低雌激素对子宫内膜的刺激，进而降低妇女患子宫内膜癌的危险。有研究发现，哺乳、累积及平均每次活产的哺乳时间长，末次哺乳年龄大，对子宫内膜有显著的保护作用；但随着停止哺乳时间的增长，哺乳对子宫内膜的保护作用显著下降。

　　子宫内膜癌患者中，约 15%～20% 有不育史；未孕者比生育一胎者患子宫内膜癌的危险增加 1 倍以上。

❺ 二孩带给妈妈的礼物——治疗子宫内膜异位症

　　子宫内膜异位症是原应生长在子宫内膜上的内膜细胞，异位生长到子宫腔之外的地方，例如：卵巢、输卵管、肠管或膀胱壁上，与卵巢的周期性变化有关系，因而出现周期性疼痛、流血等症状。

　　怀孕时，孕妈妈有 10 个月左右的时间无排卵，经期停止循环，且体内孕激素升高，使得异位的子宫内膜逐渐萎缩，甚至好转痊愈。另外，前列腺素是一种有多种功能的激素，功能之一就是令子宫收缩，这是导致痛经的元凶之一，生育能消除子宫中的某些前列腺素受体，没有了前列腺素受体，自然疼痛感显著降低。女性生育可有效改善痛经的症状，对子宫内膜异位症、内膜增生等疾病起到改善、治疗的效果。

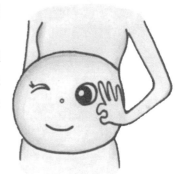

四　妊娠的基础

1 妊娠的基本要素有哪些？

妊娠是指从受精卵的形成到分娩这一过程，多种因素影响妊娠，但最基本的要素有卵子、精子、输卵管和子宫。

卵子由成熟卵泡排出，女性一生成熟的卵子约为 300~400 个。随着月经周期的变化，在性激素的作用下，原始卵母细胞逐渐发育成熟并于排卵期自卵巢排出，卵子排出后约可存活 48 小时。左右两个卵巢通常是轮流排卵，一般每个月经周期排 1 个卵子，少数情况下能同时排出 2 个或 2 个以上的卵子。

精子是男性成熟的生殖细胞，形似蝌蚪，由睾丸产生，储存在附睾里。正常的精液呈乳白色或淡黄色，每毫升精液中的精子数一般在 6 千万至 2 亿个，有活动能力的精子占总数的 50% 以上，射精后精子进入女性体内发生受精，形态和活力正常的精子是怀孕的必备条件。

输卵管是女性体内一对细长而弯曲的管道，内侧与宫角相连通，外端游离，与卵巢接近，全长为 8~15cm，是卵子与精子受精的部位（输卵管壶腹部）。

进入阴道的精子经过重重关卡，如宫颈黏液、宫腔，到达输卵管等待排卵和受精机会。一旦发生排卵，精子即被从峡部缓慢地释放到壶腹部，并提供一定数量的最有活力的精子以供受精。

子宫是孕育胚胎和胎儿的器官，正常的子宫内膜对于受精卵的着床和发育必不可少，如

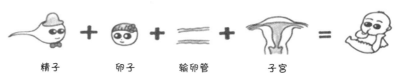

精子　　卵子　　输卵管　　子宫

有子宫内膜息肉、黏膜下肌瘤或子宫内膜过薄则对怀孕有一定的影响。

2 什么是月经？正常的月经是怎样的？

月经是指女性在非妊娠状态下，随卵泡在卵巢内发育生长，规律分泌雌孕激素，作用于子宫内膜使其发生周期性变化，在黄体后期由于雌孕激素撤退，引起子宫内膜功能层脱落，脱落的子宫内膜组织和血液经阴道排出体外，这种出血现象，就是月经。

评价月经指标包括经期出血量、经期长度、周期的频率和规律性 4 个要素，正常情况下，月经的出血量为 5~80ml，出血时间约为 3~7 天，月经周期 21~35 天均可视为正常。不符合上述这些指标的出血均认为是子宫异常出血，需要就诊于妇科内分泌门诊进一步诊断和治疗。

③ 月经正常就能怀孕吗？

其实，怀孕就像种田一样，要有适宜的种植环境，即高质量的种子——受精卵和肥沃的土地——厚度合适以及分泌转化完全的子宫内膜，当然，当具备这些基础条件后，还需要输卵管这样一个途径将受精卵安全准确的运送至宫腔，种植于子宫内膜。所有这些共同协作才能保证种子能够生根发芽，才能保证宝宝在妈妈的子宫里健康生长。

月经对于育龄期女性来说非常熟悉，每个月按时到访并且出血量适中的"大姨妈"能够较准确地提示备孕妈妈有规律的排卵，并且随卵泡发育雌孕激素分泌节律性较好，子宫内膜随雌孕激素的分泌转化较好。

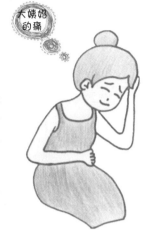

但是还有很多影响怀孕的因素不能具体反映，比如输卵管是否有梗阻，精子和受精卵的质量是否合格等等都不能仅从月经情况体现。也就是说，怀孕与很多因素有关，月经正常并不代表一定能正常怀孕。

虽然月经正常仅能局限反映女性的生殖系统情况，但月经正常的备孕妈妈进行常规孕前检查，即盆腔超声检查排除子宫和卵巢的器质性病变后，就可开始备孕，为了更准确地判断排卵时间，把握怀孕机会，可以进行基础体温测定或者进行超声监测排卵，在排卵前后同房。如基础体温或超声监测排卵提示有明显的排卵征象但备孕一年以上仍未怀孕，再考虑进行男方和输卵管等一系列检查。

④ 卵巢周期是什么？

卵巢周期是指卵巢在形态、功能上发生周期性变化，包括卵泡期、排卵期和黄体期。

卵泡期是指月经第 1 天至卵泡发育成熟，一般需 10～14 天，约在月经周期第 7 天，在激素水平调控下，通过卵泡募集与选择，基础卵泡中有 1 个卵泡优先发育成为优势卵泡，其余卵泡皆逐渐退化闭锁。

排卵期是指成熟卵子被排出的过程。月经周期中，在激素的调控下，卵巢中的优势卵泡破裂，成熟卵子随着卵泡液被排出，随后通过输卵管伞端的捡拾，在输卵管壶腹部等待精子受精。排卵多发生在下次月经来潮前 14 日左右，卵子可由两侧卵巢轮流排出，也可由一侧卵巢连续排出。排卵期前后为易孕期。

黄体期是指排卵后至下次月经来潮的时期。排卵后卵泡液流出，卵泡腔内压下降，卵泡壁塌陷，形成许多皱襞，卵泡壁的卵泡颗粒细胞和卵泡内膜细胞向内侵入，周围由结缔组织的卵泡外膜包围，

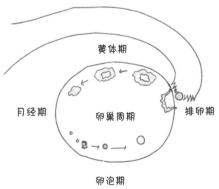

共同形成黄体。黄体的功能主要是产生孕激素，使子宫内膜转变为分泌期，为接纳孕卵着床及维持早期胚胎发育做准备。

5 卵巢的作用是什么？

卵巢主要有两大作用，即生殖功能和内分泌功能。

（1）生殖功能：指卵巢产生卵子并排卵，这是怀孕的基础条件。卵泡根据发育过程的形态和功能变化，可分为原始卵泡、生长卵泡和成熟卵泡3个阶段。女性新生儿两侧卵巢约有70万~200万个原始卵泡，到青春期约有40万个原始卵泡。生育年龄妇女除妊娠和哺乳期外，卵巢每个月发生1次周期性变化并排出成熟卵细胞，排卵多发生在下次月经来潮前14天。卵细胞是由卵巢内卵泡分泌排出的，在数个卵泡的发育中，发育成熟的一般只有1个，因此每个月只有1个卵子成熟。

（2）内分泌功能：合成及分泌性激素，主要有雌激素、孕激素和少量雄激素。雌激素水平在卵泡期逐渐上升，于排卵前达最高峰，排卵后暂时下降，黄体期又逐渐上升达第二峰值，黄体萎缩后，雌激素水平急剧下降，在月经期达最低水平。孕激素在卵泡期处于低水平，排卵后逐渐上升，

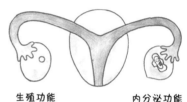

生殖功能　　　　内分泌功能

于排卵后7~8日黄体成熟时达最高峰，以后逐渐下降至月经来潮。雄激素随月经周期变化不明显，在排卵期黄体生成素峰作用下稍升高。

6 卵巢的位置在哪里？

卵巢是女性重要的内生殖器，具有生殖功能（产生卵子、排卵）和内分泌功能（分泌性激素），其外形是扁椭圆形，位于女性盆腔内，具体在盆壁与子宫之间，卵巢的移动性较大，其位置多受肠道充盈程度的影响，一般位于卵巢窝内，周围有动静脉，其后方有输尿管。

卵巢的位置随着年龄和生理的变化有一定的改变，女性胎儿卵巢的位置与男性睾丸的位置相似，位于腰部和肾的附近。初生儿卵巢位置较高，略成斜位。成人的卵巢位置较低，其长轴近于垂直位。其输卵管端，位于骨盆上口平面的稍下方，髂外静脉附近，恰与骶髂关节相对。当妊娠时，由于子宫的移动，其位置也有较大的改变，妊娠结束后多数会恢复原来位置。老年女性的卵巢位置较低。卵巢的位置可因子宫位置的不同而受影响。当子宫左倾时，左卵巢稍向下移位，子宫端稍转向内；右倾时，则相反。

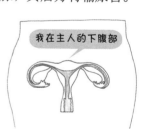

我在主人的下腹部

7 卵巢保养有意义吗？

科学的卵巢保养是指女性要顺应卵巢的周期性变化特点，改善卵巢功能，提高卵巢储

备能力，促进卵泡发育和排卵，调整月经周期，防止卵巢早衰。

卵巢储备功能是指卵巢内存留卵泡的数量和质量，反映女性的生育能力。若卵巢内存留的可募集卵泡数量减少、卵母细胞质量下降，导致生育能力降低或出现过早绝经的倾向，称为卵巢储备功能降低。卵巢储备功能的影响因素包括：①年龄因素：卵巢中卵泡数目随着年龄的增加而减少，女性生育力也随着年龄的增长而逐渐下降，于31～35岁后生育力下降明显。年龄是妊娠率的独立预测因素，高龄女性从卵子数量和质量两方面影响卵巢功能。②遗传因素：染色体的结构异常可能与卵巢储备功能降低有关。③自身免疫性因素：一些自身免疫疾病可能影响卵巢储备功能，如甲状腺疾病、糖尿病、系统性红斑狼疮、干燥综合征、类风湿性关节炎等。④放疗和化疗：放疗和化疗在治疗恶性肿瘤的同时，也损害卵巢功能，引起卵巢储备功能降低。⑤卵巢手术：卵巢囊肿剥除的女性发生卵巢储备功能降低风险增加。

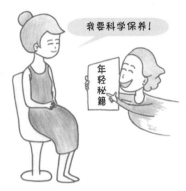

女性卵巢有其生长规律，美容院所谓的卵巢保养并没有充分的医学依据，也并不必要。女性应保持良好的饮食生活习惯，避免损害卵巢功能的不良因素。

8　卵泡是如何生长的？

进入青春期后，卵泡由自主发育推进至发育成熟的过程依赖于促性腺激素的刺激。胚胎6～8周时，原始生殖细胞不断有丝分裂，体积增大，称为卵原细胞，约60万个。自胚胎11～12周开始卵原细胞进入第一次减数分裂，并静止于前期双线期，称为初级卵母细胞。胚胎16周至生后6个月双线期的初级卵母细胞形成始基卵泡，这是女性的基本生殖单位，也是卵细胞储备的唯一形式。

始基卵泡的梭形前颗粒细胞分化为单层立方细胞后成为初级卵泡，继续增大后形成次级卵泡，这部分卵泡称为窦前卵泡。在雌激素和FSH（促卵泡生长激素）的协同作用下，颗粒细胞间质聚积的卵泡液融合形成卵泡腔，称为窦卵泡。一组窦卵泡进入生长发育轨道

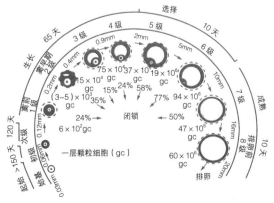

成人卵巢内卵泡的生长发育及各级生长卵泡出现的比例

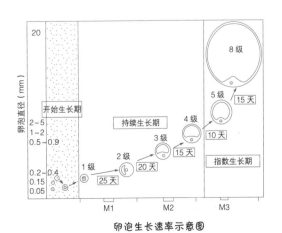

卵泡生长速率示意图

的现象称为募集。被募集的发育卵泡中，FSH 阈值最低的卵泡，优先发育成为优势卵泡，其余卵泡逐渐退化闭锁，这个过程称为选择。生育期每月发育一批（3～11 个）卵泡，经过募集、选择，其中一般只有一个优势卵泡可达完全成熟，并排出卵子。

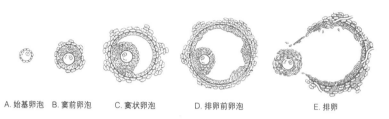

A. 始基卵泡　B. 窦前卵泡　　　C. 窦状卵泡　　　　D. 排卵前卵泡　　　　　　E. 排卵

不同发育阶段的卵泡形态示意图

9　人有多少卵泡？

卵泡自胚胎形成后即进入自主发育和闭锁的轨道。胚胎 6～8 周时，原始生殖细胞不断有丝分裂，细胞数增多，体积增大，称为卵原细胞，约 60 万个。自胚胎 11～12 周开始卵原细胞进入第一减数分裂，并静止于前期双线期，称为初级卵母细胞。胚胎 16～20 周时生殖细胞数目达到高峰，两侧卵巢共含 600 万～700 万个。胎儿期的卵泡不断闭锁，出生时约剩 200 万个，儿童期多数卵泡退化，至青春期只剩下约 40 万个。女性一生中一般只有 400～500 个卵泡发育成熟并排卵，仅占总数的 0.1% 左右。

10　高龄妇女的卵泡与正常育龄女性有何不同？

胚胎 16 周至生后 6 个月双线期的初级卵母细胞形成始基卵泡，这是女性的基本生殖单位，也是卵细胞储备的唯一形式。

生育年龄与卵泡的质量有关。女性随着年龄的增长，会出现生殖功能下降，主要表现为卵巢内卵子数量和质量一定程度上的降低以及卵巢激素的变化，25 岁生育，卵泡存活 25 年，40 岁生育卵泡存活 40 年，生育力的下降不仅导致不孕症发生率增加，还会导致染色体异常、胚胎停育、自然流产以及妊娠并发症等发生率均显著增高。随着年龄增加，卵泡的"年龄"不断增加，卵泡数目逐渐减少，卵巢分泌的激素如雌激素、孕激素和抑制素亦随之减少。卵泡发育速度加快，导致卵泡期缩短，表现为月经周期缩短。当卵泡储备耗竭、卵巢功能丧失后，升高的 FSH 也不能刺激卵巢产生雌激素，所以生育力衰退晚期雌激素水平是明显降低的。

育龄妇女的原始卵泡以 1000 个／月的速率减少，35 岁后，卵泡减少的速率更快。至更年期时，剩余原始卵泡数已经少于 1000 个。一般在 31 岁以后，女性生育力随着年龄的增长会逐渐下降，伴随卵泡数目减少和卵子质量下降，大于 40 岁是公认的卵巢低反应高危因素。卵子质量下降通常是由于卵子减数分裂减少，导致高龄女性早期胚胎的非整倍体率增加，自然流产率也随之升高。

11 输卵管在哪里？功能是什么？

输卵管位于女性的盆腔内，呈管状，长约8~15cm，左、右各一，位于子宫两侧。它们由子宫底外侧角部向外，平行伸展，先达卵巢的子宫端，再沿卵巢系膜缘上行至卵巢的输卵管端，且呈弓形而覆盖于卵巢上，然后向下、向内行，终止于卵巢的游离缘及其内侧面上部。每侧输卵管有两个开口，内侧开口于子宫角部的宫腔内，外侧开口于腹腔内，使腹腔与体外直接相通。

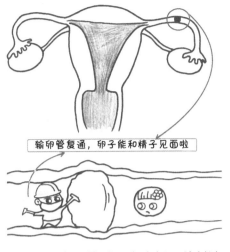

输卵管复通，卵子能和精子见面啦

输卵管可以称为"生命的通道"。它具有极其复杂而精细的生理功能，对拾卵、精子获能、卵子受精、受精卵输送及早期胚胎的生存和发育起着重要作用。输卵管能在一定的时间内将精子和卵子分别从相反的方向输送至壶腹部，并创造适宜环境，使两者结合为受精卵，一个新生命由此开始。受精卵继续停留在输卵管内发育分裂，直至子宫内膜及子宫肌层已成熟而变得宜于受精卵着床之时，才由输卵管进入子宫腔，完成种植后新生命才有机会进一步发育，孕育，长成健康的宝宝。

12 输卵管炎症对妊娠有影响吗？

输卵管炎的病因是由于病原体感染引起，病原体主要有葡萄球菌、链球菌、大肠杆菌等。最容易发生感染的时机是女性产后、流产后或月经后，首先，此时宫颈口扩张，细菌容易逆行而感染宫腔蔓延至输卵管；其次，分娩或流产时所造成的产道及胎盘剥离面的损伤或月经期子宫内膜剥脱的创面，都是病原体感染内生殖器的途径；再者，不严格的无菌宫腔内手术操作也可以引起感染而发生输卵管炎。另外，少数病人是因邻近器官的炎症直接蔓延而来，如阑尾炎或机体其他部位的感染灶经血行传播达输卵管引起感染。由以上可以看出，输卵管非常脆弱，很多因素会导致输卵管感染，但是大部分感染者并没有特别的症状，输卵管炎性病变往往被忽视。

输卵管炎症对于备孕的妈妈来讲，最大的威胁一是不孕症：如果输卵管炎没有得到及时治疗，很容易导致输卵管粘连，阻塞，当完全阻挡卵子不能顺利通过梗阻无法与精子结合完成受精时，即发生输卵管性不孕；二是异位妊娠（宫外孕）：炎性刺激输卵管使通道粘连，

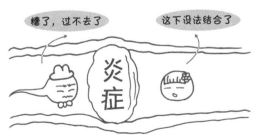

糟了，过不去了　　这下没法结合了　　炎症

弯曲，狭窄，输卵管不能进行有效的收缩，也就无法将受精卵送到子宫腔，受精卵即停留并种植在输卵管，从而引起宫外孕。

13 如何检查输卵管的功能？

输卵管可不是两条简单的管道，它具有极其复杂而精细的生理功能，对拾卵、精子获能、卵子受精、受精卵输送及早期胚胎的生存和发育起着重要作用。

完成这些生理功能必须的条件极其复杂，包括输卵管的结构完整性、通畅性、柔韧性、环形肌和纵形肌的输送能力、黏膜细胞结构的完整性、黏膜表面纤毛细胞的纤毛摆动功能、黏膜表面无纤毛细胞的分泌功能、管腔内黏液的酸碱度、伞端的位置及拾卵能力、盆腔的炎症及粘连情况、体内性激素的水平和比例、末梢神经功能及调节情况、微血管系统功能及血液供应情况等一系列神经内分泌、功能结构的完整性、健康性、健全性。

以上任何一部分出现问题，都有可能引起输卵管功能异常，但目前技术仍有限，仅能粗略了解输卵管功能。一般进行的输卵管检查包括：宫腹腔镜联合检查、输卵管镜检查、输卵管造影、介入性 B 超检查。但这些检查都有局限性，仅能检查提供有限的信息量，并不能反映出整体情况。

14 子宫有多大？

子宫呈前后略扁的倒置梨形，重约 50~70g，长 7~8cm，宽 4~5cm，厚 2~3cm，容量约 5ml。

子宫上部叫做子宫体，子宫体顶部叫做子宫底，宫底两侧叫做子宫角。子宫下部较窄呈圆柱状叫做子宫颈，一般习惯叫做宫颈。

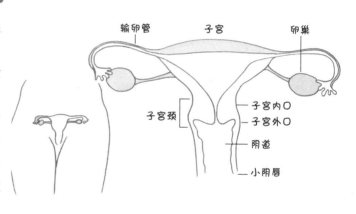

子宫体与子宫颈的比例因年龄和卵巢功能而异，青春期前为 1：2，育龄期妇女为 2：1，绝经后为 1：1。子宫体与子宫颈之间形成最狭窄的部分，称为子宫峡部，在非孕期长约 1cm，妊娠期子宫峡部逐渐伸展变长，妊娠末期可达 7~10cm，形成子宫下段，成为软产道的一部分。

15 子宫的功能有哪些？

子宫是孕育胚胎、胎儿和产生月经的器官。

子宫为一空腔器官，位于骨盆腔中央，前面扁平，后面稍实，内中空，称子宫腔，两侧宫角分别与左右两侧输卵管相通；子宫下部较窄呈圆柱状，称为子宫颈。宫颈中间有圆形开口，称子宫口。子宫口与阴道相通，子宫颈部分泌的黏液，保持着子宫颈及阴道的润泽，同时保护外阴抗御外部病菌的侵袭。

子宫腔内有子宫内膜，从青春期到更年期，子宫内膜受卵巢分泌的性激素影响，发生周期性的内膜脱落和出血，通过阴道流出体外形成月经。

子宫是产生生命的"摇篮"，受精卵在子宫内着床，发育成胎儿，随着妊娠进展，胎儿、胎盘及羊水的形成与发育，子宫体逐渐增大变软，至妊娠足月时体积达 35cm×25cm×22cm，容量约 5000ml，增加约 1000 倍，重量约 1100g，增加近 20 倍。经 280 天左右，子宫收缩，产出胎儿。

16 子宫有哪些问题影响怀孕？

（1）生殖道发育畸形，如子宫畸形（纵隔子宫、双角子宫）可能引起不孕及流产。

（2）子宫肌瘤，影响怀孕最多的是黏膜下子宫肌瘤及体积较大影响宫腔形态的肌壁间肌瘤。

（3）子宫内膜病变，子宫内膜炎症、粘连、息肉等。

（4）子宫内膜异位症，典型症状为痛经和不孕，与不孕的确切关系和机制尚不完全清楚，多由盆腔和宫腔免疫机制紊乱导致排卵、输卵管功能、受精、黄体生成和子宫内膜等功能和结构发生改变而影响怀孕。

（5）生殖道（子宫）结核，导致局部或广泛的疏松或致密粘连，造成盆腔结构和功能的破坏等等。

17 我的子宫正常吗？

子宫是否正常可以从结构及功能等方面判断。

子宫结构是否正常，可以通过妇科检查、B 超检查、CT、MRI 等影像学检查，必要时辅助宫腔镜、腹腔镜等检查判断；功能方面，可以通过月经周期、经期、经量、月经规律性等方面判断是否存在异常。

18 雌激素来自哪里？

未妊娠的女性体内雌激素主要来源于卵巢，其水平呈周期性变化，与孕激素共同调节形成女性月经周期，并调节排卵。

妊娠 10 周以前雌激素来源于卵巢妊娠黄体，是由卵泡膜细胞与颗粒细胞在卵泡刺激素（FSH）和黄体生成素（LH）（FSH 与 LH 是由脑垂体分泌的 2 种促性腺激素）共同作用下完

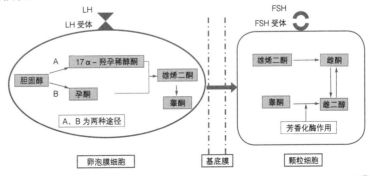

成，具体过程如上图。

妊娠 10 周以后雌激素主要由胎儿－胎盘单位合成，具体过程如下图：

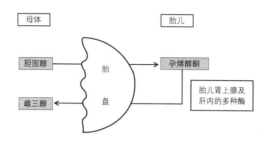

19 雌激素的作用是什么？

人们常说，雌激素是"上帝赐予女性的礼物"，对女性的机体起到很好的保护作用。它对生殖系统、心血管系统、消化系统、中枢神经系统及代谢方面均起着广泛且重要的作用。

（1）生殖系统作用：①与孕激素共同调节排卵和女性月经周期：在卵泡发育期，雌激素可促进卵泡发育，同时通过对下丘脑激素的抑制作用，来保证垂体激素的脉冲式释放，更加利于卵泡发育；在卵泡成熟前，体内形成雌激素高峰，促进女性排卵；同时，雌激素刺激垂体分泌黄体生成素，促进黄体发育；当排出的卵子未受精时，黄体就会萎缩，使得雌、孕激素分泌减少，伴随着激素的撤退，子宫内膜失去激素的支持出现内膜剥脱，女性则月经来潮。②雌激素可以促进子宫内膜增生、修复；促进子宫肌层增生，增加子宫平滑肌对缩宫素的敏感性；促进宫颈口扩张，宫颈黏液变稀薄同时分泌增加，使精子利于通过；促进输卵管发育，加强输卵管规律蠕动，以利于卵子或受精卵在输卵管中运行；促进阴道上皮细胞增生、分化，使黏膜增厚，同时维持阴道酸性环境以抵御外部细菌入侵。③女性青春期，雌激素能促进并维持女性第二性征发育，促进外阴及乳晕处色素沉着。④雌激素可以促进乳腺腺体发育及乳管生长，哺乳期可以促进乳汁分泌。⑤雌激素对下丘脑、垂体有着刺激和抑制的双重作用，从而双相调节促性腺激素的释放。

（2）代谢作用：雌激素能够促进水钠潴留；促进肝脏合成高密度脂蛋白，降低血液胆固醇水平；促进多种血浆蛋白的合成；促进骨质代谢及钙的吸收。

（3）心血管作用：雌激素具有强大的心血管保护作用，可以减缓心率，提高心输出量；增加冠状动脉血流，减少冠状动脉粥样硬化发生；起到舒张血管效应；对血压有一定调节作用，可以调节心血管活动。

（4）神经系统作用：影响和调节下丘脑、垂体促性腺激素的分泌与释放；对神经元产生保护作用，对绝经女性老年痴呆的发生起到一定的预防作用，同时与帕金森等中枢神经系统疾病有关。

虽然雌激素对机体有很大益处，但并不表示越多越好，例如长期的雌激素作用可刺激子宫内膜持续增生，导致子宫内膜癌的发生。因此绝经期妇女外源性补充雌激素需要在专业医生指导下进行。

20　孕激素来自哪里？

　　未妊娠的女性体内孕激素来源于卵巢，并呈周期性变化，同雌激素一起调节女性月经周期及排卵。妊娠 10 周前体内孕激素来源于卵巢妊娠黄体，自妊娠 10 周后胎盘成为孕激素的主要来源。

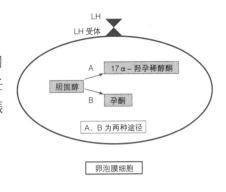

21　孕激素的作用是什么？

　　孕激素就如同它的名字一样，与孕育生命有着密切关系，它通常在雌激素的作用基础上发挥作用。其作用主要体现在生殖系统、代谢方面和中枢神经系统。

　　（1）生殖系统作用：①排卵前，低水平孕激素可以加强雌激素对下丘脑、垂体的刺激作用，以促进排卵；卵子未受精时，黄体期高水平的孕激素对促性腺激素的分泌起抑制作用，有助于性激素的撤退和月经来潮；若排出的卵子成功受精，孕激素则促进黄体发育为妊娠黄体，起到维持妊娠的作用。②孕激素对生殖器官的生理作用与雌激素恰恰相反，两者可以互相调节，维持平衡，例如孕激素可以促进子宫内膜由增生转为分泌，为受精卵着床提供良好场所；降低子宫平滑肌对缩宫素的敏感性，从而抑制子宫收缩，维持妊娠；促使宫颈口闭合，使黏液分泌黏稠，阻止精子及微生物进入；抑制输卵管蠕动；加快阴道上皮更新脱落。③孕激素可加强雌激素对于中枢系统的刺激或抑制作用，从而起到协同作用。④孕激素与雌激素及催乳素等激素共同作用下，促进乳腺腺泡发育，乳汁分泌。

　　（2）代谢作用：促进水钠排泄，减少体内水钠潴留。

　　（3）中枢系统作用：兴奋体温调节中枢，使排卵前基础体温升高 $0.3 \sim 0.5 ℃$；具有一定的中枢神经系统保护作用。

22　女性需要雄激素吗？

　　雄激素也是女性体内一种重要的激素，由肾上腺皮质和卵巢分泌。

　　雄激素的作用：雄激素可以促使阴蒂、阴唇和阴阜的发育，维持女性正常生殖功能，使女性性欲增强；雄激素和雌激素互相配合，控制女性的阴毛和体毛的生长和分布，让女性的皮脂增多，形成特有的优美曲线；在青春期促进蛋白质合成代谢，加速软骨骨骺的融合，刺激骨骼成熟，促进骨骼、肌肉的生长发育，减少尿素的排出，使身高和体重快速增长；较大剂量的雄激素可以刺激骨髓的造血功能，特别是红细胞的生成；对下丘脑及脑垂体具有调控作用，还能决定生殖器的分化。

23　雄激素是如何产生的？

　　女性雄激素主要来源于肾上腺，卵巢也能分泌部分雄激素，主要是睾酮、雄烯二酮及脱氢表雄酮，卵巢间质细胞和门细胞主要合成与分泌睾酮，还有少量通过外周组织转化而来。

正常女性体内的雄激素有睾酮、双氢睾酮、雄烯二酮、去氢表雄酮及其磷酸盐 5 种。具有生物活性的是不与 SHBG 结合的游离睾酮。在皮肤和毛囊发挥雄激素效能的是双氢睾酮。它是皮肤局部经过 5a 还原酶作用转变而来的，其雄激素活性远高于睾酮。

女性雄激素生理

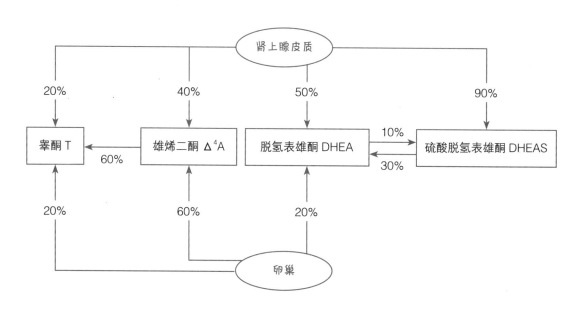

游离睾酮增加 /SHBG 减少是导致雄激素体征的原因

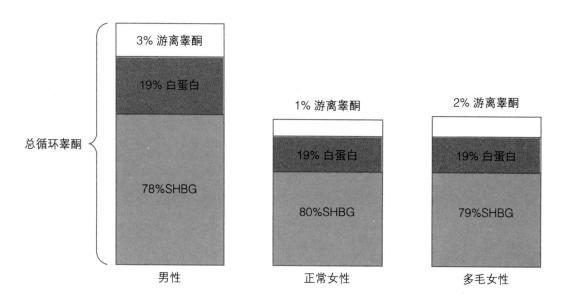

24 雄激素多了好吗？

女性体内的雄激素不是越多越好的。

正常女性体内的雄激素（睾酮）要与雌激素保持着平衡，才能与雌激素一起共同维系女人的特征与健康。一个成年女性体内每日的睾酮产量大约为男子的 1/20，血液中的含量约为男子的 1/10。如果女性的雄激素过多，就会出现病态，医学上称为高雄激素血症。

体内雄激素产量过多可使女性多毛、不孕、阴蒂肥大。就卵巢病变而言，主要有多囊卵巢综合征、卵泡膜细胞增生症及某些卵巢肿瘤。

多囊卵巢综合征是导致雄激素过高的"主犯"，发生率约占育龄女性的 5%～10%。女性雄激素过多会造成种种表现，比如在大腿、小腿、前臂、胸部、颜面等部位皮肤上长出毛发来，嘴唇周围生出胡须。雄激素多了可干扰卵泡的生长发育，导致排卵障碍，继而出现月经紊乱、经量稀少甚至闭经而不能怀孕，成为女性生育的一大威胁疾病。

雄激素过多可强烈刺激皮下脂肪堆积，引起肥胖。如果脂肪主要堆积在臀部，其腰围与臀围比值小于 0.7，称为女性型肥胖；若脂肪主要堆积在腰部，导致腰围与臀围比值大于 0.85，则称为男性型肥胖。男性化如声调低沉、喉结突出、阴毛呈男性型分布、阴蒂肥大、乳腺萎缩、颞部秃顶等。皮肤变黑全身皮肤颜色变成黑褐色，并呈稍稍突起的苔样变化，说明病情已比较严重。

25 卵巢功能如何判断？

正常的卵巢功能对于怀孕来说至关重要，准妈妈们可以通过以下几种方法来判断自己的卵巢功能。

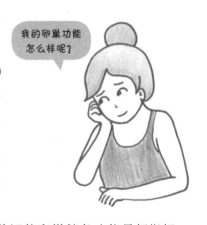

我的卵巢功能怎么样呢？

（1）性激素检测：月经第 2～3 天卵泡刺激素（FSH）水平可间接反映卵巢中卵泡池的储备功能，FSH > 10U/L 提示卵巢储备功能下降。FSH 与黄体生成素（LH）比值也可反应卵巢储备功能，FSH/LH > 3 是提示卵巢储备功能下降。雌二醇（E_2）水平联合基础 FSH 水平能够更好地评价卵巢储备功能，早卵泡期 E_2 > 60～80pg/ml 时提示卵巢储备功能下降。

（2）抗苗勒管激素：抗苗勒管激素（AMH）是目前评价卵巢储备功能最好指标。起初由原始卵泡分泌，窦前卵泡及小窦卵泡（直径 < 4mm）分泌量最大，随着卵泡的进一步增大，AMH 的产生量减少，当卵泡直径达到 8mm 后，AMH 值不会发生明显改变。正常血清 AMH 值为 2.00～6.80ng/ml（14.28～48.55pmol/L），血清 AMH 值 4.00～6.80ng/ml，生育力最佳；血清 AMH 值 2.20～4.00ng/ml，生育力较满意。

（3）抑制素 B：卵巢储备功能下降时抑制素 B（INHB）降低，由于 INHB 的水平受血 GnRH 或 FSH 值的影响，且 INHB 水平在月经周期中会发生显著变化，故其不作为常规评价卵巢储备的指标。

（4）窦卵泡计数：窦卵泡计数（AFC）为经阴道超声计数早卵泡期双侧卵巢窦卵泡数之和，特异性高，所以其可很好预测卵巢低反应，有助于预测卵巢低反应。

（5）卵巢体积：卵巢体积测量卵巢三个平面直径计算得出。卵巢体积在评价卵巢储备功能上的可靠性有限，其与卵泡数量及获卵数相关。

26 年轻人卵巢功能就一定好吗？

卵巢功能主要与年龄有关，但其他影响因素如遗传因素、自身免疫性因素、医学因素（如放疗、化疗、卵巢手术等）均可影响卵巢功能。年龄虽是与生育能力密切相关的因素，但单纯用年龄评价卵巢功能具有很大的局限性。

毋庸置疑，随年龄增加，女性卵巢功能和卵泡质量处于下降趋势，生育能力也逐渐降低，表现为妊娠率降低，流产率增加，生育的平均间隔时间延长。根据女性的生理特点，24～29 岁是最佳的生育年龄，30 岁起生育能力的曲线便呈下降趋势，在 38 岁时开始迅速下降并逐渐进入围绝经期，40 岁以后更呈明显衰落，一般认为，45 岁以后妊娠的可能性极小。

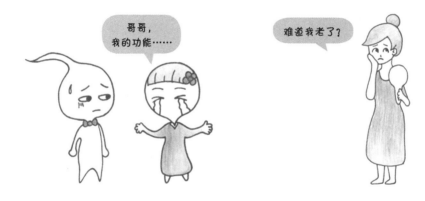

27 如何保护卵巢功能？

卵巢是女性重要的生殖器官，既承担着延续后代的生育功能，还负担着重要的内分泌功能来维持女性性征和生理功能。从青春期开始，卵泡随着年龄的增加而逐渐减少，35 岁后卵泡耗竭加速而质量逐渐下降。

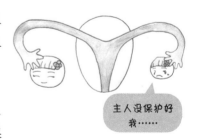

卵巢功能的保护非常重要，不良生活习惯、工作压力大、过度减肥、肥胖等均可能影响女性内分泌，进而影响卵巢功能。此外，一些自身免疫疾病可能影响卵巢储备功能，如甲状腺疾病、系统性红斑狼疮、类风湿性关节炎等也可能与卵巢功能早衰有一定关系。放疗和化疗在治疗恶性肿瘤的同时，也损害卵巢功能，引起卵巢储备功能降低，卵巢手术如卵巢囊肿剥除术或卵巢切除术均可影响卵巢功能。

因此，女性应保持良好的饮食生活习惯，避免损害卵巢功能的不良因素或疾病。

28 高龄妇女卵巢功能不良时如何应对?

高龄女性一般指的是大于 35 周岁者, 女性卵巢功能与年龄密切相关, 35 岁以上的高龄妇女卵巢储备功能开始下降, 卵子质量也逐渐下降。

卵巢功能不良是指卵巢储备功能下降, 部分女性仍有规律月经, 但可出现月经周期缩短、卵巢基础窦状卵泡数目减少, 部分女性也可出现月经失调、潮热出汗、心烦易怒、睡眠障碍等更年期症状, 也可伴有第二性征逐渐萎缩表现, 如乳房变小、下垂, 大小阴唇萎缩等。

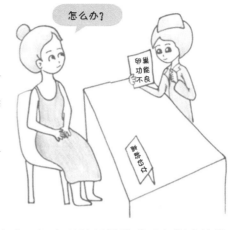

无生育要求的女性, 应保持良好的饮食生活习惯、增强锻炼, 并避免损害卵巢功能的不良因素或疾病, 如出现月经异常或更年期症状需要及早就诊, 以提高生活质量。

有生育要求的女性, 需要积极对待, 及早就医, 对影响妊娠的原发疾病进行检查和治疗, 必要时借助辅助生殖技术。

29 男性精液的标准是什么?

正常精液参考标准见表 1-1 (世界卫生组织第 5 版)。

表 1-1 正常精液参考标准

精液项目	正常参考值
外观	正常: 均匀的乳白色, 呈半流体状
精液量	2~6ml, 常受排精次数与频率的影响
pH	7.2~7.8
液化时间	室温下 60 分钟内, 新鲜精液呈稠厚胶胨状, 1 小时之内应液化为稀薄的液体, 用一根小玻璃棒插入精液中再提起, 所形成的精液丝长度一般不超过 2cm, 否则视为异常
精子密度	2000 万 / 毫升以上
精子活力	精子活动力分为四级: a 级为快速直线运动或前向运动活跃, b 级为中等的前向运动, c 级为原地摆动, d 级为不活动。正常为 a 级≥25% 或 a+b≥50%
畸形精子率	≤70%
白细胞	少于 1×10/ml

分析男性生育能力不能单从精液量一项指标定论，应对精子数量、活力、活动率、液化时间、畸形率等多方面进行综合能力分析。

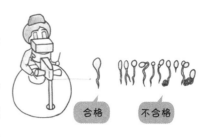

影响精子质量的因素包括：①物理因素：精子的产生与生长需要相对低温条件，高温和寒冷环境都会严重影响其健康质量；②化学因素：环境污染是危害男性生殖功能的主要途径，有害物通过各种途径对男性生殖系统造成损伤；③生活方式：久坐缺乏运动者可使睾丸、附睾和精索受压，血液循环受到影响，精索周围静脉丛血液淤滞，静脉内压力增高，影响睾丸新陈代谢，对精子生成和储存不利；大量吸烟和饮酒可使精子存活率降低，精子活动率下降；④疾病因素：精索静脉曲张（VC）、前列腺炎、附睾炎等均可影响精子质量。

30 精液检查的注意事项有哪些？

采集时间：为确保精液检查的准确性，检查前应禁欲 3～5 天，但不宜超过 7 天。禁欲还包括避免自慰或遗精。小于 3 天或者大于 7 天，都会影响到精子质量，从而影响判断。如果要进行多次精液复查，每次采集精液前的禁欲天数要尽可能保持不变，以减少精液分析结果的波动。

采集精液应注意是否完整，射精时前面部分富含精子，后面部分主要是由精囊腺的分泌物构成，所以前面部分精液的丢失比后半部分丢失对精液分析结果影响更大。如有丢失则此次检查作废，应在禁欲 3～7 天后再次采集重新检测。

采集精液前必须禁烟戒酒，忌服对生精功能有影响的药物等。采精前用温水将双手、阴部，尤其是龟头洗净，可采用自慰法或电动按摩射精法引起排精，盛精液的容器应干净、无菌、干燥，采精前容器的温度应与室温相同；瓶子不应过大，但瓶口不应过小，以免将精液射出瓶外；还应贴上标签，记录姓名及取精时间。

采集精液后应及时交给医生备查，不得超过 30 分钟。

仅凭一次精液检查结果不能确定精子质量，不能仅凭某一项指标就下结论，应进行综合分析。对于首次精液检查合格者，可以认为其精液质量是正常的，而首次检查不合格者，可在 2～3 周内复查 1～2 次精液，根据几次结果综合分析后方可做出判断。

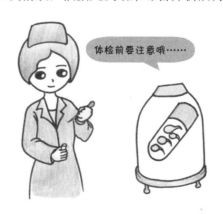

体检前要注意哦……

五　我可以要二孩吗？

（一）妇科烦恼之于二孩

1　我这个年龄还能要二孩宝宝吗？

正常女性的生育期限约 20 年，其中 25~35 岁是最佳的生育年龄，随着年龄的增加女性生育力逐渐下降，尤其在 32 岁之后下降明显，37 岁之后生育力下降就更迅速。

高龄妈妈的生育能力下降主要表现为妊娠率降低、流产率增加和生育平均间隔时间延长等，其根本原因不仅与卵巢内存留的可募集卵泡数目减少相关，而且也与卵子质量下降密切相关。

另外，母亲年龄增加也可能会增加妊娠期的风险，如自然流产、胚胎非整倍体以及出生缺陷的发生率升高，妊娠期高血压疾病及妊娠相关并发症（如妊娠期糖尿病、早产、低出生体重儿和死胎等）的风险也显著增加。中国女性平均绝经年龄大约为 49 岁，通常绝经前 10 年就可能失去自然的生育能力。

因此，对年龄 >35 岁妇女尽早评估是否能够妊娠是非常必要的，在超过 6 个月试孕失败

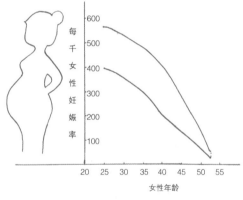

的情况下应该得到快速的不孕症检查并接受相应的助孕治疗；而对年龄 >40 岁的女性更应该及时接受不孕症相关检查和助孕治疗，而对于此年龄阶段的不孕女性，为了降低妊娠期的风险和提高生育力，应该及时接受不孕评价和治疗。

2　阴道炎影响怀孕吗？

正常阴道的分泌物包含有阴道壁的渗出液、子宫颈黏液、子宫内膜及输卵管的分泌液、外阴的油脂腺、汗腺、巴氏腺分泌物以及阴道内微生物及其产物。正常阴道内不是无菌的，而是有微生物寄居形成阴道正常微生物群，作为阴道的自然防御屏障。这些微生物包括：①乳杆菌、棒状杆菌、非溶血性链球菌、肠球菌及表皮葡萄球菌；②加德纳菌、大肠埃希菌及摩根菌；③消化球菌、消化链球菌、类杆菌、动弯杆菌、梭杆菌及普雷沃菌；④支原体及假丝酵母菌。

正常阴道内虽有多种微生物存在，但由于阴道与这些微生物之间形成生态平衡并不

致病，这种生态平衡中，乳杆菌、雌激素及阴道
pH 起重要作用。当女性阴道遭外源病原体入侵
或阴道生态平衡一旦被打破，即可导致炎症发生。
外源病原体包括：细菌、病毒、滴虫、衣原体等
致病微生物，另外，支原体和假丝酵母菌在阴道
环境发生变化时，也可导致阴道炎症，属于阴道
内机会致病菌。阴道生态平衡的破坏常见于体内
雌激素降低或阴道 pH 升高，如频繁性交、阴道

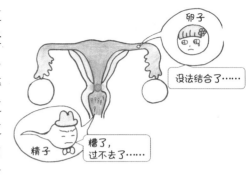

灌洗等。此外，长期应用抗生素、机体免疫力低下等，均可使机会致病菌成为优势菌，引起炎症。

阴道炎症是女性生殖道感染的常见病，也是生殖健康的重要问题之一，影响女性健康，给妇女带来心理伤害和压力，甚至造成不孕、胚胎停止发育、流产、早产、死胎等。

因此，阴道炎症与优生密切相关。孕前应及时治疗阴道炎性疾病，不仅避免了孕期用药及病原微生物对胎儿的影响，保证孕期安全，提高人口素质，还有利于育龄妇女的身心健康。所以，备孕应做好孕前检查，如有阴道炎症或是其他生殖道感染性疾病，应治愈后再受孕。

③ 什么是细菌性阴道病？

细菌性阴道病（bacterial vaginosis，BV）为女性阴道内正常菌群失调所导致的一种混合感染，但其临床及病理特征却无炎症改变。自 1954 年报道以来，因医学上对此疾病致病菌认识不清而曾称为嗜血杆菌阴道炎、棒状杆菌阴道炎、非特异性阴道炎，直到 1984 年在瑞典的专题国际会议上正式命名为细菌性阴道病。

正常阴道内的寄生菌以产生过氧化氢的乳杆菌占优势，它们与其他微生物共生于阴道内构成生态平衡。女性患细菌性阴道病时，阴道内的乳杆菌减少，导致其他微生物大量繁殖，主要有加德纳菌、厌氧菌以及人型支原体，其中以厌氧菌居多。促使阴道菌群发生变化的原因目前仍不清楚，推测可能与吸烟、频繁性交、多个性伴侣、阴道灌洗使阴道碱化、长期阴道流血、长期应用广谱抗生素等因素有关。

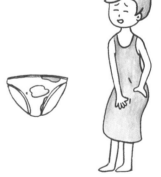

细菌性阴道病的发生率远远高于阴道滴虫和阴道假丝酵母菌感染，大概 10%~40% 患者没有不适症状，有症状的患者可出现阴道分泌物增多，伴有鱼腥味，部分患者伴有外阴瘙痒或轻微烧灼痛。

细菌性阴道病经药物对症治疗后有很好的疗效，治疗后再没有不适症状的患者不需要随访，性伴侣也不需要治疗。但是，细菌性阴道病容易复发。因此，阴道分泌物增多、伴有鱼腥味、或伴有外阴瘙痒、轻微烧灼痛等不适症状持续或重复出现的患者，应注意接受

正规诊治，并定期随访。而对于患有细菌性阴道病的准妈妈，正规的治疗和定期随访则更为重要。

4 细菌性阴道病影响妊娠吗？

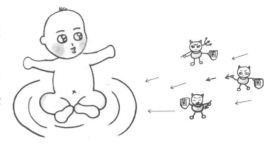

细菌性阴道病是育龄期女性最常见的阴道感染性疾病，妊娠期细菌性阴道病在医院的检出率也远高于阴道滴虫及念珠菌感染，因此，在准妈妈人群中，细菌性阴道病并不少见。那么，患有细菌性阴道病会影响妊娠吗？

妊娠合并细菌性阴道病影响妊娠结局，新的医学证据表明细菌性阴道病与自然流产、早产、胎膜早破、羊膜绒毛膜炎、羊水感染、产后子宫内膜炎和剖宫产后切口感染等相关，目前分析原因可能与细菌性阴道病有关的致病菌产生的多种活性酶有关。

致病菌产生一些物质（包括各种类型的酶、毒素及诱导因子等）可通过局部扩散的方式从阴道扩散到宫颈，分解宫颈黏液保护膜，利于致病菌穿过宫颈黏液屏障进入宫腔内。当致病菌进入宫腔后，就可能与孕妈妈腹中的宝宝近距离接触，感染宝宝的"保护墙"胎膜、羊水等。

因此，准妈妈如果确诊患有细菌性阴道病，应积极对症治疗，并定期进行随访。

5 细菌性阴道病和胎膜早破有关系吗？

细菌性阴道病和胎膜早破有关系！

患有细菌性阴道病的时候，阴道内乳酸杆菌减少而其他细菌大量繁殖，细菌可以产生多种类型的物质，通过宫颈进入宫腔，接触胎膜。这些物质还可以直接降解胎膜的基质及胶质，使完整的胎膜出现"破洞"，从而导致病理性的胎膜早破。

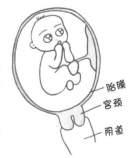

胎膜
宫颈
阴道

另外，妈妈腹中保护宝宝的胎膜和胎盘遭阴道逆行的细菌感染时，自身的免疫环境也会受到影响，也容易导致胎膜早破的发生。

因此，准妈妈如果出现伴有鱼腥味的阴道分泌物增多、或伴有外阴瘙痒、轻微烧灼痛等不适症状的时候，应及时进行正规的诊治，避免病情发展造成不良后果。需要提醒准妈妈的是：妊娠期阴道分泌物本来就是增多的，但是没有异味、瘙痒、灼痛等不适。

6 子宫颈腺囊肿能要二孩宝宝吗？

子宫颈腺囊肿即宫颈纳博特囊肿（Naboth cyst）。宫颈上有腺体，相应的也有腺管和腺管口，能使腺体分泌的液体流出。以宫颈外口为界，有一组织转化区域，向外宫颈阴道部覆盖的是鳞状上皮，向内宫颈管内覆盖的是柱状上皮，这一区域就是这两种组织转化的地方。在宫颈柱状上皮向鳞状上皮转化的过程中，新生的鳞状上皮覆盖宫颈腺管口或伸入腺管内，将腺管口阻塞，或者腺管周围的结缔组织增生或瘢痕压迫腺管，使腺管变窄甚至阻塞，腺体的分泌物引流受到阻碍，滞留形成囊肿，这就是子宫颈腺囊肿的形成过程。

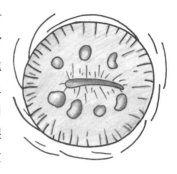

宫颈纳博特囊肿包含的黏液常清澈透明，但可能由于合并感染而呈混浊脓性。囊肿一般小而分散，宫颈表面的纳博特囊肿可突出于子宫颈表面形成小囊泡，宫颈深部的纳博特囊肿常表现为宫颈肥大。外观上小的仅有小米粒大，大的可达玉米粒大。纳氏囊肿是育龄期妇女常见现象，大多数情况下是子宫颈的生理性变化，也可因分娩、流产、手术损伤及局部经长期刺激细菌感染所致，另外，也可由急性宫颈炎转变而来。

宫颈是受孕过程中精液的必经通道，也是可能的细菌等感染物质进入宫腔的通道。单纯宫颈纳囊也没有不适的症状，一般不需要治疗。当合并宫颈炎症、宫颈息肉等并发症的时候，需进行正规治疗。因此，如果宫颈纳博特囊肿小且无伴发宫颈炎症或者感染者，不影响受孕；但是宫颈纳博特囊肿大而炎症严重者，有导致不孕的可能，并且可能引起宫腔的感染，应积极对症治疗；如果纳博特囊肿严重并且于子宫颈处形成瘢痕严重者，还可能会影响自然分娩。

7 宫颈"糜烂"能要二孩宝宝吗?

宫颈"糜烂"曾经是困扰很多女性的一个疾病，实际上是过去对宫颈一种正常表现的错误认识。

其真正的机制：当女性进入青春期，生殖器官开始逐渐发育趋向成熟，此时，在雌激素的作用下，宫颈发育增大，宫颈管柱状上皮移位、外翻，青春期前未发育的原始宫颈鳞–柱状交接部因宫颈的增大而向外移，肉眼看似"糜烂"一样；青春期后，在致病菌及酸性环境的作用下，宫颈阴道部外翻的柱状上皮被鳞状上皮所取代，形成鳞–柱状交接部，称生理鳞–柱状交接部。原始鳞–柱状交

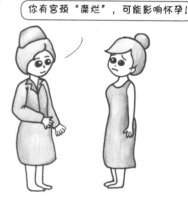
你有宫颈"糜烂"，可能影响怀孕!

接部和生理鳞–柱状交接部之间的区域称为移行带区，此区是宫颈癌的好发部位；绝经后雌激素水平下降，宫颈萎缩，原始鳞–柱状交接部退回至宫颈管内。因此，宫颈"糜烂"其实是宫颈受雌激素影响后柱状上皮外翻，现称宫颈柱状上皮异位，属于正常生理现象，没有什么特殊的临床表现，有些人可能会有接触性出血的表现。

宫颈"糜烂"与怀孕之间无绝对的必然性。对无临床症状者，不需任何治疗，仅做宫颈细胞学筛查，若细胞学异常，可根据细胞学结果进行相应的处理。对于有症状的患者，

如白带量多，颜色发黄，有异味等，说明合并有感染，这对精子的活动度会产生不利的影响，妨碍精子进入宫腔，可能会影响受孕，需要进行治疗后再受孕。

8 HPV 阳性可以要二孩宝宝吗？

人乳头瘤病毒（human papilloma virus，HPV）是较常见的一种性传播疾病的球形 DNA 病毒，可导致人类皮肤和黏膜异常增生。宫颈癌、阴道癌、外阴（阴道）尖锐湿疣等疾病都与 HPV 感染有关。根据 HPV 生物学特征和致癌性的潜能将其分为两大类：高危型 HPV（癌相关型，HRHPV），包括 HPV16、18、31、33、35、39、45、51、52、56、58、59、26、53、66、68 等型，其感染与宫颈上皮内瘤变和浸润性宫颈癌有关，最常见与宫颈癌相关的致病型是 HPV16、18 型；低危型 HPV（非癌相关型，LRHPV），包括 HPV6、11、42、43 等型，与尖锐湿疣有关。

HPV 感染的高峰年龄段为 18~28 岁，大部分女性感染期比较短，为 2~3 年，一般在 8~10 月可自行消失，约 10%~15% 的 35 岁以上的女性呈持续感染状态，这部分人将有患子宫颈癌的风险。HPV 感染后通常没有明显的临床症状，在女性一生当中，可反复感染 HPV，也可同时感染多种不同类型的 HPV。

那么，HPV 感染在怀孕后会有什么变化呢？文献报道，对于曾有 HPV 感染的育龄期女性，即使治愈后妊娠，妊娠期间再次感染 HPV 的发生率要高于正常女性。原因是妊娠期间母体的抗病毒感染能力降低，且妊娠期间阴道分泌物增加，利于 HPV 生长，HPV 复制活跃，所以妊娠期 HPV 感染较非孕期活跃，常可出现多发、巨大、形态各异的下生殖道疣状物，通常分娩后可见到疣体缩小或

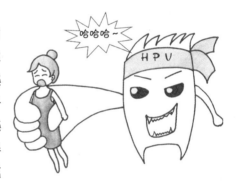

消退以及细胞学改变消失。对于妊娠期间 HPV 感染率的报道目前尚不一致，约为 5.4%~68.8%，所以妊娠期间会不会增加 HPV 的易感性还有争议。另外，反复多次妊娠是 HPV 感染致癌的协同因素。

HPV 感染的准妈妈最担心的莫过于宝宝健康问题，就目前文献报道来看，妊娠期 HPV 感染可导致婴儿感染。妊娠期妇女 HPV 感染可通过母亲和婴儿的垂直传播，即妈妈在妊娠或分娩过程中感染宝宝，致新生儿、婴幼儿肛门及生殖器部位发生先天性尖锐湿疣、结膜乳头状瘤及婴儿期和青少年的喉乳头状瘤病。HPV 感染对胎儿造成严重不良影响的报道很少见。

HPV 阳性的女性，不管是在备孕期间还是在怀孕期间，不能单独只关注 HPV 结果，还需要结合宫颈细胞学甚至组织活检结果以及临床症状综合考虑。对于仅有 HPV 阳性，而没有临床病灶（比如疣状物）且宫颈细胞学检查正常的女性，继续观察，定期复诊，不需要特殊处理；对于 HPV 阳性、宫颈细胞学检查结果异常的女性，需要进行阴道镜检查并根据检查结果对症处理；对于 HPV 阳性、伴有尖锐湿疣的女性，如果备孕期间发现，

应积极治愈后再考虑怀孕；如果妊娠早期发现伴有严重尖锐湿疣者，建议终止妊娠，待病变治愈后再次妊娠；如果妊娠中晚期发现尖锐湿疣者，积极进行对症的药物、物理治疗，并建议剖宫产终止妊娠。

⑨ 有宫颈上皮内瘤变（CIN）能怀孕吗？

宫颈上皮内瘤变（cervical intraepithelial neoplasia，CIN）是指子宫颈上皮细胞呈现程度不等的异型性，病变由基底层逐渐向表层发展，属于癌前病变，依其病变程度不同分为三级：轻度（CIN Ⅰ级）：病变局限在上皮层的下 1/3，即轻度宫颈不典型增生；中度（CIN Ⅱ级）：病变局限在上皮层的 1/3～2/3，即中度宫颈不典型增生；重度（CIN Ⅲ级）：病变几乎累及全部上皮层，仅余 1～2 层表面的正常鳞状上皮，即重度宫颈不典型增生及宫颈原位癌。

在妊娠期和非妊娠期 CIN，都可能会有三种结局：持续，进展，逆转，这里面的原因并不是很清楚。妊娠期的高雌激素水平状态对宫颈的影响比较大，宫颈组织可发生以下变化：宫颈黏膜腺体数目增多，同时向间质和颈管表面两个方向生长，宫颈黏膜厚度增加、内膜面的皱襞增加。上述变化使宫颈体积增大、柱状上皮生长，柱状上皮暴露在

正常宫颈 → HPV 感染（CIN Ⅰ）→ 宫颈（CIN Ⅲ）

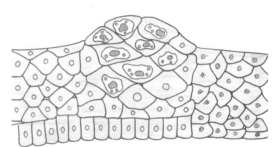

阴道酸性环境中后，鳞状上皮化生发生增多。这是宫颈癌前病变和浸润癌发生的潜在诱因。同时这也增加了妊娠期宫颈病变诊断的难度。研究显示：非孕期 CIN Ⅰ级、Ⅱ级和Ⅲ级者发展为癌的危险性分别为 13%、30%、45%。有关妊娠期 CIN 的转归，文献报道差异比较大，25%～64% 产后发生逆转，34%～47% 产后持续存在，3%～28% 产后进展，而原位癌患者中大约 67% 在产后仍持续存在，显然病变的转归与级别有关。

多数学者认为，怀孕不是加速宫颈病变进展的危险因素，绝大多数病变于产后自行缓解或者没有进展，而且病变继续进展或发生逆转的比例与分娩方式没有关系。对于妊娠期宫颈病变并且行保守处理者，建议在产后 6～8 周和 6 个月行宫颈细胞学检查和阴道镜检查，产后恢复正常者，仍是远期宫颈病变复发的高危人群，所以强调重视产后随诊。

对于 CIN Ⅰ，约 60% 会自然消退，需结合细胞学结果，并定期随访；对于 CIN Ⅱ和Ⅲ均需治疗，结合阴道镜检查结果决定手术方式和范围，通常采用宫颈锥切术。因此，患有 CIN 的备孕妈妈（尤其是Ⅰ级、Ⅱ级患者），一般情况下可以要宝宝，但是，一定要咨询医生，进行个体化处理。

⑩ LEEP 术影响怀孕吗？术后多久能怀孕？

所谓 LEEP 术，全称是宫颈环形电切术，用于宫颈上皮内瘤变Ⅱ级、宫颈上皮内瘤变

Ⅲ级、宫颈原位癌和宫颈癌Ⅰa1期的诊断和（或）治疗。随着目前宫颈癌筛查的普遍进行，CIN的检出率越来越高，患者群年龄越来越低。也就是说，接受LEEP手术的年轻女性越来越多。那么，LEEP手术会影响妊娠吗？

有学者研究认为不应在有生育要求的女性中行LEEP术，因为LEEP术后手术创面需要恢复，瘢痕形成可能会导致宫颈狭窄，从而阻碍了精子进入宫腔中；另外LEEP术破坏了宫颈的黏液腺，增加了宫腔感染的几率，这都会增加不孕的风险；而有些学者进行数据统计后发现接受LEEP术没有明显降低女性受孕能力，不会增加继发性不孕的发生率。

虽然在受孕能力这一点上存在争议，但是关于LEEP手术会损伤宫颈功能这一点学者们保持基本一致，均认为LEEP术造成宫颈组织缺失，宫颈的完整性遭到破坏，由此可能造成的医源性宫颈功能不全，导致晚期流产和早产率的增加；且如果宫颈锥切深度过大，宫颈黏膜损伤过度，造成宫颈黏液分泌减少，使宫颈抗感染能力下降导致孕期易发生胎膜早破，从而增加不良妊娠结局发生率。

我们建议：①女性要选择正规的医院进行宫颈癌筛查，明确了解LEEP手术的指征，拒绝过度治疗；②已接受LEEP手术的备孕妈妈们术后1年，且复查宫颈细胞学正常后妊娠比较安全，对于有迫切生育要求的女性，可考虑在6个月后妊娠；③妈妈们在孕期关注宝宝的生长发育情况的同时，一定也要关注自身宫颈的情况，警惕CIN的发展，在产检时告知医生LEEP手术史，警惕宫颈功能不全，及时采取宫颈环扎等治疗措施。

⑪ 盆腔炎有什么表现？

盆腔炎（pelvic inflammatory disease，PID）又称盆腔炎性疾病，是指女性内生殖器及其周围结缔组织和盆腔腹膜发生的炎症。属于上生殖道感染，包括子宫内膜炎、输卵管炎、输卵管-卵巢脓肿、盆腔结缔组织炎及盆腔腹膜炎。炎症可局限于一个部位，也可同时累积几个部位，以输卵管炎、输卵管-卵巢炎症最常见。

PID多发生在有月经、性活跃期的女性。盆腔炎因炎症轻重及范围大小而有不同的临床表现。

轻者无症状或症状轻微，常见的症状为下腹痛、阴道分泌物增多，腹痛常为持续性，活动后或性交后加重。若病情严重可以出现发热甚至高热、寒战、头痛等。月经期发病可以出现经量增多、经期延长。若有腹膜炎，可出现消化系统症状如恶心、呕吐、腹胀、腹泻等。伴有泌尿系统感染可有尿急、尿频、尿痛等症状。若有脓肿形成，还可有下腹包块及局部压迫刺激症状；包块位于子宫前方可出现膀胱刺激的症状，如排尿困难、尿频，若引起膀胱肌炎还可有尿痛等症状；包块位于子宫后方可有直肠刺激的症状；若在腹膜外可致腹泻、里急后重感和排便困难。

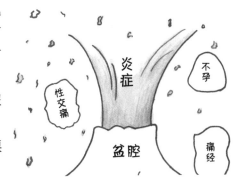

12 患有盆腔炎能怀孕吗？

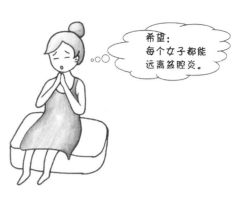

希望：每个女子都能远离盆腔炎。

盆腔炎（PID）是常见的妇科疾病，其临床症状不典型，目前缺乏客观的诊断标准，多为医师主观判断，而且盆腔炎的症状和体征千变万化，常难以诊断。许多盆腔炎患者症状轻微，除了长期慢性疼痛、月经不调、盆腔炎性疾病反复发作外，不易被发现，无明显症状及盲目投医者居多，不能得到及时、有效的治疗有可能影响了盆腔及其器官的正常解剖结构和功能，因此会严重影响女性的生育功能，导致不孕症或异位妊娠。

约 2/3 的盆腔炎患者存在输卵管炎。输卵管通畅是受孕必不可少的条件之一。当发生炎症时，输卵管峡部及伞端很容易发生粘连或闭锁，造成不孕或输卵管部位异位妊娠。

子宫内膜炎会影响子宫内膜再生、修复和正常收缩而导致不孕。

盆腔炎症有可能破坏卵巢功能，使激素分泌紊乱，从而影响排卵，使卵泡不能正常发育成熟或破裂，也可导致不孕。

患盆腔炎时阴道分泌物增多，改变了阴道内正常的酸碱环境，同时稀释了精液，影响精子的穿透与活力也可影响生育。

另外，患盆腔炎后异位妊娠发生率是正常妇女的 8～10 倍，30%～50% 的输卵管妊娠患者存在慢性输卵管炎。而且异位妊娠的发生率也与 PID 发作次数有关。

因此，盆腔炎与不孕不育的关系密切，会增加不孕几率，且病程越长，不孕不育的几率越大，需要积极进行正规有效的治疗，以降低不孕症风险。

13 怀孕后发现盆腔炎怎么办？

怀孕后的女性因其特殊的生理特征，子宫和盆腔充血会变得更加的明显，炎症有可能会扩散到直肠，随之刺激直肠引发腹泻，这样就可能会使刚刚着床的胚胎出现流产的情况。

怀孕后发现盆腔炎，症状轻微的准妈妈，可以考虑生完宝宝之后再进行治疗；而症状比较严重的准妈妈，需要及时治疗，一般在治疗盆腔炎疾病的时候宝宝是可以保留的，但是也要看所使用的药物和孕期观察结果来决定。

因此，如果怀孕后发现患有盆腔炎疾病，并确实需要治疗者，必须要到正规的医院就诊。因为怀孕后再对盆腔炎进行治疗的话，相对来讲是一件很棘手的事情。用药可能会对宝宝造成影响，不用药任其发展，又可能会导致流产。所以有生育计划的女性，务必要认真对待孕前检查，做好优生优育的工作。

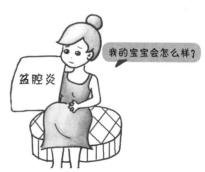

我的宝宝会怎么样？

盆腔炎

14 子宫肌瘤影响准二孩妈妈怀孕吗？

子宫肌瘤是生长在女性子宫上最常见的良性肿瘤，目前确切病因尚未明确。常见于30～50岁女性，青春期少见，绝经后萎缩或消退。据统计子宫肌瘤在生育年龄女性中发病率约为20%～25%，因其多无或很少有症状，所以实际真实发病率远高于此。

子宫肌瘤按肌瘤生长部位分类：长在子宫体的称为宫体肌瘤，约占90%；长在子宫颈的称为宫颈肌瘤，约占10%。按肌瘤与子宫肌壁的关系分类：位于子宫肌壁内的称为肌壁间肌瘤，约占60%～70%；位于子宫外表面浆膜下的称为浆膜下肌瘤，约占20%；位于子宫内表面向宫腔方向生长的称为黏膜下肌瘤，约占10%～15%。

在育龄期女性中，子宫肌瘤和妊娠有着密切的联系，在不孕女性中子宫肌瘤患者约占5%～10%，子宫肌瘤作为唯一病因导致不孕约占1.0%～2.4%。子宫肌瘤引起不孕和流产的原因可能与肌瘤位置限制精液或胚胎运输、干扰胚胎着床、影响着床部位血供、增强子宫收缩等原因有关，但具体机制目前仍然不明确。另外，上述不同类型的子宫肌瘤对女性生育能力有不同的影响，黏膜下肌瘤、肌壁间肌瘤、浆膜下肌瘤对女性的生育能力影响依次减小。黏膜下肌瘤对怀孕是有明确的负面影响；肌壁间肌瘤对怀孕的影响目前没有确切说明，而是根据肌瘤大小、位置、对宫腔形态的影响等综合因素来决定影响的严重程度；浆膜下肌瘤对妊娠虽然没有明显的不良影响，但是带蒂浆膜下肌瘤在妊娠期间有发生蒂扭转的可能，需要急诊处理。

子宫肌瘤除了可能影响受孕、导致流产之外，在妊娠期间会增加产科并发症的发生率，导致孕期的急性并发症（腹痛、流血、早产）及前置胎盘、胎盘早剥、胎位异常的风险增加。同时，由于妊娠期特殊的高雌激素环境，肌瘤红色变性的概率增大，肌瘤大小也会发生不同程度的变化。

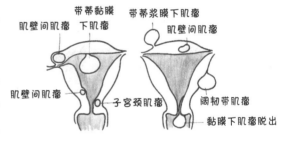

因此，对患有子宫肌瘤且想要二孩宝宝的女性，如果诊断为黏膜下肌瘤，建议先行肌瘤切除术后再怀孕；如果高龄妈妈合并肌壁间肌瘤或浆膜下肌瘤，可考虑先怀孕，在妊娠期间定期加强随诊。但具体的建议和治疗方式应结合二孩备孕妈妈的年龄、肌瘤的类型及大小等因素综合考虑，因为是带瘤妊娠还是切除肌瘤后再妊娠以及用什么手术方式切除肌瘤受益最大等问题，目前为止无定论。

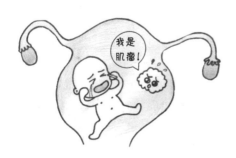

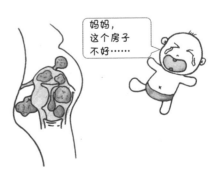

15 子宫肌瘤术后多久能再怀孕？

子宫肌瘤切除术是指通过手术切除肌瘤后保留子宫的一种手术方式。一般来说，剔除肌瘤的数目越多、肌瘤越大，子宫肌层损伤越重，术后需要避孕的时间越长。考虑到肌瘤切除术后，子宫需要一定的恢复时间，如果过早妊娠，发生子宫破裂的风险就会增加。

针对不同的子宫肌瘤类型应具体分析，对于带蒂的浆膜下肌瘤，由于肌瘤位于子宫外通过系膜与子宫连接，切除后对子宫肌壁无影响，术后无需特殊等待，手术恢复后即可怀孕；对于凸向黏膜下或浆膜下的肌壁间肌瘤，肌瘤切除时肌层损伤较轻的，术后应避孕 4～6 个月；对于肌壁间肌瘤瘤体较大、多发，切除肌瘤数目≥3 个，及瘤体进入宫腔者，建议术后避孕时间为 1 年，肌瘤切除时肌层损伤较重的，术后应避孕 2 年；对于大部分可经宫腔镜电切的子宫黏膜下肌瘤，因术后子宫内膜恢复时间约为 2～3 个月，所以建议术后避孕时间为 3 个月；对于带蒂的黏膜下肌瘤，手术对宫体损伤较小，手术恢复后即可考虑怀孕。

总之，大部分子宫肌瘤切除术后需要避孕一段时间，但此时间并无统一标准，一般需要避孕 6 个月到 1 年。因为子宫肌瘤切除术后妊娠期间发生子宫破裂的风险除了与子宫肌瘤的大小、数目、位置、肌瘤的类型、肌瘤深入子宫肌层的深度等有关外，还与手术者的手术技巧和肌瘤切除术后瘤腔缝合是否彻底的程度有关。

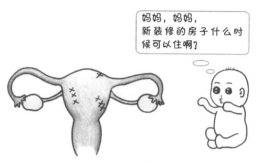

妈妈，妈妈，新装修的房子什么时候可以住啊？

因此，子宫肌瘤切除术后多久可以怀孕主要根据术中真实情况及术后恢复情况个体化选择。另外，子宫肌瘤切除术后妊娠率可能会下降，原因除了与疾病本身有关外，年龄是一个应该充分考虑的问题。因此，子宫肌瘤切除术后有助孕指征的高龄备孕妈妈，建议尽早进行人工助孕，避免子宫肌瘤术后复发带来的问题以及因年龄增加可能出现的卵巢功能下降问题而失去再拥有一个宝宝的愿望。

16 患有子宫腺肌病能怀二孩宝宝吗？

子宫腺肌病是指具有活性的子宫内膜腺体和间质存在于子宫肌层中，在激素的影响下发生周期性出血、伴随周围肌层细胞的代偿性肥大和增生，形成弥漫性或局限性的病变。子宫腺肌病多发生于 30～50 岁左右的经产妇，也可见于年轻未生育的女性，属于妇科常见病和疑难病。近年来，子宫腺肌病的发病率有明显上升趋势，其对生育的影响也越来越受到关注。

患有子宫腺肌病者，约 15% 的患者合并有子宫内膜异位症，约 50% 合并有子宫肌瘤，症状严重者痛经明显，宫体增大，合并有子宫内膜异位症者可能导致输卵管粘连梗阻而不易受孕。

到目前为止，子宫腺肌病的发病机制、导致不孕的机制尚不十分清楚，子宫腺肌病相关不孕症的可能机制考虑与子宫肌层的结构和功能调节异常、子宫内膜功能和容受性的改变有关。

随着患子宫腺肌病妇女就医治疗后妊娠率的增加，子宫腺肌病合并妊娠的并发症也越来越多见，目前关于子宫腺肌病导致不良妊娠结局的研究主要认为，内膜和间质的侵入破坏了子宫肌层的结构，而影响胚胎的正常种植，肌层结构和功能发生改变，影响了子宫螺旋动脉的重塑，从而增加了早产、流产等不良妊娠结局的发生率。并且认为子宫腺肌病宫腔内前列腺素含量的增加以及宫腔压力的增大也是导致自然性流产率增加的原因。

子宫腺肌病目前也缺乏一种最为理想的治疗方法。治疗主要根据疾病的严重程度、患者的年龄及有无生育要求而定。

因此，对于患有子宫腺肌病的备孕妈妈，应根据病灶及子宫的大小决定是直接试孕还是治疗后再怀孕。对于子宫腺肌病症状轻微能自然受孕的准妈妈，妊娠对于子宫腺肌病来说可视为一种治疗。对于子宫腺肌病症状严重、合并有不孕症的备孕妈妈，则需要积极治疗，治疗可选择药物治疗（GnRH-a）或保

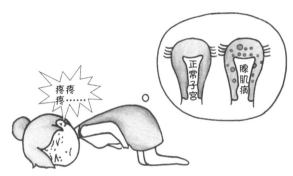

守性手术加药物治疗后积极行辅助生殖技术治疗。保留生育功能的保守手术包括病灶切除或子宫楔形切除术，也可合并使用子宫动脉阻断术，需要注意的是：保守性手术后妊娠有子宫破裂的风险。

17 子宫腺肌病手术后多久能怀孕？

子宫腺肌病的手术治疗包括根治手术和保守手术，具体手术方式根据疾病的严重程度、患者的年龄及有无生育要求而定。年轻要求保留生育功能者可以进行病灶切除或子宫楔形切除术，也可合并使用子宫动脉阻断术；没有生育要求伴月经量增多者，可行子宫内膜去除术；痛经明显者可以考虑子宫动脉栓塞术；对已经完成生育，年龄较大而症状明显者应行子宫切除术，可以根治本病。

对于有生育要求或年轻的患者，因子宫腺肌病往往病灶弥漫并且与子宫正常肌肉组织界限不清，因此如何选择切除病灶的方式以减少出血和病灶残留并利于术后妊娠，是一个比较棘手的问题。保留生育功能的保守手术包括病灶切除或子宫楔形切除术，也可合并使用子宫动脉阻断术，需要注意的是：保守性手术后妊娠有子宫破裂的风险。

对于患有子宫腺肌病的备孕二孩妈妈，进行保守性手术治疗后面临的问题有：①保留生育能力与切除病灶的关系：相对而言，病灶切除范围越彻底，手术后缓解疼痛与减少复发的效果越好，但这样会导致子宫壁缺损范围越大，对以后妊娠的不利影响越严重；②药物辅助治疗：子宫腺肌病病变范围弥漫，保守性手术多数情况下仅仅切除了部分病灶，并没有去除子宫腺肌病发生的致病因素，所以，手术切除是不彻底的，手术后还需要配合药

物治疗。

因此，子宫腺肌病手术后多久能怀孕，需要根据病情及手术切除范围的综合评估。大部分子宫腺肌症保守手术后需要避孕，一般需要避孕 3~6 个月甚至 1 年，但此时间并无统一标准。

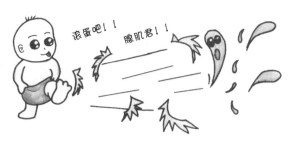

18　子宫脱垂对生二孩有影响吗？

子宫脱垂是指子宫从正常位置沿阴道下降，宫颈外口达坐骨棘水平以下，甚至子宫全部脱出于阴道口以外，常合并有阴道前壁和（或）后壁膨出。阴道前后壁又与膀胱、直肠相邻，因此子宫脱垂还可同时伴有膀胱、尿道和直肠膨出。

子宫脱垂与支持子宫的各韧带松弛及骨盆底托力减弱有关，因此多见于多产、营养不良和体力劳动的妇女，发病率为 1%~4%，其中分娩损伤是其主要的原因。另外，先天性盆底发育不良，子宫切除史，既往脱垂手术史，雌激素下降导致盆底组织萎缩、薄弱，多产、肥胖、频繁增加腹压如负重、慢性咳嗽、便秘、肠易激综合征等均是导致子宫脱垂的常见原因。子宫脱垂分为Ⅰ、Ⅱ、Ⅲ度，宫颈及宫体全部脱出阴道口外是最为严重的Ⅲ度。

那么，子宫脱垂会不会影响怀孕呢？答案是肯定的，因为：①子宫脱垂后会使子宫偏离原来位置使女性怀孕的环境受到影响，受孕几率下降；②妊娠期可出现紧急的子宫脱垂，妊娠期子宫脱垂可导致局部宫颈干燥和溃疡形成、尿潴留、早产、胎儿死亡等，还可伴随胎膜早破、宫颈嵌顿、宫颈水肿等；③分娩期子宫脱垂容易导致较严重的母婴并发症：由于宫颈脱出受压，出现水肿、出血、裂伤、甚至子宫破裂，产道的改变使分娩困难，造成难产。

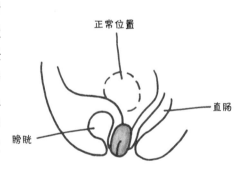

因此，建议子宫脱垂患者尽量在治疗期间避免怀孕，如果怀孕，不仅对自己的身体会造成损害，还可能引起胎儿的一些不良反应。对已经处于子宫脱垂前期或者轻度子宫脱垂的准妈妈，为预防进一步脱垂恶化，应该尽早治疗，分娩过程中，密切观察产程，有子宫脱垂倾向时，尽早剖宫产，减少紧急情况下剖宫产。另外，从预防角度，年轻女性应尽早进行盆底功能锻炼，以减少绝经后子宫脱垂的发生。

19　查出鞍形子宫还能要宝宝吗？

鞍形子宫又称弓形子宫，是子宫畸形的一种类型，是一个多因素的疾病，其发病机制还有待进一步的研究。

通过以下辅助检查可以确诊：B 超提示宫底肌层增厚向宫腔隆突，呈弓状或马鞍状；

子宫输卵管造影示宫底呈较明显的弧形凹陷；盆腔 MRI 示宫底部见一软组织突起，宫腔稍凹陷，软组织信号与宫壁一致。

目前没有很好的治疗方法，鞍形子宫畸形程度轻微，对生育的影响相对较小，活产率为 82.7%。目前认为鞍形子宫一般不需要手术，少数生育不良者可能需要手术矫正，治疗方法同纵隔子宫。但是有生育要求的妇女还需要多加注意，鞍形子宫可以怀孕，但是鞍形子宫严重者影响宫腔正常形态，有时受孕率降低，影响到孕卵的着床，常引起流产，流产率增高，孕晚期容易导致早产、胎位不正等情况，也易增加宫外孕概率。

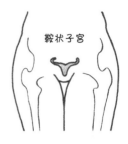

鞍状子宫

20 宫腔粘连能怀孕吗？

宫腔粘连是临床上较为常见的妇科疾病，常见于人工流产、刮宫等宫腔术后、宫腔炎症等疾病造成子宫内膜破坏时，修复不佳从而形成粘连。主要表现为闭经、月经稀少、痛经等。由于宫腔内形成粘连，因此大多会造成女性不孕甚至流产，即使怀孕也可能出现胎盘植入、前置胎盘等问题。

目前宫腔镜仍然是诊断及治疗宫腔粘连的"金标准"，但是宫腔镜治疗后，内膜的创面很可能形成再次粘连，因此术后需要放置节育器进行扩张，防止再粘连

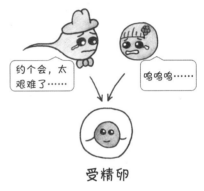

约个会，太艰难了……

呜呜呜……

受精卵

发生，并给予雌孕激素促进内膜修复，待内膜愈合，月经恢复，则有怀孕的机会，但总的来说宫腔粘连使怀孕的几率下降了。

21 患有子宫内膜息肉能怀孕吗？

子宫内膜息肉是宫腔内最为常见的病变之一，主要表现为突出于子宫内的局限性的良性肿物，有长有短，较小的多无症状，较大者可引起子宫异常出血，也可以引起不孕症的发生。子宫内膜息肉可单发或多发，中年后、肥胖、高血压、使用他莫昔芬（三苯氧胺）的妇女容易出现。通常可经盆腔 B 超检查发现，最佳检查时间为月经周期第 10 天之前；确诊需在宫腔镜下摘除行病理检查。

其发病机制目前还不明确，多数学者认为子宫内膜息肉的发生可能与炎症及内分泌紊乱有关，主要与体内雌激素水平过高有关。有学者研究表明子宫内膜息肉的发生与年龄有关，35 岁以前子宫内膜息肉的发生率为 3%，35 岁以后至绝经前为 23%，绝经后发病率为 31%，高峰年龄为 50 岁，70 岁以后少见。

临床上 70%～90% 的子宫内膜息肉有异常子宫出血、不孕。绝大多数的子宫内膜息肉是良性的，少数会恶变，与发生恶变相关的因素包括息肉体积大、年龄大、绝经晚、有

临床症状等。有大约 27% 的息肉，可以自然消退。通常 1cm 以下的小息肉容易发生消退，且恶变的机会不大，因此，1cm 以下的子宫内膜息肉是可以选择保守观察。

子宫内膜息肉与生育之间的关系目前缺少大样本多中心的研究。有研究显示子宫内膜息肉可能会影响受孕，原因包括：子宫内膜息肉可以改变宫内的环境，降低内膜的容受性；子宫内膜息肉可以促进局部雌激素合成，影响内膜的蜕膜化，从而影响受精卵的着床、种植，另外，子宫内膜息肉的大小不同可能对受孕影响也不同，有些小于 1cm 的单发息肉，也可能不影响怀孕。

子宫内膜息肉的治疗包括直接刮宫和宫腔镜下子宫内膜息肉切除。从治疗效果上比较，直接刮宫即盲刮对子宫内膜基底层的息肉难以根除，易遗漏，清除率低，容易复发。宫腔镜治疗子宫内膜息肉具有手术时间短、出血少等优点，且可以直视宫腔，是诊断和治疗子宫内膜息肉的"金标准"，术后妊娠率明显提高。但是年龄明显影响子宫内膜息肉宫腔镜术后自然妊娠率，年纪越轻，术后受孕率明显提高，且宫腔镜术后妊娠最佳时间为术后 6 个月内。

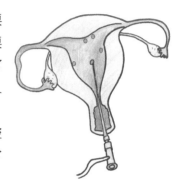

因此，有子宫内膜息肉的备孕二孩妈妈，如果息肉体积较小且无症状，通常情况下可采取期待治疗，小于 1cm 的子宫内膜息肉患者中，25% 可以发生自然消退。当然，子宫内膜息肉也可能是导致不孕的一个原因，在除外其他原因导致不孕的情况下，也需考虑手术切除。但是在不孕妇女中，特别是比较大的息肉和多发息肉，建议进行子宫内膜息肉切除，以增加自然受孕或者人工辅助受孕的概率。对于复发性自然流产无其他明显原因者，通常应考虑宫腔镜下息肉切除术。

22　有卵巢囊肿的备孕二孩妈妈是先怀孕还是先手术？

卵巢囊肿是指卵巢内有囊性的肿物形成，囊性肿物有可能是卵泡或者卵巢肿瘤或者其他病变导致的。各年龄妇女均可发生，多发生于生育年龄。

卵巢囊肿可分为肿瘤性和非肿瘤性两类。肿瘤性囊肿即卵巢肿瘤，包括良性和恶性肿瘤；非肿瘤性囊肿包括卵巢的功能性囊肿以及子宫内膜异位囊肿。生育年龄的妇女最容易发生的卵巢囊肿是卵巢的功能性囊肿，它是由于卵巢本身或药物刺激造成的过度生理性反应所致，患者一般没有任何感觉或不适，多因其他原因就医检查时意外发现。

卵巢功能性囊肿，直径大多小于 5cm，能够自然消失，不必急于手术，而大于 8cm 者一般采用手术治疗，尤其是一些急症和合并有其他恶性肿瘤者。肿瘤性囊肿应积极手术治疗。

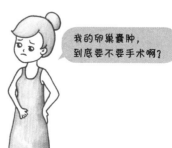

我的卵巢囊肿，到底要不要手术啊？

卵巢囊肿手术方式大多可选择腹腔镜微创手术治疗，较开腹手术具有损伤小，出血少，疼痛轻，恢复快等优点。

但它不适用于合并严重盆腔粘连，或者可能发生恶变者，此类卵巢囊肿患者仍以行剖腹术为好。

因此，有卵巢囊肿的备孕二孩妈妈，如果超声提示是无回声的囊肿，一般不必着急吃药或手术，观察 3 个月经周期，如果自然消失就可能是生理性的囊肿，无需处理。如果持续存在，考虑是病理性的，排除恶性肿瘤后，大多数直径小于 5cm 的卵巢囊肿可先怀孕，但怀孕时注意囊肿蒂扭转、破裂等并发症；大于 8cm 的卵巢囊肿应该先手术后再怀孕。

㉓ 孕期查出卵巢囊肿怎么办?

卵巢囊肿为育龄妇女最为常见的良性病变，好发于卵巢功能旺盛阶段，其中以成熟的畸胎瘤最为常见，但也存在恶性病变。

临床上卵巢囊肿和妊娠同时存在罕见，早期妊娠合并卵巢囊肿者对妊娠无明显影响，也无明显临床症状和体征；伴随妊娠月份的增加，卵巢囊肿可发生蒂扭转，造成卵巢感染、坏死引起急腹症，导致流产发生；妊娠晚期卵巢囊肿体积较大者，可发生胎位异常，在分娩时可引起卵巢囊肿破裂发生危急状况，严重者甚至威胁生命。

因此，妊娠期妇女孕期检查的同时应注意是否存在卵巢囊肿。对妊娠月份较小的准妈妈，应密切观察其各项生命体征和症状；对发生囊肿蒂扭转和囊肿破裂的准妈妈应及时进行治疗和处理。带瘤妊娠有可能造成卵巢囊肿破裂或扭转，因此孕前妇科检查十分重要，及早发现于未孕期可及时手术，术后体质恢复后再考虑妊娠。如果已发现妊娠，同时患有卵巢囊肿，应先排除生理性囊肿，如果囊肿大于 8cm 而且囊肿内部有回声，可等待至妊娠 3 个月后进行手术，以免诱发流产。如果此次妊娠比较宝贵，不必马上终止妊娠，可密

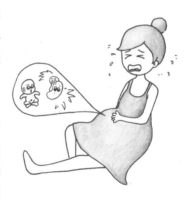

切观察至妊娠 4 个月时行卵巢囊肿切除术，因此时手术引起流产的可能性相对减小。若妊娠已达 6 个月以上再行囊肿手术，则因视野不清，手术造成流产或早产危险明显增加。若妊娠晚期发现卵巢囊肿，可等待至足月。若临产后，肿瘤阻塞产道，即行剖宫产术，同时切除肿瘤。

㉔ 子宫内膜异位囊肿术后就能怀孕吗?

子宫内膜异位囊肿是指子宫内膜组织（腺体和间质）在子宫以外的部位出现、生长、浸润，随着月经周期反复出血，形成结节或包块，继而引发疼痛、不孕等。因囊肿囊液呈巧克力样，曾称巧克力囊肿，是生育年龄妇女的多发病、常见病。子宫内膜异位囊肿形态多样，易复发，具有性激素依赖的特点。

子宫内膜异位囊肿的治疗有期待治疗、药物治疗、手术治疗以及手术联合药物治疗。

一般根据患者年龄、症状、病变部位和范围以及对生育要求等加以选择。其中手术治疗适用于药物治疗后症状不缓解、局部病变加剧或生育功能未恢复者，以及较大的卵巢子宫内膜异位囊肿。

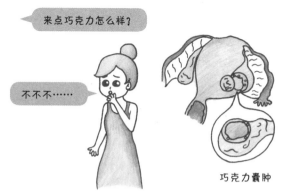

巧克力囊肿

腹腔镜是首选的手术治疗方式。手术需要评估内异症的类型、ASRM 分期及 EFI 评分，可评估内异症病变的严重程度并评估不孕的预后，根据 EFI 评分给予生育指导。ASRM 分期是目前国际上最普遍使用的内异症临床分期。ASRM 分期主要根据腹膜、卵巢病变的大小及深浅，卵巢、输卵管粘连的范围及程度，以及直肠子宫陷凹封闭的程度进行评分。有利于评估疾病严重程度、正确选择治疗方案、准确比较和评价各种治疗方法的疗效，并有助于判断患者的预后。内异症生育指数（endometriosis fertility index，EFI）主要用于预测内异症合并不孕患者腹腔镜手术分期后的自然妊娠情况，评分越高，妊娠概率越高。

当然，生长在卵巢上的子宫内膜异位囊肿，切除囊肿手术后，不可避免地造成卵巢组织的丢失，再加上内异症本身对卵巢功能的破坏以及手术后卵巢创面的炎症反应等，都会造成术后卵巢储备功能的降低。不孕患者腹腔镜手术前，应全面评估考虑手术对卵巢储备功能的影响。

因此，对于年轻、轻中度内异症、EFI 评分高者，术后可期待自然妊娠 6 个月；对于 EFI 评分低、有高危因素者（年龄在 35 岁以上、不孕超过 3 年者；重度内异症、盆腔粘连、病灶切除不彻底者；输卵管不通者），应积极行辅助生殖技术助孕，助孕前应使用 GnRH-a 预处理，通常应用 3~6 个月。对于复发性子宫内膜异位囊肿，不建议反复手术，研究显示再次手术后妊娠率仅为初治的 1/2，故建议首选囊肿穿刺术及辅助生殖技术治疗。如果疼痛症状严重、囊肿逐渐增大、穿刺无效或无法穿刺或者辅助生殖技术治疗反复失败者，应行手术治疗，但手术不能明显改善术后妊娠率。

25 卵巢囊肿术后想怀二孩宝宝要注意什么？

卵巢囊肿可发生于女性任何年龄，但多见于生育期妇女，是妇科常见疾病。

卵巢囊肿是卵巢囊性肿块的统称，可分为肿瘤性和非肿瘤性两类。肿瘤性囊肿即卵巢肿瘤，包括良性和恶性肿瘤；非肿瘤性囊肿包括卵巢的功能性囊肿以及子宫内膜异位囊肿。

卵巢囊肿的手术治疗应根据囊肿性质、患者年龄及有无生育要求而定。一般来说，如囊肿直径小于 5cm，又无证据提示是肿瘤的话，多为卵巢功能性囊肿，可以密切随访，即 2~3 个月复查一次，以后再根据情况调整检查间隔时间；如果囊肿直径大于 8cm，多为卵巢肿瘤，一般需要手术治疗；如果同时伴有进行性加重的痛经及性交痛、盆腔有触痛性结节等症状，则应考虑子宫内膜异位囊肿。可根据具体情况，采取不同的治疗。确定为有手术指征的卵巢囊肿需要手术治疗，这是毋庸置疑的。应尽快通过手术明确囊肿性质，否则会延误诊断和治疗。生育年龄女性，良性囊肿多见，大多数采用卵巢囊肿剥除术，也有需要切除一侧附件，而恶性肿瘤一般需做分期手术。

卵巢囊肿剥除术，最大程度的保留卵巢功能，但在切除囊肿的同时，也会丧失部分正常卵巢组织，这样就同时丧失了储备的卵泡。术中的结扎、止血、缝合，也会对卵巢组织造成一定程度的损伤。而从组织结构上分析，卵巢囊肿周围的卵泡壁形态学上已经发生了改变，应该在囊肿未手术前其功能上的破坏已经存在了，外科手术损伤只是更加重了其改变。

单侧附件切除术，切除一侧卵巢和输卵管，如果另一侧卵巢功能是正常的，可以怀孕，只是怀孕几率下降一半。

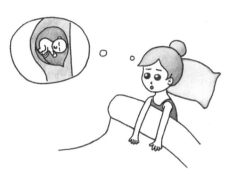

全面分期手术是针对恶性卵巢肿瘤的手术方式，包括：足够大的腹部正中切口；腹腔积液或腹腔冲洗液行细胞学检查；全面探查全部腹膜和腹腔脏器表面，活检和（或）切除任何可疑病灶；正常腹膜随机盲检；全子宫和双附件切除术；结肠下网膜切除术；选择性盆腔淋巴结及腹主动脉旁淋巴结切除术。有生育要求的Ⅰ期卵巢上皮性肿瘤患者，经全面评估考虑后可行保留生育功能的分期手术，包括：全面分期手术、患侧附件切除、保留子宫和对侧附件。卵巢生殖细胞肿瘤患者，无论期别早晚，只要对侧卵巢和子宫未被肿瘤浸润，均可行保留生育功能手术。

手术方式的选择，有腹腔镜手术和开腹手术。腹腔镜手术目前被认为是处理女性良性肿瘤的一种很好的选择，是一种微创的手术，并且获得了越来越多的认同。手术后卵巢储备功能是否下降，各有不同观点，妊娠率是否有影响也是百家争鸣。但总之提高手术技术，尽量减少卵巢损伤是各个学者共同支持的观点。而卵巢恶性肿瘤一般采用经腹手术。

因此，卵巢囊肿术后想怀二孩宝宝的准妈妈，需要根据不同的手术范围和手术方式采取个体化的对策。如果是卵巢囊肿剥除术和单侧附件切除术，卵巢本身会受到影响，卵巢功能也可能会受影响，术后只要有排卵即可试孕；如果诊断为子宫内膜异位囊肿，根据术中分期和EFI评分，必要时对症辅助GnRH-a类药物治疗，积极行辅助生殖技术助孕；保留生育功能的分期手术，考虑卵巢肿瘤疾病本身性质，建议手术恢复后即可试孕，结合年龄、卵巢功能等因素，必要时积极借助于辅助生殖技术。另外，怀孕是一个相当复杂的过程，男女双方要具备多种条件，女性的年龄、内分泌、排卵、输卵管、子宫、子宫颈等因素均要功能正常，男性内分泌、睾丸、输精管、精子等因素也需要正常。

26　月经不规律影响怀孕吗？

评价月经是否规律有以下几个方面：月经的周期频率、周期规律性、经期长度、经期出血量，对于育龄期非妊娠妇女，如果任何一项或者几项出现异常，则称之为异常子宫出血，即月经不规律。

月经不规律只是临床症状，也可能由其他基础疾病引起，常见的病因有：子宫内膜息肉；子宫腺肌病；子宫平滑肌瘤；子宫内膜恶变和不典型增生；全身凝血相关疾病；排卵障碍性疾病，如多囊卵巢综合征、高泌乳素血症、卵巢功能减退等；子宫内膜局部异常；医源性原因等。

由子宫内膜息肉、子宫腺肌病、子宫平滑肌瘤、子宫内膜恶变和不典型增生等器质性病变所导致的月经不规律，大部分需要手术治疗。不过，此类疾病患者，卵巢功能正常，能够排卵，对生育的影响在于器质性病变的严重程度，如果子宫内膜息肉大、子宫腺肌病严重、子宫肌瘤位于黏膜下或者肌瘤过大影响宫腔形态等均可导致不孕或流产。而对于子宫内膜恶变和不典型增生的患者，要求保留生育功能，需要根据恶变程度、浸润范围，权衡利弊。

由排卵障碍性疾病导致的月经不规律，有多囊卵巢综合征、高泌乳素血症、卵巢功能减退等，此类疾病影响生育的决定性因素在于是否有排卵。多囊卵巢综合征、高泌乳素血症等可能会有稀发排卵，能够自然受孕，只是受孕几率下降，而卵巢功能减退则是卵泡耗竭，生育能力下降。另外，如果有周期性的排卵，但黄体功能不全者，表现为月经淋漓不尽，一方面不易受孕，另一方面受孕后容易流产。

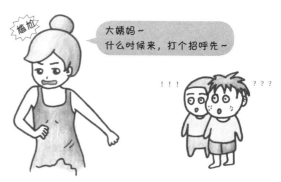

经上述分析，月经不规律对怀孕有一定影响。因此，备孕二孩妈妈如果有月经不规律，孕前应积极就医，经专业医师诊治，分析病因，对症治疗，以免耽误受孕时机。以上导致月经不规律的疾病，经恰当治疗后，大多数有生育要求的患者都能怀上宝宝，但是也有少数患者，如是卵巢功能减退的，卵泡耗竭，生育能力受限；如果是子宫内膜恶变，需要手术切除子宫，再无生育能力。

27 "痛经" 孕前应注意什么？

痛经是指月经前及月经期间，下腹及腰部疼挛性疼痛，严重时会伴有恶心、呕吐、肢冷。很多女性都深受痛经的折磨，严重影响女性的工作、学习和生活。痛经可分为两大类：一种是原发性痛经（又称功能性痛经），指生殖器官没有器质性病变，盆腔检查无异常，在月经期和月经前后出现腹痛、腰酸、下腹坠胀或其他不适，小于25岁女性多见，大多以控制症状、对症治疗为主。另一种为继发性痛经，由明确的疾病引起，其中以子宫内膜异位症最多见，其次还有宫内节育器，生殖道感染等等，多见于30岁以上的女性，治疗以控制原发病为主。

原发性痛经发生普遍，占痛经总体发生率的90%以上，各个器官在结构功能上都正常，那么"痛"来源于哪里呢？其实是因为月经来潮时子宫平滑肌剧烈收缩，压迫了子宫内的血管，造成组织短时间缺血而引起疼痛。也就是说大多数的痛经除了痛并没有其他问题，也就决定了原发性痛经的备孕妈妈孕前仅需要服用止疼片控制疼痛，对症治疗即可。

　　继发性痛经发生率低，引起继发性痛经的器质性病变会影响女性的生殖健康，以最多见的子宫内膜异位症为例，子宫内膜异位于子宫肌层可能会形成子宫腺肌瘤，影响受精卵着床；异位于卵巢引起排卵障碍，损伤卵巢功能；异位于双侧输卵管，可形成输卵管梗阻；以上几种病变均可能导致不孕。因此对于备孕妈妈来讲，孕前治疗原发病尤为重要。

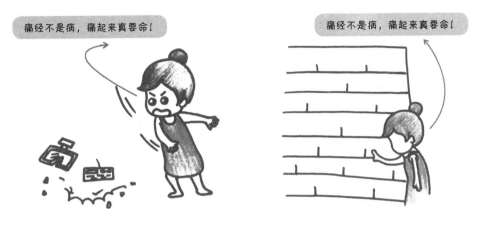

28　月经稀发能怀孕吗？

　　正常的月经周期是 21～35 天，月经稀发是指月经周期大于 35 天，属于异常子宫出血的范畴。

　　导致月经稀发的常见疾病，如多囊卵巢综合征、高泌乳素血症、卵巢功能低下等，另外，炎症、放疗能破坏卵巢组织，同样也会导致月经稀发。

　　这类疾病排卵的特征是稀发排卵或无排卵。稀发排卵是指每隔 40 余天或 2～3 个月排一次卵，称有排卵性月经，月经虽然间隔周期长，但其血量及持续时间仍正常；另外一种情况是无排卵月经，经量可多可少，也可淋漓不断。对于有稀发排卵患者，有可能自然受孕，但是怀孕几率低，而对于无排卵患者，则会导致不孕。

　　月经稀发患者应该到医院检查，然后根据不同情况进行治疗。对于有生育要求的患者，孕前基础疾病的治疗，调节月经周期，再结合病情给予诱导排卵治疗，妊娠几率有很大的提高。

　　因此，备孕二孩妈妈如果有月经稀发的症状，怀孕是比正常月经者困难一些，但是，大多数患者经正规治疗和指导后能够怀上宝宝。另外，备孕妈妈患有早发性卵巢功能不全或者年龄较大已处于围绝经期，此时卵巢功能已经低下，生育能力下降，如果有强烈的生育要求，应积极治疗，争取受孕时机。

29　月经不来了还能怀孕吗？

　　对于青春期女性，年龄超过 14 岁第二性征尚未发育，且无月经来潮，或年龄超过 16 岁，有第二性征，但无月经来潮者称为原发性闭经；对于育龄期女性，曾有月经而停经 6 个月以上或者停经超过既往 3 个月经周期者，称为继发性闭经；对于围绝经期患者，停经 1

年以上者称之为绝经。备孕二孩妈妈月经不来了，常见于继发性闭经。

继发性闭经包括生理性和病理性闭经。其中生理性继发性闭经如妊娠期、产褥期、哺乳期闭经。病理性继发性闭经是因为某些疾病而引起的闭经，病因涉及范围广而且复杂，从下丘脑－垂体－卵巢轴系到子宫因素，其中任何一个环节异常都可发生闭经，如下丘脑性闭经、垂体性闭经、卵巢性闭经、子宫性闭经。此外，甲状腺、肾上腺、胰腺等功能异常，或患有糖尿病者、全身性消耗性疾病者均可发生继发性闭经。

下丘脑性闭经常见原因有精神应激、体重下降和神经性厌食、运动性闭经、药物性闭经、颅咽管瘤等。垂体性闭经主要病变在垂体，常见病因有垂体梗死（常见的为希恩综合征，因产后出血休克导致腺垂体激素分泌细胞缺血坏死而导致腺垂体功能异常）、垂体肿瘤、空蝶鞍综合征。下丘脑性和垂体性闭经者，由于缺乏刺激卵巢卵泡生长、发育、排卵的激素，会导致不排卵而不孕。有生育要求者，经专业医师评估如果卵巢、输卵管、子宫功能正常，可以通过药物诱导排卵，自然受孕。

卵巢性闭经的病因在卵巢，常见于原发性卵巢功能不全、卵巢功能性肿瘤、多囊卵巢综合征等。对于卵巢早衰者，卵巢内卵泡耗竭，没有了卵子，谈何受孕；对于卵巢功能性肿瘤，应积极手术治疗，恢复卵巢功能，恢复正常的生殖轴系；对于多囊卵巢综合征，应积极治疗并改善个人生活方式，大部分患者可以成功受孕。

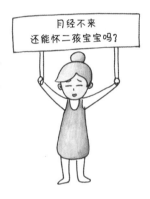

子宫性闭经常见于 Asherman 综合征（各种原因所致宫腔粘连导致的闭经）、手术切除子宫或放疗。此类闭经是因接受受精卵的"土壤"发生病变或缺失，而导致闭经。宫腔粘连易复发，需要正规系统的治疗，否则受孕困难；子宫切除者再无生育功能；放疗可破坏子宫内膜导致闭经，这种损伤经常是不可逆的。

因此，备孕二孩妈妈如果月经不来了，应就诊寻找闭经原因，再根据病因对症治疗。育龄期备孕妈妈，常见闭经原因为继发性闭经，针对各种不同病因，受孕几率也有差异；而围绝经期备孕妈妈，卵巢功能已衰竭，受孕困难。

30 "多囊卵巢"有机会怀孕吗？

我们首先来明确两个概念：多囊卵巢和多囊卵巢综合征。多囊卵巢（polycystic ovary，PCO）是超声检查对卵巢形态的一种描述，指一侧或双侧卵巢内直径 2~9mm 的卵泡数≥12 个，或卵巢体积≥10cm³。多囊卵巢综合征（polycystic ovarian syndrome，PCOS）是育龄妇女常见的内分泌代谢疾病，临床常表现为月经稀发、不孕、高雄激素征、卵巢多囊样表现等，同时可伴有肥胖、胰岛素抵抗、血脂异常等代谢异常，成为 2 型糖尿病、心脑血管病和子宫内膜癌发病的高危因素，严重影响患者的生活质量。

参考以上明确的解释，备孕妈妈们应该明确一下多囊卵巢只是 B 超报告单上对卵巢形态的描述，是多囊卵巢综合征这种疾病的部分病变，但 PCO 并非 PCOS 所特有。

正常育龄妇女中 20%～30% 可有 PCO，PCO 也可见于下丘脑性闭经、高催乳素血症及生长激素肿瘤等。

备孕妈妈们之所以谈"多囊卵巢"色变，是因为对患有多囊卵巢综合征的担忧。生育期妇女，多囊卵巢综合征是无排卵性不孕的最常见病因。PCOS 患者月经异常是因其稀发排卵或无排卵，对于稀发排卵患者，有自发排卵仍有可能自然受孕，但是怀孕几率低，而对于无排卵患者，则会导致不孕。尽管 70%～80% 的 PCOS 患者可以通过促排卵治疗妊娠，有很好的治疗效果，妊娠几率有很大的提高，但由于其特殊的内分泌代谢状态，PCOS 患者的妊娠过程亦有其特殊性，与正常人群相比往往产科结局较差。研究结果显示，PCOS 患者自然流产率高达 25%～37%，孕早期自然流产发生率为 20%～41%。

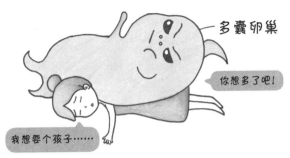

因此，备孕妈妈如果发现自己是"多囊卵巢"，不必急于给自己诊断多囊卵巢综合征。而是应该仔细回忆和观察自己有没有月经稀发、闭经病史，有没有多毛、痤疮的表现，备孕多久仍不能受孕，有没有肥胖等等，经专业医师了解病史并进行相应的检查化验后，才能做出诊断。

31　痤疮和多毛影响怀孕吗？

痤疮是一种毛囊皮脂腺的慢性炎症性皮肤病，发病机制仍未完全阐明。遗传、雄激素诱导的皮脂大量分泌、毛囊皮脂腺导管角化、痤疮丙酸杆菌繁殖、炎症和免疫反应等因素都可能与之相关。

女性多毛症特点是女性在雄激素依赖部位（上唇、颏、耳前部、胸腹及大腿前侧）有粗毛过多生长。以性毛为主，阴毛浓密且呈男性型倾向，延及肛周、腹股沟或腹中线，也有上唇细须或乳晕周围有长毛出现等。

女性痤疮、多毛、皮肤脂溢和（或）脱发等都是临床表现，其最根本的原因常见于高雄激素血症，而高雄激素血症又是多囊卵巢综合征的常见临床特征。那么，高雄激素血症对女性生育有影响吗？

首先，我们得明确一下，正常女性的身体内都是有雄激素的，而且雄激素是女性体内一种重要的性激素，主要是由肾上腺皮质及卵巢分泌的。雄激素在女性体内的作用：是合成雌激素的前体；维持女性正常生殖功能；维持女性阴毛、腋毛、肌肉、及全身的正常发育；少女在青春期生长迅速，也有雄激素的影响。

其次，我们要了解当女性体内雄激素分泌过多的时候会怎么样？体内过多雄激素会抑制下丘脑对促性腺激素释放激素的分泌，并有对抗雌激素的作用，使卵巢功能受到抑制，一方面可以阻碍卵泡的正常生长，造成无排卵或稀发排卵状态，表现为月经周期紊乱，通常为闭经或月经稀发，造成了女性的不孕不育，另一方面会导致内分泌失调，可引起多毛、痤疮、皮肤脂溢和（或）脱发等临床症状。

多毛、痤疮等高雄激素血症的表现，治疗以药物治疗为主，主要有口服避孕药和抗雄激素药物（包括螺内酯、氟他米特以及非那司提等）。对严重的痤疮，异维甲酸的疗效因人而异。多毛症可以尝试用一些物理疗法（电针和激光）。

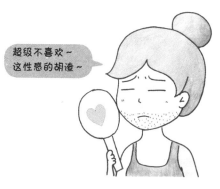

因此，从上述分析痤疮和多毛可能会影响生育，但是觉得自己有"多毛、痤疮"的备孕二孩妈妈，首先应该明确多毛和痤疮是什么？毛发分布有种族、遗传、个体等差异，多毛不是胳膊上、腿上的毛发，而是性毛区域毛发增多；其次，应该观察是否有月经异常，备孕多久仍未受孕。对于备孕妈妈而言，关注多毛、痤疮的治疗只是一方面，有排卵的规律月经才是最重要的。

32 卵巢早衰还能怀孕吗？

卵巢早衰（premature ovarian failure，POF）是妇科内分泌的常见病，是指女性40岁前因卵巢功能衰竭而出现闭经，伴有雌激素缺乏、促卵泡激素水平升高的一种疾病。

临床表现为女性40岁之前就开始出现月经紊乱或闭经（≥6个月），可伴有如骨质疏松、面部潮红、潮热多汗、性欲低下等程度不同的绝经症状以及不孕症。

因POF概念存在局限性，仅代表卵巢功能的终末阶段，无法体现疾病的发展性和多样性。因此，2008年美国生殖医学协会（ASRM）提出"原发性卵巢功能不全"（primary ovarian insufficiency，POI）的概念。2015年欧洲人类生殖与胚胎学会（ESHRE）重新定义POI，提出"早发性卵巢功能不全"（premature ovarian insufficiency，POI）的概念，对于POF和POI，它们的界定方式并不影响此类疾病的诊断和治疗。

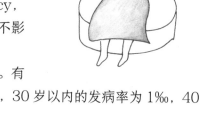

POI可以发生在青春期前、青春期或生育年龄期间。有研究显示年龄在20岁以内的女性POI发病率为0.1‰，30岁以内的发病率为1‰，40岁以内女性人群的发病率为1%。

POI这一综合征是由多种病因形成的，虽然目前病因未明确，病理生理机制尚不完全清楚，难以真正从病因方面达到"以本治标"，但最重要的治疗原则是雌孕激素替代治疗缓解症状、预防远期并发症（骨质疏松、心血管疾病，早老性痴呆等）、防止子宫萎缩（为赠卵胚胎移植做准备）以及辅助生育治疗，同时详细的遗传咨询、耐心的心理疏导，合理饮食与营养等多学科共同关注，共同治疗。

备孕二孩妈妈如果患有卵巢早衰，应尽快解决生育问题，今天总比明天好！但治疗难度大，目前尚无POI治疗的有效方法。基因治疗目前仍处于动物实验阶段，并且治疗费用高，运用到临床及扩大临床应用，需要大量的实验研究和经济学研究。干细胞治疗及赠卵体外受精－胚胎移植（IVF-ET）给妊娠带来了希望，但受到伦理学的影响，未大量运用到临床，受到伦理学及法律学的限制，重新制定相关条例需要很长的过程。

㉝ 乳房有泌乳正常吗？能怀孕吗？

育龄期女性乳房有泌乳最常见的疾病是高泌乳素血症（hyperprolactinemia，HPRL），是一种下丘脑－垂体功能紊乱性疾病，可为生理性和病理性因素所引起。普通人群中患病率为 0.4%，生殖功能障碍患者中为 9%～17%，且女性高于男性。女性主要表现为闭经、溢乳、月经稀发、不孕等，男性主要表现为性欲减退、勃起功能障碍、精子数量减少、不育、骨质疏松等，该疾病严重影响了人们的健康及生活质量。

泌乳素分泌有睡眠－醒觉周期变化，入睡后逐渐升高，醒来前 1 小时达到峰值，醒后逐渐下降。正常泌乳素脉冲性释放及其昼夜节律对乳腺发育、泌乳和卵巢功能、免疫功能等起重要调节作用。泌乳素分泌受下丘脑泌乳素分泌释放抑制因子和泌乳素分泌释放因子双重调节，当这种调节失衡，泌乳素过度分泌，可引起HPRL。HPRL 可对下丘脑－垂体－卵巢轴功能产生影响。血清泌乳素升高致下丘脑产生多巴胺升高，抑制下丘脑促性腺激素的合成和释放，降低卵巢对促性腺激素的反

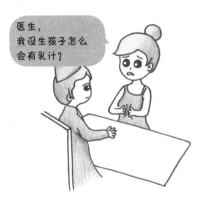

应，抑制卵泡的发育与成熟，不能形成排卵前的雌激素高峰及黄体生成激素峰，并直接抑制卵巢合成雌二醇和孕酮，导致排卵障碍、月经稀少或闭经；性欲减退、生殖器萎缩，严重者致骨质疏松；HPRL 还可干扰受精和胚胎发育，导致不孕、流产等。

HPRL 治疗应根据患者的症状、生育要求及对生殖健康的影响采取个体化治疗方案。主要治疗方法是多巴胺受体激动剂治疗，对于降低泌乳素水平，缩小垂体瘤体积疗效显著且不良反应少。对于有生育要求者，结合促排卵等辅助生殖治疗，能够提高妊娠率。

㉞ 哺乳期能怀二孩吗？

建议在哺乳期间严格避孕。渡过哺乳期后各脏器和功能基本恢复后，再筹备二孩计划。

每个妈妈产后哺乳持续的时间各不相同，一般为 6～12 个月。研究表明约有一半的产后妈妈 2 个月内就可以恢复排卵，而产后妈妈们也大部分在 2 个月内就会有正常性生活。也就是说，如果哺乳期期间进行无避孕措施的性生活，有很大的可能会再次怀孕，但是这个时期是否适合再次怀孕呢？

哺乳期是个非常特殊的时期，从身体状态来说，这个时期发生再次妊娠，会减少乳汁的分泌量，没有足够的母乳喂养对于大孩宝宝来说不利于健康成长，同时哺乳期妈妈们产后身体的各器官功能尚未恢复至孕前水平，上次分娩对子宫内膜的损伤仍有待恢复，再次怀孕会加重脏器负担，对妈妈的健康不利，因此并不建议哺乳期再次妊娠。从心理角度来讲，

不但要哺育在襁褓中的婴儿，耗费大量的精力和体力，而且腹内又有一个新生命要孕育，所以很容易造成过度疲劳，体力下降，心情焦躁，会增加产后抑郁症发生的几率。因此，这个阶段从身体状态和心理的角度来讲均不适宜再次怀孕。

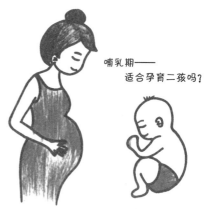

哺乳期——
适合孕育二孩吗？

总之，如果妈妈们意外在哺乳期妊娠，会使妈妈们心理焦躁，增加全身各个脏器负担；如果妈妈们想要进行人工流产，可能会产生一系列并发症，因哺乳期子宫质地较软，更容易发生穿孔；如妈妈们第一孩是剖宫产，或者接受过 2 次以上的剖宫产，再次妊娠有可能发生胎盘植入，发生大出血，那这个时期的人工流产风险加倍。

因此，建议在哺乳期间一定严格避孕。渡过哺乳期后各脏器和功能恢复孕前状态后，再筹备二孩计划。

35 前一胎是葡萄胎，孕前孕中孕后要检查什么吗？

前一胎是葡萄胎的女性，在治愈后备孕下一胎时，常规孕前检查即可。

葡萄胎是一组与异常妊娠相关的良性少见疾病，属于妊娠滋养细胞疾病的一种。前一胎是葡萄胎的女性，一定要接受规范的治疗和严密的随访，并在治疗和随访期间严格避孕，直到监测血 hCG 持续正常 1 年，随访结束，可计划下次妊娠。

对于前一胎是葡萄胎的女性来说，孕前检查项目与正常女性相同，并无特殊。其重点在于怀孕后：首先，准二孩妈妈们应在孕早期及孕中期行超声检查，观测胚胎的生长情况，并且能早期发现滋养细胞的异常增生；同时监测 hCG 的值，尤其注意怀孕 6~8 周的血 hCG 的升高情况；其次，二孩妈妈们顺利分娩后应监测血 hCG 水平，随访直至 hCG 降到正常水平；最后，准二孩妈妈们对自身也要倍加重视，一旦出现怀孕后异常的阴道出血、妊娠剧吐或不明原因的甲亢症状，要及时就诊。

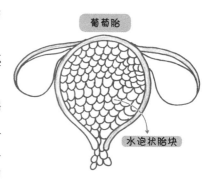

葡萄胎

水泡状胎块

研究表明葡萄胎治愈后，再次妊娠胎儿的畸形率、活产率等与正常女性妊娠无差异。因此，曾有葡萄胎史，现已治愈的准二孩妈妈们，要保持良好的心态，避免过度的忧虑和不安，积极配合医生按期进行孕期检查。这样，才会拥有一个健康的二孩宝宝。

36 人工流产后多久可以怀孕？

建议刚进行过人工流产的女性至少严格避孕 3~6 个月，再准备下一次妊娠。

部分女性不幸由于非意愿妊娠或者胚胎停育等原因，曾经或即将接受人工流产手术。

所谓人工流产手术指医生使用专业器械，直接进行宫腔内操作，破坏胚胎组织并使其排出宫腔外，以达到终止妊娠的目的。常用的方法包括钳刮人工流产术、负压吸引人工流产术。

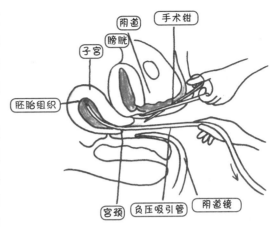

理论上术后多久可以怀孕并没有严格统一。需要综合考虑以下几点因素：①人工流产手术属于宫腔内有创操作，有可能存在感染、子宫穿孔、宫腔粘连、闭经等并发症的风险；②人工流产术后大部分女性生殖力恢复速度很快，能够很快再次怀孕，但术后3个月内自然流产率较高；③因非意愿妊娠接受人工流产手术的女性精神和心理上往往承受巨大的打击，需要时间来调节情感平衡。

因此，我们建议刚进行过人工流产的女性至少严格避孕3~6个月，再准备下一次妊娠。

37 稽留流产术后多久可以怀宝宝？

稽留流产是指宫腔内胚胎已经停止发育，即超声检查发现随胚胎发育时间增加，未相应出现胎芽和胎心搏动，胚胎及其相关组织滞留在宫腔内未排出，是一种特殊类型的自然流产。稽留流产治疗后的备孕二孩妈妈多久可以怀孕，应从以下两点来综合考虑。

首先，从优生优育的角度出发，如果备孕二孩妈妈曾有1次稽留流产史就应该积极寻找病因，如果曾发生过2次及2次以上稽留流产，更应加以重视，并寻求专科医生的帮助，进行胚胎染色体、夫妻双方染色体等检查。因此曾有过稽留流产史的备孕二孩妈妈们不能急于再次怀孕，首先应在明确病因后，有的放矢进行干预后再怀孕。

其次，稽留流产死亡胚胎组织稽留时间过长，胚胎胎盘组织机化，与子宫壁紧密粘连，同时可能引起凝血系统的异常，因此治疗相对困难。稽留流产的主要治疗手段是药物辅助加清宫术，因此胚胎组织稽留时间越长，稽留流产发生时间越晚，清宫术的难度越大，术中对患者子宫组织损伤越大，术后需要恢复的时间也越长。

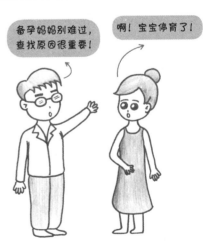

因此，稽留流产治疗后多久可以怀宝宝并没有定论，综合考虑以上两点，建议刚刚遭遇稽留流产的备孕二孩妈妈们给自己3~6个月的休整时间，在这段时间寻找病因，积极治疗并调整心态，以更好的身体和精神状态迎接二孩。

38 曾经多次流产过（≥2次）该如何备孕？

首先需要备孕二孩妈妈们明确自己是不幸遭遇了多次自然流产，还是因为非意愿妊娠接受了多次的人工流产手术。

第一种情况，如果备孕二孩妈妈曾经有连续2次及以上的自然流产病史，一定要给予足够的重视，在备孕期间接受专科医生的评估。首先，备孕双方要给医生详细提供夫妇双方的病史，准确描述既往流产的时间和流产胚胎的情况，同时进行双方的染色体核型检查。其次，备孕妈妈还要接受详细的妇科检查、盆腔超声检查以及一定的血液检验，如性激素、凝血、特定抗体等。此外，根据不同备孕二孩妈妈的特点，可能仍需要接受一些特殊检查，如宫腔镜、腹腔镜等。属于这一种情况的备孕二孩妈妈们并不需要急于下一次妊娠，建议明确多次自然流产的病因，经正规治疗加以干预后再怀孕。

第二种情况，如果备孕二孩妈妈曾接受过多次人工流产手术，主要关注点则在于不孕。由于人工流产的并发症包括子宫内膜炎、输卵管梗阻、宫腔粘连、子宫内膜异位症、排卵障碍等会增加不孕发生率。因此属于这一种情况下的备孕二孩妈妈，建议如果备孕1年仍未成功怀孕，一定要接受专科医生的评估及相应治疗。

39 宫外孕术后多久能怀孕？

正常怀孕时，宝宝孕育生长在子宫腔内，安全舒适。而所谓宫外孕即异位妊娠，指受精卵着床在宫腔以外，不仅宝宝不能正常生长，还可能给妈妈带来生命危险，属于异常妊娠的一种。

输卵管异位妊娠在异位妊娠中最常见，约占95%。以输卵管异位妊娠为例，常规的手术方式包括输卵管切开取胚术和部分输卵管切除术。输卵管切开取胚术其优点是保留了输卵管，但是因为输卵管瘢痕愈合后可能会引起局部狭窄，有再次输卵管异位妊娠的可能性；而部分输卵管切除术相当于切除病灶后输卵

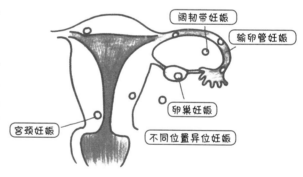

管也离断，自然受孕机会因一侧输卵管的离断而减半。

目前微创技术的发展日新月异，腹腔镜手术在宫外孕手术中几乎完全取代了传统开腹手术。腹腔镜手术损伤小，身体恢复迅速，一般2周左右即可恢复性生活。不论是在腹腔镜下进行哪一种手术，均不会对子宫造成创伤，也不进行宫腔操作，在去除异位妊娠病灶后，体内激素逐渐恢复到未孕水平，卵巢恢复正常排卵，备孕二孩妈妈即有机会再次怀孕。

理论上卵巢恢复排卵即有受孕的可能性，但是建议因异位妊娠接受过手术的备孕二孩妈妈们，要给自己大约1～3个月的休整过程，身体状态和心理状态恢复后，再准备下一次妊娠。

40 口服避孕药失败怀的二孩宝宝能要吗?

常规短效口服避孕药的主要成分是人工合成的甾体类激素—炔雌醇及高效合成的孕激素,主要通过抑制排卵、改变子宫内膜环境等机制达到避孕的目的。临床观察表明,规范服用短效口服避孕药,避孕有效率可达到99%,避孕失败的原因通常是漏服、药片过期变质等等。

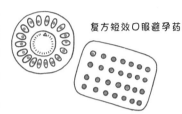
复方短效口服避孕药

准二孩妈妈们往往意识不到自己在服用避孕药期间已经怀孕,当得知怀孕后,首先会担心避孕药物会不会造成宝宝畸形? 其实,随着流行病学研究方法的改进和研究资料的积累,以及对药物致畸机制认识的深入,国内外对于口服避孕药与先天畸形关系的认识已经几乎达成一致,认为临床应用剂量的口服避孕药并无明显的致畸作用。而世界卫生组织颁布的《避孕方法选择的医学标准》认为:妊娠期间偶然使用复方口服避孕药对妇女的妊娠过程或胎儿没有已知的危害。

因此,这种情况下,准二孩妈妈们无需过分担忧药物对胎儿健康的影响。如果准二孩妈妈们仍不放心,也不推荐进行人工流产术终止妊娠,建议这部分准二孩妈妈们按期进行产前检查,并积极进行产前排畸检查。

41 使用紧急避孕药之后怀的二孩宝宝能要吗?

回答这个问题之前,先跟妈妈们介绍一下什么是紧急避孕药。紧急避孕药的主要成分是孕激素左炔诺孕酮(比如毓婷)。紧急避孕类药物主要通过抑制卵巢排卵、阻止精子与卵子结合、防止受精卵在子宫着床来起到避孕的作用,并不影响精子或卵子本身的质量,不会改变精卵的遗传物质。但其避孕成功率只有80%左右,女性在服用这类药物后,仍有20%的可能性怀孕。

国外大量的临床证据表明,孕4周之前使用药物,对肚子里的宝宝的影响只有两个结果:第一种结果是宝宝接受了全部不利影响,自然流产;第二种结果是宝宝没有受到不利影响,自然正常生长下去。如果妈妈们服用的紧急避孕药物没能成功抑制卵巢排卵,没能阻止住精子和卵子的结合,也没拦截住受精卵在子宫着床的话,那根据早孕期"全或无"的理论,这种情况下怀上的二孩宝宝如果没有自然流产,完全是可以保留的。

请妈妈们不要轻易做出终止妊娠的决定,要顺其自然,静观其变。如果担心胎儿有什么问题,也可以随后通过医疗排畸检测手段进行排除。现在的产科检测技术已经相当成熟了,能通过B超、羊水穿刺以及各方面的检测手段监测胎儿发育情况。万一检测出胎儿发育出现了什么问题,再去终止妊娠也还来得及,请妈妈们不要轻易地早早对一个生命宣判死刑。

42 使用宫内节育器时怀孕了怎么办？

从优生角度出发，如果一个女性使用宫内节育器同时怀孕，即带器妊娠，建议及早进行人工流产手术终止妊娠，并取出节育器。

宫内节育器是一种放置在子宫腔内的避孕装置，主要通过改变子宫内生化环境来影响受精卵着床达到避孕的目的。其避孕效果与其种类、型号、质量及放置技术等多种因素相关。据统计，避孕失败导致带器妊娠的发生率约2%～7%。

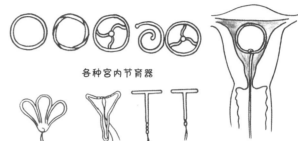

各种宫内节育器

我们并不建议妈妈们冒着极大的风险带器妊娠，主要原因有：①宫内节育器在宫腔内紧紧挨着孕囊，与不断生长的胚胎组织不断"相互斗争"，抢占宫腔位置，因此在机械和生化作用下可能直接影响到二孩宝宝在妈妈体内的生长发育，造成流产、早产、甚至宝宝的死亡；②有少数材质较硬或形态特殊的宫内节育器在带器妊娠的情况下，可能会异位至子宫肌层甚至子宫穿孔，导致节育器嵌顿。

的确有少数意外戴器妊娠的妈妈很幸运，能够顺利生下一个健康的宝宝，但大部分妈妈仍然面临多种并发症的风险，且目前尚没有切实可靠的检查或治疗手段来预防这些并发症。如果有强烈的意愿想要保留这个意外而来的宝宝，一定要做好面对各种并发症的思想准备，并且在孕期一定要严密监测胎儿的生长发育及节育器的位置的状态，一旦出现异常则及时处理。

43 取出宫内节育器后多久能怀孕？

从优生角度来讲，为使子宫内膜修复，宫内节育器取出后，应先用其他方法避孕1～3个月后再怀孕。

宫内节育器是一种放置在子宫腔内的避孕装置，在宫腔发挥特殊的局部效应，使子宫内膜发生非菌性炎性反应，干扰精子和卵子的结合及受精卵着床、发育，从而达到避孕目的。宫内节育器作用于局部，取出后不影响生育，具有安全、有效、可逆、简便、经济等优点。

宫内节育器取出后，其干扰精子和卵子结合的作用随之消失，子宫内膜可逐渐恢复正常。研究证实，75%的女性在取出宫内节育器后6个月内可自然受孕，90%的女性在1年内可自然受孕。而且取环后受孕，对胎儿发育无影响。

但无论宫内节育器放置时间长短，其作为异物或多或少对子宫内膜等组织有一定损害和影响，这对于胚胎的着床及胎儿的生长发育不利，并且可能会给新生儿造成缺陷。因此建议宫内放置节育器的女性，在备孕前就可将节育器取出，给子宫内膜1～3个月的恢复时间后再怀孕。

44 停用避孕针后多久能怀孕?

建议停用避孕针的备孕二孩妈妈们，停药 2~4 个月后开始怀孕。

注射避孕针是长效激素避孕的方法之一，成分以孕激素为主，主要避孕机制为抑制排卵。制成脂溶性或水混悬液的药物成分在肌内注射后可储存于局部，然后缓慢释放，从而发挥长效避孕的作用。

研究表明避孕针停药后并不影响女性的远期生育力。不过值得注意的是，在刚停用避孕针时，排卵恢复有延迟的可能，也就是说生育力恢复需要一个过程，据统计，这个恢复过程为 2~4 个月，也就意味着多数女性在末次注射用药后 2~4 个月恢复排卵。备孕二孩妈妈们并不需过多担心停药后生育力的问题，因为渡过这个恢复过程后，生育力即可恢复至同龄正常女性水平。

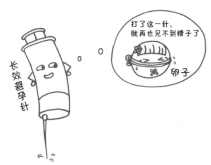

总之，建议刚停用避孕针的备孕二孩妈妈们可在停药后 2~4 个月，排卵功能恢复正常后开始怀孕，可认为这时药物对女性性腺轴的抑制作用几乎完全解除，备孕妈妈可以安心迎接二孩宝宝。

45 输卵管结扎了要二孩该怎么办?

输卵管结扎术是一种永久性避孕方式，避孕原理是阻止了精卵的结合。输卵管结扎手术适用于决定不再生育的已生育妈妈，并不是一种暂时性避孕手段。有一些妈妈在生育第一个宝宝时决定不再生育而选择进行输卵管结扎术，那么，随着二孩时代的到来，这一部分妈妈们难道永远失去了拥有第二个宝宝的权利?

当然不是，近几年显微外科技术和辅助生殖技术都迅速发展，显微外科基础上的输卵管复通术和辅助生殖技术中的体外受精-胚胎移植技术都可以满足这一群体妈妈们怀二孩的需求。

下面就分别来介绍一下这两种助孕方法：①输卵管复通术，前面我们已经介绍过，输卵管复通术后宫内妊娠率在 80%~90% 之间。其最突出的好处在于"治本"，一次手术，

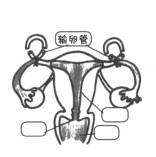

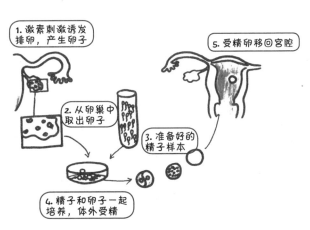

可以获得多次自然受孕的机会；并且价格相对较低、手术疗效确切；最大的弊端是手术有一定的副作用及失败的风险，需要二次手术或者只能借助于辅助生殖技术助孕。②体外受精－胚胎移植，优点在于无需手术，备孕二孩妈妈们可以免受手术的伤痛；缺点在于这种方法"治标不治本"，一次移植只能有一次妊娠机会，不幸错过就需要重头再来，整体费用较高，治疗过程繁琐，且存在卵巢过度刺激和多胎妊娠的风险。

总之，这两种助孕方法发展都日渐成熟，对于接受过输卵管结扎术的备孕妈妈们来说，怀二孩宝宝仍然充满希望。

46 输卵管不通，如何怀孕？

在临床工作中，经常可以见到这样的场景：想要二孩的备孕妈妈们拿着输卵管造影 X 线片问医生，我的输卵管不通还有希望再怀老二吗？我该如何治疗才能怀上二孩宝宝？

口语化的输卵管不通即指输卵管梗阻，由于这种情况会造成输卵管运送卵子的道路受阻使精卵不能"见面"更不能结合成受精卵，从而导致不孕，输卵管梗阻导致的不孕治疗方案主要包括手术输卵管疏通治疗和体外受精－胚胎移植（IVF-ET）两种，常见的手术方法包括：输卵管介入复通术、显微外科下输卵管端端吻合、腹腔镜下输卵管吻合术等。

输卵管疏通治疗是备孕二孩妈妈年龄小于 35 岁，经过基础体温监测或者超声排卵监测提示排卵功能正常，且男方精液正常，可以尝试根据具体梗阻的位置选择合适的手术方案进行治疗，但是如果由于基础疾病导致盆腔粘连较重，则无法保证手术效果，术后自然妊娠的可能性较低。IVF-ET 是备孕二孩妈妈年龄大于 35 岁，经过一系列检查提示卵巢功能较差，即使输卵管疏通手术后自然妊娠的可能性依然低的情况下，建议备孕二孩妈妈直接选择 IVF-ET 来助孕。IVF-ET 也适用于备孕妈妈本身卵巢功能较差，再加上男方精液异常，如弱精症、少精症、畸形精子症等情况。

其实，选择何种治疗方案是一个复杂的过程，备孕二孩妈妈们无需太过费心，只需要简单了解即可，具体的治疗方案需要详细咨询专科医生，医生会根据备孕妈妈的具体情况制定个体化的方案，圆妈妈们的二孩梦。

47 输卵管复通后怀孕概率大吗？

顾名思义，输卵管复通术是指将人为或病理性梗阻的输卵管重新连接并使其畅通的手术。有些妈妈在怀第一个宝宝后，由于各种原因选择进行输卵管结扎手术，也有一些妈妈由于输卵管病变导致输卵管梗阻，这两种情况都是输卵管复通术的适应证。

最早的输卵管复通术在肉眼下进行，成功率低。随着显微外科技术的迅速发展，输卵管复通术开展例数的增加，建立在这些基础上的现代输卵管吻合术使复通后的宫内妊娠率明显提高，并且降低了输卵管妊娠的发生率。目前国内报道的对端吻合术后宫内妊娠率多在 80%～90% 之间。总体来说，输卵管复通术后妊娠结局越来越好，就个体而言，输卵管复通手术的效果，跟患者自身输卵管受损的状况以及手术操作者的手术技巧密切相关。

建议有进行输卵管复通术需求的备孕二孩妈妈，在考虑手术前接受卵巢储备功能的评估，包括检查性激素全套、监测排卵等，同时也要检查男方精液常规，在卵巢储备功能良好和精液正常的情况下再接受手术。这样才能保证备孕妈妈们怀二孩宝宝的概率最大。

48 男性结扎后还能怀二孩吗？

大家都知道，受精卵是由男性产生精子，通过性交行为将精子输入女性生殖道，与女性产生的卵子结合后形成。而男性结扎手术是指将运送精子的通道输精管阻断，使精子无法排出体外，即无法将精子输入女性生殖道内，而达到永久避孕的目的。按照传统，男性接受结扎术后，会进行至少两次精子检查，证明已完全无精子的存在。因此接受结扎手术的男性自然受孕率几乎为零。

那么这些接受了结扎术的男性真的失去了拥有二孩宝宝的机会了吗？当然不是。以下几种助孕方式均可供参考：①接受结扎术的男性只是输精管道阻断，精子可以正常产生，因此可通过睾丸穿刺术取精子，再通过辅助生殖技术使备孕二孩妈妈受孕；②也可选择进行输精管结扎后复通术，目前显微外科发展迅速，男性输精管复通率已超过90%，也就是说接受复通手术后，90%的男性可恢复正常排精。因此，二孩宝宝并不是遥不可及，想要二孩就赶快行动起来吧。

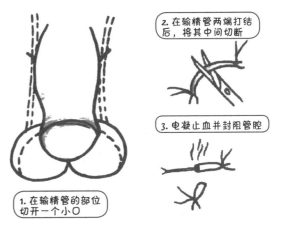

2. 在输精管两端打结后，将其中间切断

3. 电凝止血并封阻管腔

1. 在输精管的部位切开一个小口

49 使用杀精剂后怀的宝宝能要吗？

杀精剂是一类含有酸性的药物，具有强烈杀精作用，剂型包括避孕药膜、避孕药膏、避孕栓或片剂等。一般用法是在性交前将药物置入阴道深处2分钟左右。如果在使用时药物经检查并未失效，且用法得当，在性交前而

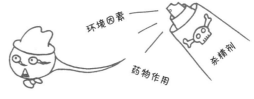

环境因素

杀精剂

药物作用

不是性交中、之后使用，一般并不会造成避孕失败，导致意外妊娠。反之，如果避孕失败，说明所含的杀精药物失效，或放置阴道内的位置不当、放置时机不对，药物未起到作用。

如果女性在使用了杀精剂后避孕失败而意外妊娠，从优生的角度出发，建议其终止妊娠。从药理学来讲，杀精剂并不会对已经形成的胚胎造成伤害，也就是说，如果在使用杀精剂前，受精卵已形成，则可不必过度担心宝宝的健康，定期进行常规产检即可。但是这里讨论的是精子经过酸性杀精药物作用后才与卵子结合而形成受精卵发生的妊娠。酸性的

杀精药物可能会造成精子遗传物质的异常，而造成自然流产或胎儿畸形。

因此，建议使用了杀精剂后怀孕的妈妈们选择终止妊娠，并在以后的生活中选择避孕效果更确切的方法，如短效口服避孕药、放置宫内节育器等。

（二）内外科疾病之于二孩

1 肺动脉压升高可不可以要二孩宝宝呢？

肺动脉高压指肺动脉压力升高超过一定界值的一种血流动力学和病理生理状态，可导致右心衰竭，可以是一种独立的疾病，也可以是并发症，还可以是综合征。其血流动力学诊断标准为：海平面静息状态下，右心导管检测肺动脉平均压≥25mmHg。

对于有肺动脉压升高的女性，尽管有极少个例能够不造成妈妈危险的情况下成功怀孕、分娩，但大部分肺动脉高压的女性怀孕和分娩均使病情加重恶化，甚至导致孕妈死亡。因此建议合并肺动脉高压的育龄期妇女都应采取适宜的方法严格避孕，一旦怀孕应及时终止妊娠。

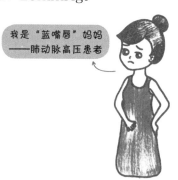

我是"蓝嘴唇"妈妈
——肺动脉高压患者

如在二孩政策开放后，合并肺动脉高压的妈妈们坚持要怀二孩，建议应该先对心脏进行全面检查和评估，争取及早接受手术治疗引起肺动脉压升高的原发病，如果有可能的话，病情得到明显好转或恢复后，再考虑受孕。如心功能Ⅰ、Ⅱ级的患者，已受孕且不愿意放弃妊娠，则应立即就诊心内科及产科，20周以前至少每两周由心内科及产科医师检查一次，此后每1周一次，如发现异常，有心力衰竭的前兆，应立即住院治疗。如患者心功能已达Ⅲ级及以上，建议严格避孕，如已怀孕，应立即终止妊娠。

2 患有先天性心脏病的妈妈可以怀二孩吗？

如果妈妈们患有先天性心脏病，孕育第一个宝宝已经给并不健康的心脏一次沉重的打击，因此并不建议再次妊娠。但是有些妈妈因为某些原因，迫切地希望再次妊娠，此时就一定要仔细全面评估妈妈们的心功能。

首先，根据先天性心脏病妈妈们的临床表现，心功能分为四级，Ⅰ级：患有心脏病但活动量不受限制，平时一般活动不引起疲乏、心悸、呼吸困难或心绞痛；Ⅱ级：体力活动受到轻度的限制，休息时无自觉症状，但平时一般活动时出现疲乏、心悸、呼吸困难或心绞痛；Ⅲ级：体力活动明显受限，小于平时一般活动即可引起上述症状；Ⅳ级：不能从事任何体力活动，休息状态也会出现心衰的症状，体力活动后加重。

无论患有先天性心脏病的妈妈们是否接受过修补手术，均需评估妈妈们的心功能后再决定是否适合妊娠。我们建议心脏病妈妈们应尽量避孕，放弃二孩计划，但如果心功能Ⅰ、Ⅱ级的妈妈，已受孕且不愿意放弃妊娠，则应立即就诊心内科及产科，20周以前至少每两周由心内科及产科医师检查一次，此后每1周一次，如发现异常，有心力衰竭的前兆，立即住院治疗。如妈妈的心功能已达Ⅲ级及以上，为了保证妈妈的生命安全，严格禁止再次妊娠，如已怀孕，也应立即终止妊娠。

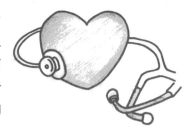

③ 乙型肝炎妈妈建议怀二孩吗？

患有乙肝的备孕二孩妈妈们可分为以下两种：①如果妈妈们肝功能、HBV-DNA等检查正常，且没有明显的症状，说明此时病情相对比较稳定，完全可以要二孩宝宝。不过要注意的是，怀孕会降低乙肝妈妈们的免疫力，这就给病情发作带来了可趁之机，所以乙肝妈妈们在怀孕期间，重点在于定期的到医院复查肝功能、HBV-DNA等项目，以便临床医生随时了解病情变化，防止病情恶化。②如果备孕的乙肝妈妈肝功能异常、HBV-DNA检查显示阳性，且伴有明显的不适症状，这说明乙肝感染病情正处于活动期，此时怀孕除了会导致病情恶化之外，还会加大传染的可能性，所以处于这一阶段的乙肝孕妇应先积极地进行乙肝治疗，控制病毒感染的发展，等病情稳定后再考虑备孕二孩事宜。

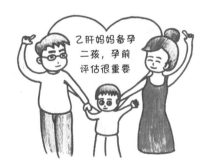

乙肝妈妈备孕二孩，孕前评估很重要

总之，乙肝妈妈备孕二孩的孕前评估非常重要，妈妈们一定要加以重视，认真听取医生的建议，配合治疗，才会给孕育健康的二孩宝宝打下坚实的基础。

④ 治疗乙肝，干扰素停用多久后可以怀宝宝？

干扰素有抗增殖作用，可抑制蛋白质合成，属于妊娠期安全程度C级药物，即在动物的研究中证实对胎儿有副反应（致畸或使胚胎致死或其他），但在妇女中无对照组或在妇女和动物研究中无可以利用的资料。药物仅在权衡对胎儿的利大于弊时给予。干扰素治疗疗程较短，停药时机比较容易掌握，且兼具抑制病毒复制和调节免疫的双重机制，有望实现停药后的持久免疫控制。

因为干扰素具有潜在致流产的可能，进行干扰素治疗期间的患者应尽量采用避孕措施防止意外怀孕，如果治疗有效并已经达到停干扰素的标准，可在医生指导下在停药后怀孕。关于干扰素的停药时间并没有定论，一般建议直至干扰素治疗停止之后6个月再怀孕。受孕前乙肝的治疗采取B类抗病毒治疗来抑制HBV复制，如果没有晚期妊娠妈妈肝炎发作的证据，在怀

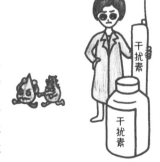

孕期间考虑停止乙肝治疗，产后再立即开始乙肝治疗。

⑤ 患有消化性溃疡的妈妈怀二孩要注意什么？

消化性溃疡病因较复杂，通常是多个致病因素长期作用，使损害胃、十二指肠黏膜的侵袭因素与黏膜自身防御－修复因素之间失去平衡，导致慢性胃炎，造成胃排空延缓并损害胃黏膜防御屏障的完整性。

消化性溃疡并不是妊娠的禁忌，但是需要备孕妈妈注意的是，妊娠是一个特殊的过程，孕期由于妈妈各项身体功能的变化，可能会加重原有的溃疡性疾病。甚至有的女性在孕前并没有任何消化性溃疡的表现，妊娠期间出现了胃和十二指肠的慢性溃疡。

因此，有消化性溃疡病史的备孕妈妈一定要注意以下几点：①备孕前一定要咨询消化病相关科室，及时治疗基础疾病，在孕前打好基础；且孕期要定期在消化病相关科室进行有关检查，减少溃疡在孕期的并发症。②怀孕期间应有足够的休息，避免过度精神紧张和情绪波动。③对于曾有过因消化性溃疡而引起消化道出血和穿孔的备孕妈妈来讲，不建议产后母乳喂养，因为乳汁分泌的同时伴有妈妈的胃酸分泌增加，加重妈妈的消化性溃疡。④孕期一定不能使用可能会损害胃黏膜的药物，如非甾体类抗炎药阿司匹林等。

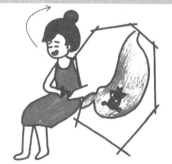

患有消化性溃疡的备孕妈妈要知道……

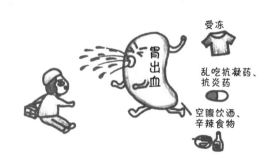

⑥ 糖尿病妈妈想要二孩该如何做？

糖尿病是一组以高血糖为特征的代谢性疾病。高血糖则是由于胰岛素分泌缺陷或其生物作用受损，或两者兼有引起。简单来讲，胰岛素是一种可以帮助葡萄糖从血液进入到人体细胞中，再转化为能量的激素。当胰岛素分泌量不足或功能异常，或者葡萄糖相对增多的情况下，会引起血糖升高，当血糖升高超过肾糖阈时，则发生糖尿病。随时间推移，高水平的血糖会对各器官脏器造成伤害，引起严重的健康问题，如心血管疾病，视力障碍以及肾脏疾病。

如果"糖妈妈"成功怀上二孩，不仅会增加妈妈上述并发症的发生风险，同时也容易并发子痫前期、早产、羊水过多等，导致胎儿在宫内发育异常、先天畸形、生长受限、巨大儿、更易造成流产、胎死宫内、难产等不良结局。因此想要二孩的"糖妈妈"孕前一定要确定糖尿病的严重程度，器质性病变较轻、血糖控制良好才可在积极治疗、密切监护下妊娠。

虽然各项风险均增加，但糖尿病并不是怀孕的禁忌证。"糖妈妈"孕育二孩的过程中需要注意以下几点：①孕前控制血糖水平非常重要，"糖妈妈"们应该将自己相关病情如实详细地讲述给医生，在血糖得到良好控制后再开始备孕；②"糖妈妈"孕期血糖的监测尤为重要，且应更加频繁地进行产前检查，合理控制饮食以及进行适当的运动，如控制改变饮食和生活习惯不能良好控制血糖，应该及时听从医生的建议，应用合适的降糖药物；③"糖妈妈"在孕期不仅要控制高血糖，预防低血糖的发生也同样重要，如果出现头晕、发抖、饥饿感、出汗乏力等症状，一定要告诉家人，及时就医；④密切随诊于内分泌科及产科，"糖妈妈"应该适当增加产检的次数，可及时发现特殊情况，并可精细调节控制血糖的方案。

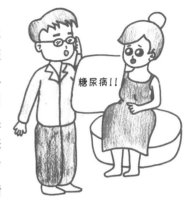

7 肥胖、胰岛素抵抗患者孕前有哪些注意事项？

体重指数（body mass index，BMI）是根据身高和体重计算出的指数，计算方法是体重（kg）除以身高（m）的平方。用于判断体重是属于正常，过低，超重，或肥胖，针对中国人的体型特点提出了体重指数≥24 为超重，≥28 为肥胖，女性腰围≥80cm 提示为腰部肥胖。

肥胖的妈妈除了形体上的不美观，还会给自己全身各器官都增加负担，心血管疾病发生率直线上升，并且增加不孕症的发生风险。如果肥胖妈妈怀上二孩宝宝，更有如下风险：①增加妈妈发生妊娠合并症的风险，如妊娠期高血压疾病，子痫前期，增加妊娠期糖尿病的风险，增加剖宫产率；②增加二孩宝宝的出生缺陷风险，如先天性心脏病和神经管缺陷；③如果妈妈腹壁脂肪层太厚，无法看清胎儿的器官结构，会降低超声检查的准确性，影响产前检查判断；④巨大儿、早产、死胎的发生率增加。

为了自己和宝宝的健康，胖妈妈们在怀二孩宝宝前一定要下定决心减肥。胖妈妈们大多缺乏健康的生活习惯，因此养成良好健康的生活习惯是主要手段，可进行饮食及运动控制，双管齐下，以每周减少 0.5～1kg 为目标，直至正常体重。当然减肥成功只是第一步，后期妈妈们需要更大的毅力来维持体重在正常范围。

胰岛素抵抗就是说机体对于胰岛素的敏感性降低，利用胰岛素障碍，导致血中胰岛素水平升高，同时因为胰岛素没有起到降血糖的作用而导致血糖升高。最终当胰岛素抵抗达到一定的程度即引起糖尿病。因此，在孕前有胰岛素抵抗的备孕妈妈在备孕期间要咨询内分泌科，调节内分泌，改善胰岛素抵抗。

怀孕后妈妈的机体本身就会分泌对抗胰岛素的激素，导致胰岛素利用障碍，这也是妊娠期糖尿病的发病机制之一，因此孕前合并胰岛素抵抗的备孕妈妈一定要加以控制后再考虑怀孕，否则孕期发展为糖尿病，对胎儿和妈妈的健康都会有不利的影响。

8 甲状腺功能亢进的妈妈孕前应该如何治疗？

甲状腺功能亢进症，简称甲亢，是指由于甲状腺本身或甲状腺以外的多种原因引起的甲状腺激素增多，进入循环血中，作用于全身的组织和器官，造成机体的神经、循环、消化等各系统的兴奋性增高和代谢亢进为主要表现的疾病的总称。妊娠是女性一生中一个重要的特殊时期，可以使孕妇下丘脑－垂体－甲状腺轴系统处于一种特殊的应激状态。甲亢的病理状态会和妊娠这一生理状态相互影响，产生一些妊娠期特有的合并症和并发症，对妈妈和宝宝造成严重不良影响，如流产、死产、甲状腺危象、妊娠期高血压疾病、足月小样儿、新生儿甲亢等。

因此，建议在孕前应检查甲状腺功能，如提示甲亢，则应立即干预。甲亢治疗方法主要为抗甲状腺药物［注：抗甲状腺药物，即 ATD，常用硫脲类及咪唑类，前者包括甲硫氧嘧啶（MTV）及丙硫氧嘧啶（PTU），后者以他巴唑（MMI）及卡比马唑（CMZ）为代表］、手术和放射性核素 ^{131}I 治疗。首选药物治疗，药物控制效果不佳或病情进一步加

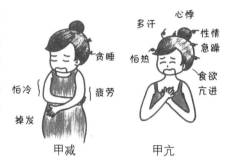

甲减　　　　　甲亢

重时才考虑核素或手术治疗。孕前治疗甲亢可使用较高剂量抗甲状腺药物，目前循证医学证据表明，孕早期使用抗甲状腺药物会增加胎儿出生缺陷的发生率，因此建议使用抗甲状腺物将甲亢控制良好后再妊娠，且怀孕后尽早停用抗甲状腺药物，但仍需定期于内分泌科随诊监测甲功。对于孕期仍需使用药物的女性来讲，相对于他巴唑（MMI），早孕期丙硫氧嘧啶（PTU）对胚胎的发育影响相对小，因此将 PTU 作为孕前及早孕期甲亢的首选药物，在中孕以后可改为 MMI。

值得注意的是，部分甲亢妈妈过分担心使用抗甲状腺药物对宝宝生长发育的影响，而意识不到甲亢这个疾病本身对宝宝的影响。甲亢妈妈们一定要在孕前及孕期监测甲功，并就诊于内分泌科与产科，及时调整甲亢治疗方案，给宝宝一个安全的生长环境，为宝宝打下健康发育的基础。

9 甲状腺功能减退的妈妈孕前需注意什么？

甲状腺功能减退，简称甲减，是指由于各种原因引起的甲状腺素缺乏，使机体的代谢和全身各系统功能减退所引起的临床综合征。甲减发病隐匿，如果备孕妈妈患有甲状腺功能减退，易出现月经稀发、闭经、甚至不孕；即使成功怀上宝宝，流产、早产、胎儿生长受限、胎死宫内、胎儿甲状腺功能低等并发症发生几率明显增高。甲减妈妈分娩时，先兆子痫、胎盘早剥、贫血、产后出血及心功能不全等并发症的发生几率高于正常产妇。

早孕期宝宝不能自行合成甲状腺激素，需完全依靠妈妈甲状腺激素通过胎盘提供，如妈妈孕期甲减得不到纠正，宝宝出生后合并神经智力问题的风险增加，此时妈妈甲状腺激素分泌正常对宝宝神经系统健康发育至关重要。这一研究结果使备孕妈妈意识到孕期维持

甲功正常的必要性。

因此，体检甲状腺功能提示 TSH 高于正常水平的备孕妈妈应接受治疗，首选左旋甲状腺素治疗，使甲状腺功能正常并持续 6 个月后再妊娠。如果备孕妈妈甲状腺功能维持 TSH<2.5mIU/L，则可准备妊娠。需要强调的是甲减妈妈甲状腺功能监测非常重要，备孕妈妈孕前可根据每次的甲状腺功能结果确定监测频度，一般为 2~4 周复查一次；孕期 20 周前建议每 4 周监测一次，孕 26~32 周应每周监测一次，并及时与内分泌科医生及产科医生沟通，及时调整药物用量，以保证妈妈和宝宝共同健康。

10 甲状腺功能异常的患者甲状腺功能指标达到什么标准可以怀二孩？

甲状腺是人体最大的内分泌腺体，甲状腺分泌甲状腺激素。其作用是维持人体正常生长发育，其分泌不足或分泌过量都可引起疾病。甲状腺疾病不仅是不孕的重要病因之一，孕期未加控制的甲减或甲亢也会给孕妈带来一系列产科并发症，包括流产、早产、先兆子痫、充血性心衰、甚至甲状腺危象等；此外，研究表明，甲减妈妈往往会影响宝宝的智商。甲状腺疾病对于备孕二孩的妈妈来讲，绝对是有百害而无一利，但是由于甲状腺疾病起病隐匿，很多备孕妈妈根本觉察不到自己已经患有甲状腺疾病。因此，推荐备孕妈妈孕前一定要检查甲功，及时发现隐匿的甲状腺疾病，尽早给予干预。

在孕前确诊的甲亢备孕妈妈，在接受抗甲状腺药物治疗时，血清 TSH 达到正常范围，停药后即可以怀孕；也可适量减少抗甲状腺药物的剂量，使血清 FT_4 处于正常值的上 1/3 范围，也可以考虑怀孕。对于备孕期间甲亢用药，有一部分学者认为应当使用丙基硫氧嘧啶（PTU），因为他巴唑会造成宝宝畸形。在孕前控制甲亢除了使用药物，也可以选择放射碘治疗，但是考虑其为放射性元素，建议治疗后的 6 个月内应当避孕。

孕前即确诊甲减的备孕妈妈，主要的控制方法是使用甲状腺素制剂替代治疗，其目的是使临床或亚临床甲状腺功能减退的备孕妈妈 TSH 水平维持在正常范围内。建议孕前 TSH 高于正常水平的备孕妈妈在接受甲状腺素制剂充分替代治疗，甲状腺功能正常并持续 6 个月后再妊娠。如果备孕妈妈经过良好严格的药物控制，TSH 已降低至小于 2.5mIU/L，则可较安心的备孕。

总之，怀孕本身就是个复杂的内分泌变化过程，合并甲状腺疾病的妈妈在孕期一定要密切随诊于内分泌科和产科，才能及时根据具体情况精细、合理地制订孕期管理方案，为生下一个健康的二孩宝宝打好坚实的基础。

11 甲状腺功能指标仅有抗体（TPO）阳性时需要用药吗？

甲状腺过氧化物酶（TPO）是甲状腺激素生物合成所必需的关键酶。TPO 抗体是普遍存在于自身免疫性甲状腺疾病患者血清中针对 TPO 的一种自身抗体。TPO 抗体的病理作用较为明确，通过抗体依赖细胞介导的细胞毒性作用（ADCC），补体介导的细胞毒性作用以及与 TPO 结合，破坏甲状腺细胞，从而促进甲状腺功能减退的发生。

目前对于仅有 TPO 抗体阳性，而 TSH 水平正常的备孕妈妈是否需要甲状腺素替代治疗仍存在争议。争议点在于部分学者认为仅 TPO 阳性无需用药，但需定期监测甲状腺功能，如出现 TSH 的异常，即达到亚临床甲减阶段开始用药控制。一项前瞻性研究结果显示，与甲状腺功能正常且 TPO 抗体阴性的孕妈相比，仅有 TPO 抗体阳性的孕妈更易发生早期流产，而左旋甲状腺素替代治疗可以降低其发生早期流产的风险，且有 TPO 阳性的亚临床甲减在孕期更易发展成为临床甲减，对妈妈和宝宝的健康有潜在的损害性，因此目前大部分学者倾向于甲状腺功能提示 TPO 阳性，不论是否伴有其他指标的异常，这一部分备孕妈妈孕前及孕期进行左旋甲状腺素替代治疗，以减少早期流产和发展为妊娠期甲减的几率。

12 肺结核规律治疗后能怀二孩宝宝吗？

肺结核是由结核分枝杆菌引起的肺部慢性传染病，10% 的肺结核患者可同时伴有生殖器结核，表现为不孕、月经失调以及慢性盆腔疼痛等。未累及生殖器的肺结核一般不影响育龄女性受孕，而肺部结核感染症状严重，出现低氧血症，全身衰竭或营养不良的女性会导致受孕能力降低。患有活动性肺结核的女性，结核杆菌可通过感染胎盘，引起绒毛膜炎，影响宝宝的发育，诱发流产、早产、宫内感染、胎儿生长受限、死胎等，新生儿死亡的概率增加。

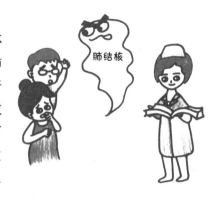

不伴有生殖器结核的肺结核妈妈经过规律规范的治疗后达到临床治愈，当然可以孕育二孩宝宝。但需要重视的是，妊娠引起妈妈机体一系列生理生化的反应，导致免疫力下降、肺组织受损、修复能力降低，在孕期及产褥期结核的复发风险增大。因此我们建议这一部分备孕妈妈尽可能在临床治愈并已经停用抗结核药 2 年以上，复查肺结核病情仍然稳定后考虑孕育二孩宝宝，并且注意在孕期及产后 6 个月内严密监测结核病情的变化。

生殖器结核表现隐匿，如结核杆菌侵及双侧输卵管，最终会导致输卵管蠕动受限，引起输卵管梗阻，影响精卵结合以及受精卵的输送。如侵及子宫内膜，导致子宫内膜的瘢痕和粘连，影响受精卵的着床和生育。对于肺结核合并生殖器结核的想要孕育二孩的备孕妈妈来讲，在将肺结核治愈后，仍需重视生殖器结核所引起的不孕问题。

13 哮喘妈妈可以怀二孩吗？

哮喘是一种慢性气道炎症，可引起反复发作的喘息、气促、胸闷和咳嗽等症状，一般认为，虽然哮喘对妊娠可产生不利影响，如胎儿生长受限、胎膜早破等，但如果哮喘急性发作时诊治及时得当，对妊娠、分娩和新生儿健康并无严重影响。

因此，患有哮喘的妈妈若想继续孕育，重点有以下几个方面：首先应由专科医师对哮喘病情的控制情况进行评估，如哮喘的发作频率、病情轻重，急性发作时用药频率等；其次由于妊娠期间哮喘的病情及病程均会有所变化，准妈妈们一定要严密监测以随时调整治疗，切勿因为害怕药物对宝宝有不良影响而拒绝用药，妊娠早期控制哮喘病情是非常重要的；另外应避免接触粉尘、香料等过敏原和可能促进哮喘发作的因素，睡眠前给予适当的抗酸药物，可减轻胃酸反流，避免支气管痉挛，同时，避免摄入咖啡因，避免劳累和精神紧张，预防呼吸道感染。如若哮喘急性发作，立即就医采取规范的药物治疗。

14 贫血妈妈可以怀二孩吗？

生活中妈妈们最常遇到的慢性贫血是缺铁性贫血、巨幼红细胞性贫血，这类妈妈多存在偏食，或者有慢性病如月经过多、胃病、肝肾疾病等。

贫血妈妈的抵抗力下降，对分娩、手术的耐受性很差，即使轻度或中度的贫血都会使妊娠和分娩期间的风险增加，而重度贫血的妈妈如若怀孕，随着胎儿的生长发育，需铁量、叶酸量等大量增加，会进一步加重贫血，母亲可能发生贫血性心脏病、妊娠期高血压疾病、心衰，胎儿可能出现早产、胎儿宫内生长受限、胎儿窘迫等，新生儿患缺血缺氧性脑病几率增加。

因此，贫血妈妈最好经正规治疗待血红蛋白升至正常后再怀孕，如若为缺铁性贫血，孕前应积极治疗失血性疾病（如月经过多等）以增加铁储备，孕期需要加强营养，纠正偏食，鼓励进食含铁丰富的食物如猪肝、豆类等并于孕 4 月开始常规补充铁剂至孕足月。

15 特发性血小板减少性紫癜（ITP）妈妈怀二孩要注意什么？

我们人体正常血小板的计数范围为（$150\sim300$）$\times10^9$/L。ITP 是一种常见的免疫性疾病，主要影响体内血小板的数量，约有 1/3 的妈妈孕前没有 ITP 的病史，孕期常规检查反复出现血小板计数 $<100\times10^9$/L，且血小板减少的程度常随妊娠进展而加重，因此目前认为妊娠可以使诱使 ITP 的复发，甚至使急性 ITP 者的病情加重，且母亲严重的血小板减少会使胎儿严重出血的危险增加，如分娩时的胎儿颅内出血。

因此，ITP 的妈妈孕前、孕期都需要严密监测血常规中血小板的数量，安全阈值应在 30×10^9/L 以上，对高于这一阈值并无出血倾向的孕妈妈无需治疗，定期复查血常规观察病情变化即可，但当血小板计数 $<10\times10^9$/L 或在（$10\sim30$）$\times10^9$/L 之间伴出血倾向时，应采用药物或输血治疗以预防重度血小板减少所致的出血。

16 系统性红斑狼疮妈妈可以怀二孩吗？

系统性红斑狼疮是一种侵犯皮肤和多个脏器（心脏、肝脏、肾脏、关节等）的全身性自身免疫病。

目前大多数学者认为妊娠是系统性红斑狼疮的恶化因素之一，使原有病情加重；且系统性红斑狼疮的患者妊娠时流产、早产、胎儿生长受限、胎死宫内的发生几率均明显增加，因此，对于正处在疾病活动期或已经出现明显心、肝、肾功能不全的妈妈必须避免妊娠；若无明显内脏损害，病情轻且控制稳定 6 个月以上，服用泼尼松的剂量不超过 10mg 每天且妊娠前未使用免疫抑制剂或停用免疫抑制剂半年以上的妈妈，可以考虑妊娠问题。很多妈妈会担心妊娠期继续服药是否会对宝宝有不良影响，目前的研究提示孕期应用泼尼松治疗不会增加胎儿或新生儿畸形的发生率。

17 孕期泌尿系感染了怎么办？

为了适应妊娠的需要，孕期妈妈们的肾脏及其功能都会发生一定的生理改变，如肾脏体积会增大，输尿管管道会扩张，增大的子宫会使膀胱位置发生改变而容易引起排尿不畅或促使尿液反流入输尿管，这些原因导致的泌尿系统感染在妊娠的过程中很常见。

第一种类型的术语称为无症状性菌尿，顾名思义，尿路内有细菌繁殖，但孕妇自身无明显感染症状，鉴于目前研究发现此类疾病经治疗后可显著降低症状性尿路感染的发生几率，因此提倡将清洁中段尿细菌培养纳入常规产前检查，如若确定为菌尿症，应给予足量而敏感的抗生素治疗 2 周，同时需注意孕期用药的安全性，我们推荐氨苄西林。

第二种是肾盂肾炎，这种疾病妊娠期发作可引起多器官系统功能障碍，因此，如若妊娠期发生急性肾盂肾炎，应立即住院进行规范治疗，降低母亲、胎儿并发症，并预防发展为慢性肾盂肾炎。

18 孕期常见的消化系统外科疾病有哪些？

急性阑尾炎、急性胆囊炎、急性胰腺炎是妊娠期常见的外科并发症。

首先我们说说急性阑尾炎，由于妊娠期的生理变化，急性阑尾炎的临床表现常常不典型，易延误诊治，发展为阑尾穿孔或腹膜炎，因此对妊娠期突发的腹痛、发热、特别既往有慢性阑尾炎病史者应及时就医，一旦高度怀疑阑尾炎，均建议接受手术治疗。

而妊娠期急性胆囊炎是仅次于阑尾炎的外科疾病，妊娠期胆囊的生理性变化是排空率降低，残余量增加，胆汁淤积，胆汁流动不畅，细菌易繁殖而导致感染。发作时重点鉴别的对象则是急性阑尾炎，B 超有助于诊断，若诊断为胆囊炎，我们的治疗原则多建议保守治疗，缓解症状。

在孕晚期及产后，另一个急性合并症是急性胰腺炎，目前已成为孕产妇死亡的第一位原因，因此，我们强调孕期出现不明原因腹痛、恶心、呕吐、发热等症状时切勿掉以轻心，应及时就医，以免延误病情，造成母儿不良结局。

⑲ 精神分裂症治愈后可以怀二孩吗？

国外的研究资料表明，既往有精神病史者，妊娠期间精神卫生状态恶化几率达50%，有关精神分裂症患者的妊娠保健策略建议，此类患者病情痊愈且巩固治疗达2年以上，无复发及复发倾向者可停药妊娠，若停药期间有复发或复发倾向者，应先行治疗，暂缓妊娠。

如若巩固时间不足或存在精神症状而已受孕者，孕期应有选择的维持治疗，但药物治疗对胎儿有一定风险；妊娠早期病情加重，服用大剂量药物且有明确致畸风险的患者或者妊娠期间病情波动较大需系统治疗者均建议终止妊娠。

⑳ 乳腺癌化疗后可以怀二孩吗？

乳腺癌已经成为威胁女性生命的第一大恶性肿瘤，鉴于乳腺癌是一种激素依赖性肿瘤，很多妈妈会担心妊娠期巨大的激素变化会不会导致乳腺癌的复发，国外目前大量的研究显示乳腺癌患者治疗后妊娠不会导致乳腺癌复发，乳腺癌患者的死亡率也没有因此上升。

但是，乳腺癌的化疗药物对女性卵巢功能会产生负面影响，乳腺癌化疗后女性卵巢早衰风险增加，因此，确诊有乳腺癌需治疗的妈妈若仍有强烈的生育意愿，可进行冷冻胚胎，备体外受精（IVF），目前是保存生育能力的最佳选择，或者可考虑应用一种GnRH激动剂的药物保护卵巢功能。

㉑ 长期服药会影响宝宝吗？

在门诊坐诊的过程中常常会遇到想要怀孕的妈妈或已经怀孕的妈妈满怀焦虑地问：大夫，我想要怀孕，但我长期吃着×××，或者说：大夫，我不知道自己怀孕了，前两天因为感冒吃了×××，孩子还能要么？妊娠是一个特殊的时期，如果用药不当确实可能对孕妇、胎儿、新生儿产生不良的影响，但妈妈们也不必谈药色变。首先，患有某些急慢性病的患者应注意在孕前进行治疗，待治愈后或者在医师的指导监护下妊娠；其次，孕期如果患病必须用药时，应在医师指导下根据妈妈的病情需要选用有效且对胎儿比较安全的药物；如若已经怀孕的妈妈已经不慎服用了某种可能致畸的药物，应根据用药量、用药时妊娠的月份等因素综合考虑处理方案。

如在受精后2周内，受精卵着床后，药物对胚胎表现出"全"或"无"影响。"全"指有害药物全部或部分破坏胚胎细胞，致使胚胎早期死亡导致流产。"无"指有害药物并未损害胚胎或仅损害少量细胞，此期细胞在功能上具有潜在的多向性，可以补偿、修复损害的细胞，胚胎仍可继续发育不出现异常。受精后3~8周是中枢神经系统处于分化发育阶段，此时细胞受到有害药物作用后即可产生形态上的异常而形成畸形，为药物的敏感期，致畸危险最大。下面是具体的美国FDA妊娠期用药分类，供妈妈们参考。

A级：对照研究显示无害，且许多孕妇将其作为首选药，有些孕妇因为妊娠反应或为已证实此类药物对人胎儿无不良影响，是最安全的。极少数药物如甲状腺素、叶酸、维生素类。

B 级：对人类无危害证据，动物实验对畜胎有害，但在人类尚无充分研究。临床常用的抗微生物药物大多属 B 级药物。

C 级：不能排除危害性，动物实验可能对畜胎有害或缺乏研究，在人类尚无有关研究。本类药物只有权衡了解对孕妇的好处大于胎儿的危害之后方可应用。如氟喹诺酮类及常用的抗结核药物。

D 级：有对胎儿危害的明确证据。尽管有危害性，但孕妇用药后绝对有好处，如孕妇有严重疾病或受到死亡威胁急需用药时，可考虑应用。如氨基糖苷类、四环素类、大剂量的维生素类等。

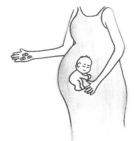

X 级：动物或人类的研究均表明可使胎儿异常，或根据经验认为在人及动物都是有害的。本类药物禁用于妊娠或将妊娠的患者。如抗病毒药三氮唑核苷等。

第一孩对二孩有什么影响

❶ 第一孩顺产，多久可以怀二孩？

正常分娩后产妇经过 42 天的产褥期，子宫及各个组织器官就恢复到怀孕前的水平，随后在持续哺乳的过程中，大部分女性没有月经来潮，也就是没有排卵，因此这个阶段内受孕的几率是非常低的。但是，在月经复潮前 2 周，会有排卵，此时有性生活，还是有妊娠的几率的。

产后的恢复也跟营养、环境、自身身体素质等诸多因素有关，产后恢复时间短，产后恢复排卵的时间也逐渐缩短。约有一半的女性产后 2 个月内就可以恢复排卵功能。如果第一孩是顺产，生第二孩没有严格的时间限制，恢复排卵后就可以怀孕了。

但从身体各脏器功能恢复状况考虑，建议避孕 1 年或以上，渡过哺乳期之后，考虑再次怀孕；如果没有给宝宝哺乳，一般半年左右就可以进行第二次怀孕。当然，产后最好不要过早怀孕，身体条件不利于胎儿的生长发育，可能会影响二孩宝宝的健康。

❷ 第一孩顺产侧切了，第二孩还需要侧切吗？

不一定。

侧切是分娩过程中，在阴道口能够看见胎头的时候，于阴道口的左侧方，倾斜 45°剪开一个开口。

顺产时，有些妈妈会阴条件差，弹性不良，加上阴道口本身就十分狭窄，胎头娩出会受到较大的阻力，为了保证妈妈和新生儿的安全，医生会对产妇实施侧切来进行最后娩出的配合。

一般来说，只有在这几种情况下时，顺产才需要侧切：①初产头位分娩时会阴较紧、会阴体长、组织硬韧或发育不良、炎症、水肿或遇急产时会阴未能充分扩张，估计胎头娩出时将发生Ⅱ度以上裂伤者；②各种原因（胎儿较大，胎头位置不正）等所致头盆不称；③经产妇曾作会阴切开缝合，或修补后瘢痕大，影响会阴扩展者；④产钳助产，胎头吸引器助产或初产臀位经阴道分娩者；⑤早产、胎儿宫内发育迟缓或胎儿宫内窘迫（胎心异常、羊水浑浊）需减轻胎头受压并尽早娩出者；⑥ 35 岁以上高龄产妇，或产妇合并心脏病、高血压等疾病需缩短第二产程者。

❸ 第一孩剖宫产，多久可以怀二孩？

剖宫产后的子宫为瘢痕子宫。怀孕过程中，由于胎儿的发育使子宫不断增大，子宫壁变薄，而手术瘢痕处是结缔组织，缺乏弹力，因此新鲜的瘢痕在妊娠末期或分娩过程中很容易胀破，导致子宫破裂，造成腹腔大出血甚至威胁生命。

妊娠间隔少于 18 个月与子宫破裂风险增高显著有关，因此一般认为剖宫产术后的女性应严格避孕 2 年，以降低再次妊娠子宫破裂的风险。但是并不是意味着二孩间隔时间越久越安全，如果剖宫产的间隔时间超过 6 年，子宫切口的瘢痕会逐渐变薄，肌纤维会变成结缔组织，子宫破裂的风险可能反而会增加。因此建议在孕前应咨询经验丰富的妇产科医生，评估子宫恢复的情况后判断切口愈合等情况，再决定是否要二孩宝宝。

如果剖宫产后 2 年内甚至 1 年内就再次妊娠，如果是非意愿妊娠，可在严密监护下行人工流产，准妈妈如果不愿意放弃妊娠，则应详细了解妊娠后期的风险及注意事项，并在孕期严密随访。

4 第一孩剖宫产，第二孩会发生子宫破裂吗？

有可能。

子宫破裂是产科严重的并发症，发生率为 0.04%～0.09%，尽管发生率低，一旦发生通常会造成严重的母儿不良结局。但曾有子宫手术史的女性，如剖宫产、子宫肌瘤切除术等，子宫破裂的发生风险明显增高。剖宫产术后瘢痕子宫者再次妊娠时，子宫破裂的发生率为 0.3%～1%。且多继发于剖宫产后阴道试产，但择期再次剖宫产者，子宫破裂的发生为 0.78%。

引起剖宫产术后患者再次妊娠期间子宫破裂发生因素有：①前次剖宫产的类型及手术的孕周：前次为未足月剖宫产时，子宫下段形成不良、剖宫产瘢痕累及部分子宫体部及亚临床感染影响剖宫产切口的愈合；②剖宫产术后再次妊娠的时间间隔：妊娠间隔少于 18 个月与子宫破裂风险显著增高，因此一般认为剖宫产术后的女性应严格避孕 2 年，以降低再次妊娠子宫破裂的风险；③其他：孕妇年龄大、过期妊娠、胎儿体重 > 4000g、前次手术为单层子宫缝合、前次剖宫产为产程中剖宫产、本次妊娠引产时宫颈不成熟等。

剖宫产术后、计划妊娠前，常规进行阴道超声检查瘢痕愈合情况，包括瘢痕是否完整、局部是否有缺损（憩室）、瘢痕缺损的大小、瘢痕缺损处剩余肌层的厚度等。目前尚无理想的方法来预测瘢痕子宫患者子宫破裂的发生风险。对剖宫产瘢痕子宫妊娠期间子宫破裂继续保持警惕性，还应重视其他类型的瘢痕子宫的破裂风险，针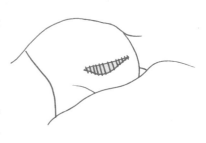对患者的具体情况制定个体化的分娩方案，以早期识别和处理子宫破裂，改善母儿预后。

5 第一孩剖宫产，第二孩瘢痕妊娠宝宝能要吗？

不能。

孕囊种植在有缺陷的剖宫产切口深部，有两种结局，一是孕早期即出现子宫破裂的高危状态，二是胚胎停止发育、hCG 偏低的低危状态。

孕囊种植在子宫瘢痕部位，向子宫峡部或宫腔生长，可能继续妊娠至生产，但大大增加了胎盘植入及大出血的风险，即发展为剖宫产切口部位前置胎盘并植入，又称凶险性前置胎盘。

瘢痕部位妊娠后预测子宫破裂及出血的风险有：hCG 的水平、病灶大小及侵入宫壁的深度、血流、瘢痕处肌层厚度，同时依据患者对生育的要求及经济情况，在保障生命安全的前提下尽量保留生育功能。但是也有少数无法保留子宫的情况发生。

6　第一孩剖宫产，第二孩可以顺产吗？

有顺产几率，但有一定的条件限制。

剖宫产术后再次妊娠阴道分娩的适应证包括：①前次剖宫产术式为子宫下段横切口。术中无切口撕裂，术后切口愈合佳，无感染。②本次妊娠距前次剖宫产 2 年或 2 年以上。③前次剖宫产指征不复存在，未出现新的剖宫产手术指征。④此次妊娠具备阴道分娩条件，分娩三要素不存在异常情况。⑤胎儿体重＜3500g。⑥试产过程中产程进展顺利。⑦胎死宫内或胎儿有严重畸形者。⑧愿意试产并了解阴道分娩及再次剖宫产的利弊。⑨有较好的医疗监护设备，具备随时手术、输血和抢救的条件。在满足以上条件时，可阴道试产。

7　第一孩有出生缺陷，还能要二孩吗？

经过严格管理，可降低第二孩出生缺陷发生的风险。

出生缺陷也叫先天异常或先天畸形。它包含两个方面：①婴儿出生前，宫内发育紊乱引起的形态、结构、功能、代谢、精神、行为等方面的异常。形态结构异常表现为先天畸形，如无脑儿、脊柱裂、兔唇、四肢异常等；生理功能和代谢缺陷常常导致先天性智力低下，以及聋哑、致盲等异常。②婴儿出生后表现为肉眼可看见，或者辅助技术诊断的器质性、功能性的异常，如先天性心脏病、白血病、青光眼等，但不包括出生时损伤造成的异常。

出生缺陷与父母双方染色体异常、孕期接触有毒有害物质、产妇自身身体健康状况、生活方式、工作习惯等有关。

目前，我国重点实施出生缺陷的三级预防措施，可预防大多数缺陷儿的出生或减轻症状。但预防工作的重点是一级和二级预防，即婚前、孕前和孕期干预。对于有过出生缺陷史的患者，更应该严格预防。

8　第一孩早产，第二孩也会是早产吗？

这个问题的答案是"不一定"。

早产分为：①自发性早产；②未足月胎膜早破早产；③治疗性早产。其中自发性早产可能与孕酮撤退、蜕膜活化、缩宫素作用、妊娠间隔小于 18 个月或大于 5 年、免疫调节等因素有关。而未足月胎膜早破早产则与体重指数过低、早产史、子宫畸形、宫颈功能不全、营养不良等因素有关。治疗性早产主要是由于母体或胎儿的健康状况不允许妊娠，需及时终止。

因此，首先应该明确第一孩早产的原因，其次明确此次妊娠有没有早产的高危因素，如产妇年龄、是否合并传染病及内外科疾病、有无流产史及次数、工作生活环境等。在备孕二孩期间如果能尽量排除伴随的危险因素，改善生活方式，控制内外科疾病，则更有可能保证二孩宝宝顺利、健康的出生。如果第一孩是因为宫颈内口松弛或者子宫畸形等因素造成的早产，如果在二孩时仍然没有去除病因，那么第二孩也会是早产。

9　第一孩难产，第二孩也会是难产吗？

第一孩难产，并不意味着第二孩一定会难产，但是难产概率会增加。

难产多由于产妇的产力、骨盆、软产道、胎位异常导致。产力异常在经过医治后往往可以纠正，骨盆及软产道异常导致的难产在第二孩时发生几率与第一孩相近。

为了减少第二孩发生难产几率，孕期尽量做到以下几个方面：①孕期营养合理，控制体重，如果第二孩的宝宝体重超过 8 斤（4000g），那么难产率会大大增加。最理想的准妈妈的体重在怀孕 3 个月以内增加 2kg，中期怀孕 3~6 个月时或末期怀孕 7~9 个月时各增加 5kg，整个孕期增加 12kg 左右为宜；如果整个孕期妈妈体重增加 20kg 以上，就有可能使胎儿长得过大。②做孕期体操，不但有利于控制体重，还能避免第二孩难产，有利于顺利分娩；体操锻炼可以修复第一孩剖宫产留下的肌肉损伤，增加腹肌、腰背肌和骨盆底肌肉的张力和弹性，使关节、韧带松弛柔软，有助于分娩时肌肉放松，减少了产道的阻力，使胎儿能较快地通过产道。③定时产前检查，第二孩产前检查尤其重要，及早发现问题，及早纠正和治疗。

10　如果有胎死宫内病史，第二孩要注意什么？

妊娠 20 周以后，胎儿在子宫内死亡，称为死胎，即胎死宫内。由于大约半数的死胎根本没有任何征兆显示，所以多数孕妇是在完全没意识到的情况下丧失胎儿的。死胎病因复杂，部分病例死因不清，因此往往难以采取针对性防治措施。

一旦发生胎死宫内的情况，可以做以下检查，这样对寻找本次死胎的原因并预防下次妊娠死胎可能有帮助：①母亲方面检查有无生殖道感染、有无妊娠合并症或并发症、有无毒物接触；②胎儿咽喉部、外耳部、肛门等部位细菌培养、染色体核型分析、胎儿尸解；③胎盘及脐带检查，病原体培养、胎盘组织病理学检查如轮廓状胎盘胎盘早剥、脐带附着异常和胎盘大小异常、脐血培养等。

虽然我们无法完全避免胎死宫内的发生，但是通过孕妇和医务人员的共同努力，可将死胎的概率降到最低，而孕妇应做到的是：不抽烟，不酗酒，远离毒物，保持良好的心情，按时产检，注意胎动，发现异常情况，及时就医。

11　曾经有葡萄胎病史，第二孩正常怀孕的几率大吗？

葡萄胎正规治疗随访后，是不影响第二孩怀孕的。

葡萄胎可以分为部分性葡萄胎和完全性葡萄胎两种，完全性葡萄胎会累及到整个胎盘绒毛，水泡会充满整个宫腔，但是没有胚胎组织或者胎儿。而部分性葡萄胎只有一小部分胎盘绒毛出现变性，可以看到有胎儿或者胎儿的组织。但是多数胎儿已经死亡。大部分葡萄胎患者都是完全性葡萄胎。

曾经有过葡萄胎病史，第二孩能否正常妊娠，影响的因素包括两次妊娠的间隔，以及第一次清宫后是否严密随访严格避孕。有许多曾经发生过葡萄胎的患者，最为担心的是恶变的问题。其实葡萄胎发生恶变的几率并不高，只要及时、有效、系统治疗，绝大部分患者都可以治愈。该病与其他疾病一样，一定要注意早诊断、早治疗，这样不仅可以缩短病程、减少恶变，还会给以后正常生育带来方便。葡萄胎清宫后必须严格随访 1 年，监测血 β-hCG 水平、进行病史回顾、妇科检查、必要时行超声及胸部 X 线检查。如经严格随访后，葡萄胎已治愈，第二孩怀孕早期行 B 超检查并测定 hCG 水平，明确是否为正常妊娠。

12　第一孩时妊娠剧吐，第二孩时也会吗？

出现的概率较大。

早孕反应的原因可能与体内人绒毛膜促性腺激素（hCG）增多、胃肠功能紊乱、胃酸分泌减少和胃排空时间延长有关。0.3%～1% 的孕妇会发生妊娠剧吐，多见于年轻初产妇，一般认为与 hCG 显著升高有关。其依据是，早孕反应出现与消失的时间与孕妇血 hCG 值上升与下降的时间相一致。葡萄胎、多胎妊娠孕妇血 hCG 值明显升高，剧烈呕吐发生率也高，说明妊娠剧吐可能与 hCG 水平升高有关。但临床表现的程度与血 hCG 水平有时并不一定成正比。

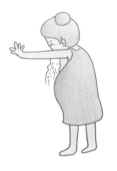
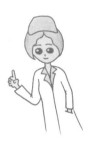

精神过度紧张、焦急、忧虑及生活环境和经济状况较差的孕妇易发生妊娠剧吐，提示此病可能与精神、社会因素有关。近年研究发现，妊娠剧吐还可能与感染幽门螺杆菌有关。

13　第一孩时得了妊娠期高血压疾病，第二孩还会得吗？

不一定，但是第二孩时患妊娠期高血压疾病的风险会增高。

妊娠期高血压疾病是妊娠期特有的疾病，包括妊娠期高血压、子痫前期、子痫、慢性高血压并发子痫前期以及妊娠合并慢性高血压。

我国发病率约为 9.4%，国外报道 7%～12%。本病严重影响母婴健康，是孕产妇和围生儿发病和死亡的主要原因之一。

有妊娠期高血压疾病病史的患者，必须要认识到孕期高血压对母婴的不良影响，做到早期干预，早孕登记时测量血压并了解孕前血压水平。每次产前常规检查应测血压、体重，检查尿常规，应主动向医生讲述自己有什么不适的感觉。重视血压的测量；自觉主动配合医生，按时就诊或有自觉症状及胎动不正常时随时就诊；注意饮食结构的合理性，要保证足够的热量，多吃富含蛋白质的食物，多吃新鲜蔬菜和水果，适当补充维生素和钙等。

妊娠期一旦确认合并有高血压，应尽早前往医院积极治疗。

14 第一孩胎盘前置，第二孩也会吗？

经过严格管理，可降低第二孩前置胎盘发生的风险。

妊娠 28 周后，胎盘附着于子宫下段，甚至胎盘下缘达到或覆盖宫颈内口，其位置低于胎先露部，称为前置胎盘。前置胎盘是妊娠晚期出血的主要原因之一，是妊娠期的严重并发症。多见于经产妇，尤其是多产妇。

目前原因尚不清楚，可能有关的因素包括：①多次妊娠、多次人工流产、多次刮宫操作及剖宫产手术等，均可以引起子宫内膜受损，当受精卵植入子宫蜕膜时，因血液供给不足，为了摄取足够营养而胎盘面积扩大，甚至伸展到子宫下段；②当受精卵抵达子宫腔时，其滋养层发育迟缓，尚未发育到能着床的阶段而继续下移植入子宫下段，并在该处生长发育形成前置胎盘；③有学者提出吸烟及毒品影响子宫胎盘供血，胎盘为获取更多的氧供应而扩大面积，有可能覆盖子宫颈内口，形成前置胎盘；④多胎妊娠由于胎盘面积大，延伸至子宫下段甚至达到宫颈内口。

有前置胎盘史的患者，应尽早排除相关危险因素，并进行早期、多次产前检查。孕期严密监测胎儿生长状况。

15 第一孩没有母乳喂养，第二孩母乳喂养会有影响吗？

基本没有影响。

乳房分泌乳汁的多少主要与体内催乳素的含量和乳腺泌乳细胞的多少有关。没有母乳或母乳少多是喂奶方式不正确造成的。正确的哺乳方式为给新生儿充足的学习时间，尽量少用奶瓶喂养，减少新生儿对奶嘴的错觉。同时注意观察新生儿吃奶的细节，并适当延长每侧乳房的吸吮时间，最好能保证晚间喂哺。因为婴儿对乳头的吸吮可通过神经反射刺激脑垂体分泌大量的催乳素，使乳汁分泌增加。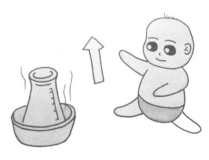

如果因为乳腺发育不良，而乳腺泌乳细胞数目过少导致的没有母乳，可能会影响第二孩时母乳喂养。因此备孕二孩时应明确乳腺有无先天性病理改变，在排除以上情况后，注意二孩宝宝的喂养方式，多数情况下可以避免或者减少没有母乳的情况。

16 第一孩产后抑郁，第二孩也会吗？

不一定。

在妊娠分娩的过程中，尤其是产后 24 小时内，体内激素水平的急剧变化是产后抑郁症发生的生物学基础。

有精神病家族史，特别是有家族抑郁症病史的产妇，产后抑郁的发病率高。有躯体疾病或残疾的产妇易发生产后抑郁，尤其是感染、发热时对产后抑郁的促发有一定影响。

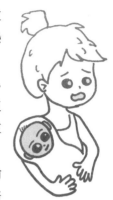

因此，产后注意自我调节，去除引起产后抑郁的因素，降低发生率。例如，新妈妈可以尝试转移令自己心烦的焦点，如果产后的确面临严重的不愉快的生活事件，甚至问题棘手难以解决，不要让精力总是黏滞在不良事件上。适当转移自己的注意，将注意力转移到一些愉快的事情，关注自己的喜好，不仅思维上转移，还可以身体力行参与力所能及的愉快活动。家人应该在照顾宝宝的同时，多关心新妈妈的心理变化，多陪新妈妈说说话，给她讲讲新鲜事，让她不至于孤独郁闷。这个时候也特别要注意饮食的调理。女性坐月子期间经常会吃很多营养丰富的补品，殊不知吃太多的补品会加重产后抑郁的症状，严重的会导致新妈妈们上火、心烦、失眠、焦虑。所以在月子期间我们要合理搭配饮食，多吃新鲜蔬菜和水果，多喝水。

17 第一孩产后内膜损伤还能怀二孩吗？

妊娠子宫自胎盘娩出后逐渐恢复至未孕状态的过程称子宫复旧，包括子宫体纤维的缩复、子宫内膜的再生、子宫颈复原和子宫血管变化。子宫复旧需要一个过程。

产后只要卵巢功能恢复，分泌雌孕激素量正常，子宫内膜便可以生长至月经来潮前的状态，一般产后 1~2 个月会有月经来潮，但每个人的具体情况不同，有些人会在产后 6~12 个月内才会有月经来潮，这也是属于正常情况。子宫经过恢复后，损伤的子宫内膜慢慢修复，如果没有其他不孕因素，可再次妊娠。

18 前次妊娠是双胞胎，此次怀双胎的几率大吗？

前次妊娠为双胞胎，对此次妊娠是否怀双胞胎是没有影响的，两次怀孕是相对独立的时间，概率方面互不影响。

如果家族中有双胞胎史，则生育一对双胞胎可能性相较于无双胞胎史者更大一些。双胞胎一般可分为同卵双胞胎和异卵双胞胎两类。同卵双胞胎指两个胎儿由一个受精卵发育而成，胎儿性别相同；异卵双胞胎是由不同的受精卵发育而成的，胎儿性别可相同，也可不同。有一定的随机性及偶然性。

但是，可能需要另外注意，根据国家二孩政策，如果已经有了双胞胎孩子，是不能开放再生育的。一对夫妻可生育两个子女，这是二孩生育新政策的实质。无论过去还是现在，计划生育所有的法律法规中，只有"两孩""二孩""两个子女"的表述，而没有"二胎"的说法。也就是说，现在实施的是"二孩政策"而并非"两胎"政策。前次妊娠是双胞胎的，一般不再允许生育，除特殊情况外。

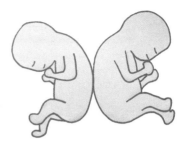

19 第一孩是女孩，怀二孩生女孩的几率有多大？

约 50% 的几率。

第一孩的性别与第二孩性别的概率是相互独立的，两次妊娠互不影响。每一次妊娠，宝宝都各有一半的几率是男孩或者是女孩。

一个新的生命总是起源于受精卵，由来自男性的精子与来自女性的卵子相会而成。人的遗传基因承载在细胞的 23 对染色体上，其中有一对是性染色体，女性的性染色体由两个 X 配子组成，而男性的性染色体由一个 X 配子和一个 Y 配子组成，精子和卵子各携带一半的染色体，卵子配子与带 X 的精子配子结合，新生儿则为女孩，卵子配子与带 Y 的精子配子结合，新生儿则为男孩。因此，决定后代男女性别取决于精子配子是 X 还是 Y。

因此，理论上讲，新生儿性别各为 50%，与第一孩的性别无关。

20 第二孩会比第一孩聪明吗？

不一定。第二孩不一定比第一孩聪明。

在研究出生顺序对于孩子们的影响时，结果发现，常常是先出生的哥哥姐姐们表现得更出色一些。

但是，宝宝的智力与很多因素相关，妈妈备孕和孕期的饮食、父母的智力、生活的环境、妈妈生育年龄等都会对宝宝的智力产生不同程度的影响。所以，"第二孩会比第一孩聪明"的说法不正确。饮食、环境、遗传、生育年龄等因素，都会对宝宝的智力发育有影响。

二孩怀孕几点追问

① 怀二孩容易宫外孕吗？

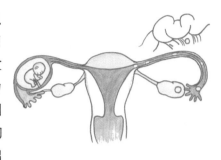

宫外孕是指受精卵着床在子宫体腔以外，其中以输卵管妊娠最常见，而导致输卵管妊娠最常见的病因又以输卵管炎症最多见。如妈妈以前得过阑尾炎、盆腔炎、盆腔结核、腹膜炎、子宫内膜异位症或者因为行人流手术有过宫腔操作史等都可能使输卵管与周围组织发生粘连，导致输卵管腔的狭窄、堵塞从而影响受精卵的正常运行均有可能发生宫外孕。因此，在出现上述问题时，需要及时、规范地就医、治疗，以免造成不孕或者慢性输卵管炎等后遗症。

此外，近年随着剖宫产的增加，很多妈妈都有瘢痕子宫，瘢痕子宫再次妊娠时可能发生一种特殊的异位妊娠，称为剖宫产后子宫瘢痕处妊娠，即孕囊、或胎盘着床于既往剖宫产子宫切口瘢痕处，由于瘢痕处的肌层非常薄，随着妊娠的进展有可能发生子宫破裂等严重的并发症，因此对这类妈妈再次妊娠时需要提高警惕，尽早行超声检查力争早期诊断、正确治疗。

② 怀二孩妈妈的妊娠反应会减轻吗？

有过怀孕经历的妈妈都知道，在妊娠早期常常会出现头晕、乏力、嗜睡、食欲缺乏、偏食、厌油、恶心、呕吐等症状，这些我们统统称之为早孕反应。早孕反应的程度个体差异很大，但是具体原因还不清楚，一部分可能与妊娠后精神心理变化引起的自主神经失调有关；另一方面可能由于妊娠后体内内分泌环境改变所致，如早孕时妈妈体内人绒毛膜促性腺激素（hCG）升高，促进了甲状腺分泌的T_4增加，因此妊娠呕吐的程度可能与这两种激素水平相关。此外，妊娠早期还有一种叫胃动素的激素水平增高，它可以使胃的收缩功能亢进、胃酸分泌减少，也导致了早孕反应的发生。

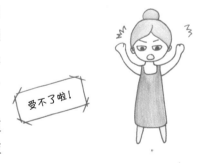

受不了啦！

因此，再次妊娠时会不会出现早孕反应及严重程度与持续时间主要与上述因素相关，而与妈妈是第几次怀孕没有必然联系。

③ 怀二孩妈妈的身体会有什么变化？

妈妈们每孕育一次生命，随着卵巢及胎盘所产生激素的影响，在解剖、生理方面都会发生一系列的改变：①妊娠早期即会出现乳房增大、充血，部分妈妈常常会感到乳房触痛、刺痛，乳头也会变大并有色素沉着；②妊娠早期由于增大的子宫压迫，膀胱容量减少，因此常常会有尿频的现象；③部分孕妇随着妊娠子宫增大，腹壁皮肤弹力纤维过度伸展而断裂，使腹壁皮肤出现紫色或淡红色不规则平行的裂纹，称为妊娠纹；④体重在孕3月前多无明显变化，自妊娠13周起平均每周增加350g，至妊娠足月时，体重增加约12.5kg，其中9kg左右为胎儿、胎盘、羊水、子宫、乳房、血液及组织间液等重量，3.5kg为脂肪贮存；⑤妊娠早期以胸式呼吸为主，妊娠中期肺通气量增加大于耗氧量，孕妇有过度通气现象，有利于提供孕妇和胎儿所需的氧气。

④ 怀二孩后妈妈的痤疮会减轻吗？

每位妈妈都知道怀孕后会有一个叫"胎盘"的组织形成，它是维持胎儿在子宫内营养、发育的重要器官，能合成、分泌多种激素，在妊娠末期，它所合成的雌三醇是非孕期的1000倍，雌二醇达到非孕期的100倍，而在胎盘合成雌酮及雌二醇的过程中，它们的中间产物雄烯二酮和睾酮排入母血中，因此妊娠期间雄激素水平是增加的，因此孕期有极少数孕妇会出现阴毛、腋毛增多、增粗的现象。

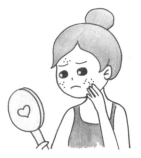

痤疮即我们生活中常说的"痘痘"，是毛囊皮脂腺的一种慢性炎症，它的发生也与体内雄激素升高密切相关，也就不奇怪为什么会有妈妈抱怨怀孕后痘痘更是"变本加厉"了。

⑤ 二孩怀孕肚子会比第一孩大吗？

怀孕后因为要适应妈妈本身各器官的变化以及胎儿的生长发育，所需要的营养必然要高于非孕期，但是，如果妈妈在怀孕后超量进食，使营养过剩，体重、腹围增长过快，可能会导致巨大儿的发生；或者说此次怀孕您是双胎妊娠，肚子则会"很显怀"；再者，如果妈妈患有糖尿病或者患有妊娠期糖尿病，可能出现羊水偏多或者羊水过多，这种情况下腹部隆起的速度也会较正常快；此外，随着妈妈们年龄的增加，腹部肌肉的松弛、脂肪的堆积逐渐出现，此时肚子里再装个宝宝，也就不奇怪为什么肚子会大得明显了。

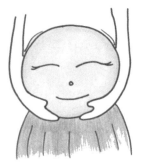

由此可见，对准二孩妈妈们来说，怀孕后应均衡营养，控制体重，按时产检，及早发现妊娠期糖尿病等合并症的出现，进行适当的体育锻炼，为顺利分娩创造有利条件。

6 妊娠纹会在怀二孩时期加重吗？

妊娠纹的产生是因为怀孕时妈妈体内由肾上腺皮质分泌的糖皮质激素增多，分解皮肤中的弹力纤维蛋白，使弹力纤维变性，并且随着孕周的进展，妈妈腹壁皮肤张力逐渐增大，皮肤的弹力纤维断裂，因此部分妈妈腹部皮肤会出现不规则的平行裂纹，有时甚至会出现在大腿、臀部及乳房皮肤。

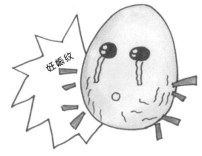

因此，无论妈妈是第几次怀孕，如果您的体重增长过快，腹围增加过于迅速或者您本次是多胎妊娠、羊水过多都有可能使妊娠纹的情况加重。

7 二孩更易发生溶血吗？

宝宝是从爸爸和妈妈那里各接受一半的基因成分，如果恰好宝宝从爸爸那里遗传的血型抗原是妈妈体内没有的，妈妈体内就会产生相应的抗体，这种抗体通过胎盘进入胎儿血液循环系统后会与胎儿红细胞结合，使红细胞被破坏从而发生溶血性疾病。

人类的红细胞血型有 26 种，可引起母儿血型不合溶血性疾病的血型以 RH 血型和 ABO 血型最为常见。其中 ABO 血型不合是我国新生儿溶血的主要原因，占 96% 左右，且以母亲为 O 型血者为主。

ABO 血型不合在第一胎就可以发生溶血，但程度大多较轻，也不会因为妈妈怀孕次数的增加而加重。但是，RH 血型不合导致的溶血则有可能导致胎儿严重的贫血，发生在妈妈为 RH 阴性，宝宝为 RH 阳性血型情况下，此类妈妈在第一次怀上 RH 阳性的宝宝后多不会发生溶血，但随着妊娠次数的增加，溶血的情况会越来越严重，因此妊娠期间需要严密监测。

8 二孩分娩过程和一孩一样吗？

医学上分娩的全过程是从规律的宫缩开始到胎儿、胎盘娩出为止。通常分为三个阶段，第一产程主要是宫颈扩张期，指的是从规律的宫缩开始到宫口全开，初产妇约需 11~12 小时，经产妇约需 6~8 小时；第二产程指从宫口开全到胎儿娩出，初产妇约需 1~2 小时，最多不超过 3 小时，若行镇痛分娩，则不应超过 4 小时；经产妇多会在 1 小时内胎儿娩出，多不超过 2 小时，若行镇痛分娩，不超过 3 小时；第三产程是从胎儿娩出开始到胎盘的娩出，约需 5~15 分钟，初产妇和经产妇没有区别。

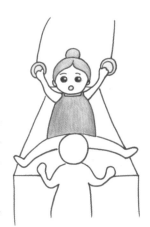

由此可见，经产妇的分娩时长多比初产妇要短，但分娩与妈

妈产力、骨盆情况、宫颈及阴道情况、胎儿大小以及精神、心理因素密切相关，如果二孩妈妈年龄超过 35 岁，或者上次分娩与此次分娩之间间隔时间过长（通常指超过 5 年），都会增加难产几率，分娩时间会延长。

9 二孩产后子宫恢复需要多久？

分娩过程中随着胎盘娩出，分娩结束，接下来进入"坐月子"阶段，月子期间妈妈全身各器官除乳房外逐渐恢复至妊娠前状态，其中变化最大的便是子宫，随着子宫纤维的收缩，子宫逐渐复旧到孕前的状态，大约需要 6~8 周。

但是子宫的复旧快慢与很多因素相关：如妈妈患有慢性病、本次为多胎妊娠，或者本次胎儿过大、羊水过多、分娩过程中产程过长等等这些情况都会使子宫复旧的速度减慢；并且如果妈妈是瘢痕子宫，或以前经历过子宫肌瘤切除手术者子宫复旧也会减慢；而如若妈妈产后母乳喂养，新生儿的吸吮能反射性刺激子宫收缩则有利于子宫复旧。

10 两孩都顺产会让阴道松弛吗？

妈妈们在经阴道分娩的过程中由于阴道受胎先露部的压迫，阴道壁在产后最初几日内可出现松软、平坦、弹性较差，但产后数周内慢慢都会恢复至孕前的状态。

但是，分娩有可能造成妈妈盆底肌肉及筋膜的过度扩张，弹性减弱，如妈妈们分娩次数过多，每次间隔时间过短，盆底组织就会出现松弛而难以完全恢复正常；如果本次分娩过程中胎儿娩出的时程过长，胎儿过大、产钳助产可能导致盆底损伤，从而出现子宫脱垂、阴道壁膨出等后遗症。

不过除了这些负面的因素，妈妈们在产后根据自身的情况积极、主动的进行适当运动、产褥期体操以锻炼盆底肌肉则对防止阴道膨出有重要而正面的作用。

11 二孩产后身材恢复会比一孩快吗？

分娩后随着胎儿、胎盘、羊水的排出，且月子期间褥汗、子宫复旧等，产后体重可减轻 11~14kg 左右，但若妈妈在产褥期和哺乳期营养过剩，且没有适当的锻炼，令妈妈们苦恼的肥胖问题就会随之出现。产后妈妈们因为需要哺乳，所需要的能量和营养成分必须高于普通未孕的女性，但与此同时，在合理饮食、保证每日摄入的总热量不低于 3000kcal（1kcal ≈ 4185.85J）、饮食中有足够的蔬菜、水果、谷类食品，并控制食物中总的脂肪摄入的前提下，适当的运动及产后体操以促进盆底和腹部肌肉张力的恢复，特别是对于腹壁过度膨胀的产妇如羊水过多、双胎、巨大儿等是非常重要的，因此，不管妈妈们是第几次怀孕，都会逐渐收获轻盈的身材，重拾自信。

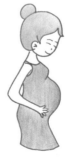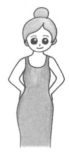

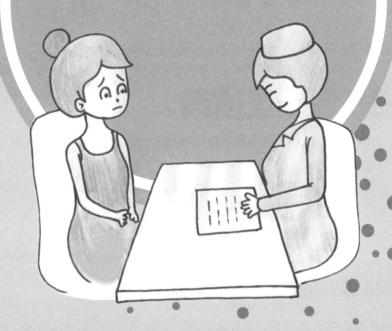

第二篇

我要二孩宝宝

一 二孩孕前检查

1 一孩宝宝非常健康，备孕二孩还需要孕前检查吗？

孕前检查是从优生优育的角度出发，针对备孕中的爸爸妈妈进行的检查，有些父母会疑问，在备孕第一孩时孕前检查很完备，并且孕育过程顺利，现在一孩宝宝也很健康，那么在备孕二孩前仍需要进行孕前检查吗？

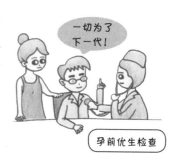

一切为了下一代！

孕前优生检查

答案是肯定的。有打算怀孕的女性都应该做孕前检查，这和生第几胎没有必然关系。第一胎健康，不代表二胎一定健康。我们建议，在孕育二孩之前最好再次进行孕前检查，除了地中海贫血、蚕豆病相关的检查可以无需再做外，其他和优生相关的检查都有必要重新做，甚至要更加严格。因为女性随着年龄的增大，胎儿出现染色体异常的几率也会增高（35 岁后，高龄孕妈妈染色体疾病发生的概率是年轻女性的 10 倍），必要时甚至需要进行产前染色体诊断。

所以，打算生二孩的爸爸妈妈，孕前检查依然是不可忽略的。

2 孕前检查什么时候做？

孕前检查开始的最佳时间并没有定论，一般推荐在备孕前 3～6 个月开始做检查，备孕的爸爸妈妈双方都应该进行优生优育系列检查。之所以推荐孕前 3～6 个月，是因为从营养补充、疫苗接种以及叶酸补充方面，都留有相对充足的时间。一旦孕前检查发现其他问题，还可以有时间进行干预治疗。

因此，推荐各位备孕的爸爸妈妈提前 3～6 个月开始积极孕前检查为宜。

3 孕前检查有哪些？

孕前检查，不仅有利于夫妻双方身体健康，更保障了女性的孕期安全，还能及时获得健康指导，避免患有遗传病的婴儿出生。

孕前和孕期保健指南指出，对计划妊娠的夫妇进行孕前健康教育及指导，主要内容包括：①有准备、有计划的妊娠；②合理营养，控制体质量（体重）增加；③补充叶酸 0.4～0.8mg/d，或经循证医学验证的含叶酸的复合维生素。既往发生过神经管缺陷（NTD）的孕妇，则需每天补充叶酸 5mg；④有遗传病、慢性疾病和传染病而准备妊娠的妇女，应予评估并指导；⑤合理用药，避免使用可能影响胎儿正常发育的药物；⑥避免接触生活及职业环境中的有毒有害物质（如放射线、高温、铅、汞、苯、砷、农药等），避免密切接触宠物；⑦改变不良的生活习惯（如吸烟、酗酒、吸毒等）及生活方式；⑧避免高强度的工作、高噪声环境和家庭暴力；⑨保持心理健康，解除精神压力，预防孕期及产后心理问题的发生；⑩合理选择运动方式。

孕前检查女性需要注意：①在当天凌晨零点开始，最好前一天22:00后，禁止进食、喝水，检查时间最好安排在孕前3~6个月，月经过后3~7天，避开月经期，同时注意休息，保持精力充沛，检查前一天不要清洗阴道；②检查前3~5天需清淡饮食，不要吃猪肝，猪血等含血性的食物；③女性孕前检查需要做妇科B超，不同医院可能有不同的方式，如果做经腹B超，需要在膀胱充盈的前提下来做，因此检查之前需要憋尿，尽量在早晨起床后接少许晨尿，以备验尿使用；如果做经阴道B超，则不需要憋尿，更方便。

孕前检查男性需要注意：在检查前要保证规律的生活，避免熬夜，可适当进行体育锻炼，饮食要注意营养全面，多吃富含优质蛋白质的食物，少吃高脂，高糖，高蛋白的食物；计划怀孕前的三个月甚至半年之内戒烟限酒。夫妻在检查前3~5天不能有性生活，禁欲时间太短或太长，都有可能影响精子质量。抽血要空腹，因此检查前一天晚饭后不要进食，保证在抽血前空腹8小时以上。

孕前检查项目：

女性孕前检查内容：①一般检查：如身高、体重、血压，内科、外科、耳鼻喉、口腔、眼科；②实验室检查：肝功能、肾功能、血脂、血糖、血常规、血型（包括RH血型）、优生四项（风疹病毒、弓形虫、巨细胞病毒、单纯疱疹病毒）、肝炎系列、梅毒、艾滋病抗体、性激素水平、尿沉渣分析；③心电及影像学检查：心电图、乳腺彩超、B超（肝、胆、脾、胰、双肾膀胱、子宫附件）；④妇科检查：妇科常规检查、白带常规＋淋球菌、宫颈液基细胞、沙眼衣原体、支原体；⑤特殊检查：必要时，遵医嘱查染色体。

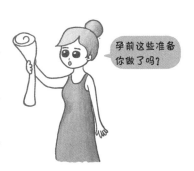

孕前这些准备你做了吗？

男性孕前检查内容：①一般检查：如身高、体重、血压，内、外科、耳鼻喉、口腔，眼科；②实验室检查：肝功能、肾功能、血脂、血糖、血常规、血型（包括Rh血型）、优生四项（风疹病毒、弓形虫、巨细胞病毒、单纯疱疹病毒）、梅毒、艾滋病抗体、尿沉渣分析，精液常规、精子形态分析；③心电及影像学检查：心电图、B超（肝、胆、脾、胰、双肾膀胱、前列腺）；④特殊检查：必要时，遵医嘱查染色体；⑤自觉睾丸发育可能有问题时，一定要先问一下父母亲，自己儿时是否患过腮腺炎、是否有过隐睾、睾丸外伤和手术、睾丸疼痛肿胀、鞘膜积液、斜疝、尿道流脓等情况，将这些信息提供给医生，并仔细咨询。

④ 孕前需要全身体检吗？

在全民提倡优生优育的时代，孕前期保健的重要性是毋庸置疑的。除了培养健康的生活方式如戒烟戒酒、避免接触宠物、合理作息之外，做必要的孕前健康检查，以确定孕前爸爸妈妈的健康都处于一个良好的状态，是孕育健康宝宝的基础。

因此，建议夫妻双方在怀孕之前对身体做一个基本评估，如血压、体质量、血常规、尿常规、血型、肝肾功能、血糖及相关传染指标。而对既往有遗传性疾病或者年龄大于 35 岁以上的高龄孕妇还应进行相关遗传咨询以对未来的妊娠结局进行风险评估；对患有慢性疾病和传染病准备妊娠的妇女，应先经内科就诊治疗待病情痊愈或好转后选择适宜的时机妊娠，以降低围妊娠期的风险。

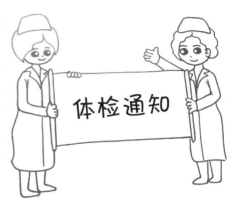

❺ 怀孕时可以行含 X 射线的检查吗？

通常情况下，若是孕前拍了 X 线片子，然后你去咨询医生，哪怕是顶尖级的专家也不会告诉你到底"留"还是"流"，这是一个全或无的概率问题。原则上，孕妇不宜接受 X 线检查，但是，妈妈们也不必谈"X"线色变。

根据美国放射学会、美国妇产学院、美国食品药品监督局的临床指导，绝大多数诊断性的 X 线检查通常是不会造成胎儿伤害的，比如一次四肢或胸部 X 线摄片，一次非腹盆腔部位的 CT 检查。一般来讲，胎儿接受 X 射线的最大极限剂量是 50mGy，特别是在怀孕早期（6 周以内），接受射线达 50mGy 以上会造成不良妊娠结局，引起流产或导致胎儿生长发育障碍、中枢神经系统畸形甚至恶性肿瘤。而孕妇单次胸部 X 线摄片胎儿接受的辐射剂量为 0.0002~0.0007mGy，单次腹部和盆腔 X 线摄片胎儿接受的辐射剂量约 1mGy，孕妇一次乳腺钼靶摄片胎儿接受的辐射剂量为 0.07~0.2mGy。因此，当孕妈妈由于疾病需要进行接触 X 线时，比如常规的口腔拍片、头胸部四肢及乳腺的 X 线摄片，以及非腹盆腔部位的 CT 检查，诊断性的 X 射线剂量还是安全的。

❻ 男方为什么需要孕前检查？

影响生育结局的因素不仅仅来自女性，男性孕前生育健康的不良因素也不可忽视。排在前 4 位的不良因素依次是吸烟、饮酒、不良工作环境、生殖系统疾病，且与年龄、文化程度密切相关。

男性孕前检查最重要的一项是男性精液检查。精子和卵子结合，形成受精卵。受精卵逐渐分裂成长，发育成为胎儿。精子质量直接影响胎儿的健康状况。所以，在准备生育之前，男性最好做一下精液常规的检查，这对于优生是十分必要的。

如果精液有问题，应该进行治疗。有的男性精液中的精子活力比较低、成活率不达标、数量不太足。在这种状态下，有时可能会怀孕，但往往容易发生意外，比如流产、胚胎停止发育、胎儿异常等。

与女性孕前检查相比，男性孕前检查项目要简单一些。除了前面所说的精液检查之外，还有泌尿系统检查、孕前病史询问和血液检查。泌尿系统检查，主要看是否存在影响生育的生殖系统疾病，比如是否存在隐睾、睾丸炎、梅毒、艾滋病等影响生育的疾病。如果有疾患，一定要提前进行全面治疗。孕前病史询问，主要是了解男性的家族是否有畸形儿生育史、染色体是否正常、之前服用过哪些药物等，这直接关系未来宝宝的健康成长。血液检查，看男性是否患有白血病、病毒感染、糖尿病、肝炎、黄疸、肾炎、尿毒症等影响生育的疾病。有文

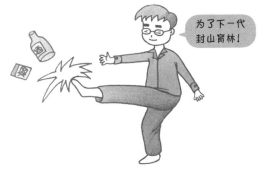

献报道指出，不仅女性孕前要注意饮食营养，男性孕前也应该加强饮食营养。一般来说，孕前3个月至半年，男性就要开始注意饮食调理，每天要摄入足够量的优质蛋白、维生素、矿物质、微量元素等，并戒烟限酒。

⑦ 孕前双方需查血型吗？

答案是需要，尤其是既往有过不明原因的死胎、流产、新生儿重度黄疸史的准妈妈及其丈夫更应进行 ABO、Rh 血型检查。

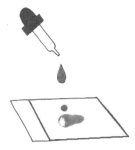

当胎儿具有母亲所不具有的抗原（即由父亲遗传而来）时，抗原就可能通过胎盘进入母亲，诱导母体产生相应抗体，产生的抗体 IgG 可以通过胎盘再次进入胎儿体内，与胎儿红细胞表面抗原结合，产生溶血。ABO 溶血多见于母亲为 O 型，胎儿为 A、B 及 AB 型，若母亲为 AB 型或胎儿为 O 型则不发生溶血。对于 Rh 阴性的母亲，尤其是首胎分娩了 Rh 阳性婴儿的二孩孕妇而言，首胎不会发生溶血，机体仅被 Rh 抗原致敏，在所怀第二胎血型为 Rh 阴性时会发生 Rh 溶血。对于孕前输注过 Rh 阳性血液的准妈妈，由于输血时机体已经被抗原致敏，则第一胎就会发生溶血。

因此，新生儿溶血的发生与其父母血型遗传有着密切关系，为避免溶血发生，应当在孕前进行血型检查，以预测可能发生的新生儿溶血，便于及时采取积极的预防措施。即使是已经顺利分娩第一胎的女性，在怀二孩时仍然需要检测胎儿血型，同时密切监测体内抗体含量，尤其是夫妻二人有 Rh 阴性血型者及首胎发生过新生儿溶血者。

⑧ 爸爸妈妈血型不合怎么办？

夫妻双方血型不合并不代表一定会发生胎儿溶血，应当根据母亲及胎儿血型具体分析。

（1）母亲为 AB 型或胎儿为 O 型时不会发生溶血。

（2）对于母亲为 O 型、父亲为非 O 型的夫妻，应在孕期检测胎儿 ABO 血型。由于

ABO 溶血主要发生于母亲为 O 型，而胎儿为 A、B、AB 型。对于此类孕妇而言，应在孕期定期检测孕妇血清中 IgG 抗体 A（或 B），当抗体 >1∶64 时则提示有可能发生 ABO 溶血。

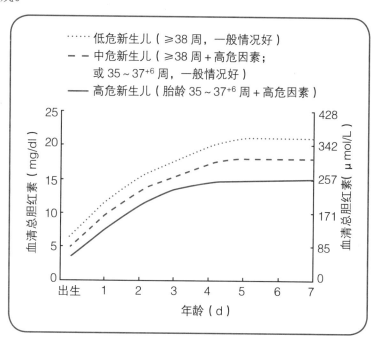

ABO 溶血

Rh 溶血

（3）母亲血型为 Rh 阴性，父亲为 Rh 阳性，应当在孕期检测胎儿 Rh 血型。若胎儿血型为 Rh 阳性，则当母亲怀第二胎，或者母亲体内已有 Rh 抗体时，就应在妊娠 16~18 周时检测 Rh 血型抗体，同时每 2~4 周复查，抗体上升则提示发生 Rh 溶血。

当孕妇体内抗体滴度超过阈值，提示可能发生溶血时，应当 B 超监测胎儿宫内发育情况。当胎儿宫内贫血严重，而肺部未发育成熟，不宜分娩时，可采用血浆置换或宫内输血等方法降低孕妇血液抗体水平，纠正胎儿贫血。当胎儿肺部发育成熟，且羊水胆红素水平明显升高时可考虑提前分娩。

胎儿出生 24 小时内出现皮肤黏膜发黄，胆红素水平达到相应日龄及相应危险因素下的光疗干预标准（如右图胎龄≥35 周的光疗参考曲线），或每日胆红素升高超过 85μmol/L（5mg/dl），或黄疸退而复现者，考虑出现病理性黄疸，有母儿血型不合等高危因素者则提示溶血可能，需要干预。此时应尽快降低胎儿血清胆红素水平，防止胆红素脑病的发生。可采用蓝光照射、口服退黄药物等治疗方法，必要时可采取换血疗法。

······ 低危新生儿（≥38 周，一般情况好）

- - - 中危新生儿（≥38 周 + 高危因素；或 35~37^{+6} 周，一般情况好）

—— 高危新生儿（胎龄 35~37^{+6} 周 + 高危因素）

⑨ 高龄妈妈孕前需要什么特殊检查？

除了常规的妇科查体外，哪些特殊检查是准二孩妈妈不能错过的呢？

（1）唐氏筛查、无创 DNA 或者羊水穿刺：随着妊娠年龄的增长，准二孩妈妈发生神经管畸形的风险增加，因此，唐氏筛查作为首次的染色体畸形排除是必须要进行的，而对于分娩年龄大于等于 35 岁的准二孩妈妈，则需要行无创 DNA 或者羊水穿刺来排除胎儿的染色体畸形。

（2）既往有染色体畸形胎儿出生的妈妈，则需要进行遗传咨询。

（3）甲状腺功能检查：甲状腺功能减退或者甲状腺功能亢进的准二孩妈妈则需要口服一定的药物来维持妊娠。

（4）糖尿病妈妈：最好是将血糖控制在正常范围后再考虑妊娠，成功妊娠后应注意监测血糖，必要时使用胰岛素控制血糖。

10 甲亢甲减患者怀孕前要复查甲状腺功能吗？

需要。

甲状腺疾病是内分泌领域的第二大疾病，其中女性患者为男性患者的 6～10 倍。甲状腺功能减退症（甲减）和甲状腺功能亢进症（甲亢）都可以造成不孕、不育，甲减还可能影响后代智力发育。

即使孕前没有甲减或甲亢，家里也没有甲状腺疾病的家族史，也要进行甲状腺疾病的筛查。

孕前甲状腺功能正常的隐匿性甲状腺疾病患者，会在怀孕后变成明显甲减或甲亢。未控制的甲减或甲亢对妊娠及产科并发症的不良影响包括不孕、不育、流产、早产、先兆子痫、充血性心力衰竭、甲状腺危象、胎盘早剥和感染等。

TPOAb（抗甲状腺过氧化物酶抗体）升高，就可能引起流产。建议筛查时间最好是计划怀孕时，或妊娠 6 周内。

备孕妇女的 TSH（促甲状腺激素）水平为 0.3～2.5mIU/L 为佳。

甲状腺激素减少或增多同样可以影响精子质量，从而造成男性不育症。甲减、亚临床甲减和甲亢的男性，精子成活率、A 级精子数量、精子活动能力、精子畸形率、液化时间等各项指标均可以异常，严重时可造成无精子症。

一般不主张甲亢患者怀孕，最好将甲亢治愈后再怀孕。甲亢患者怀孕后可引起心脏负担加重，出现一些严重的妊娠期并发症，比如妊娠期心衰、高血压等。抗甲状腺药物也可能对胎儿产生不良影响。同时妊娠可以影响甲亢的病情发展，容易出现症状的波动。如果甲亢患者病情得到有效控制，或亚临床甲亢患者意外怀孕，且又想生育，建议其坚持服用药物的同时怀孕。孕期甲亢患者可以使用丙基硫氧嘧啶。在整个孕期应当把甲状腺功能控制在轻微甲亢水平，否则，过多的抗甲状腺药物可能会造成胎儿甲减。并且孕期要每月测定一次甲状腺激素水平。

同样，考虑到妊娠期甲减对母体和胎儿的不良影响，建议既往患有甲减或亚临床甲减的育龄妇女计划妊娠时，应在内分泌科医师指导下调整使用药物类型［使用左甲状腺素（$L\text{-}T_4$）制剂］及用药剂量，使 TSH 在正常范围，最好 TSH < 2.5mIU/L 再怀孕。

11 什么是 TORCH？如何看 TORCH 化验报告？

对备孕妈妈们来说，TORCH 一词并不陌生，在常规孕前检查时医生会建议妈妈们要查一查"TORCH 五项"或者"TORCH 十项"。那么这分别代表什么意思呢？

TORCH 一词最早在 1971 年由美国埃默里大学免疫学家 Andre Nahmia 提出，Nahmia 将复杂的围生期感染综合后称之为 TORCH，包括弓形虫（T），其他微生物（O），风疹（R），巨细胞病毒（C），单纯疱疹病毒 1 型或 2 型（H）。这几种病原体感染的共同特征是均可母婴传播，妈妈症状轻微甚至无症状，但病毒可通过胎盘引起宫内感染，对胚胎期的宝宝造成伤害，如流产、早产、死胎等等；即使安全渡过孕期，新生儿仍有可能在分娩过中，哺乳过程中受到感染而引起宝宝多系统，器官的损害，引起智力障碍。

检查是否有 TORCH 感染有直接指标和间接指标。直接指标包括病毒抗原、病毒 DNA、病毒 RNA 等，简单来说就是检测病原体本身，适用于最终诊断；大部分备孕妈妈在孕前接受的都是间接指标检测，包括病毒刺激机体后机体产生免疫反应而产生的 IgG 和 IgM，IgG 阳性说明既往备孕妈妈有过感染，目前有免疫力；IgM 阳性一般说明近期有感染。"TORCH 五项"一般是指仅查了 IgM，即明确妈妈近期有无这五类病原体的感染，"十项"则是指同时检查了 IgM 和 IgG，了解妈妈过去及近期有无感染。

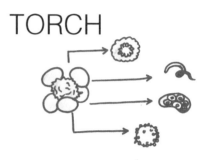

TORCH 检查可在不同的时间段进行，孕前检查可帮助医生评估病原体感染状况，感染了病原体的备孕妈妈应积极治疗，待体内 IgM 转阴后再孕育二孩宝宝；孕早期检查可以判断感染的状态并进行相应的产前诊断；新生儿宝宝检查则可提供产后先天感染的诊断。

总之，备孕妈妈一定要积极进行产前 TORCH 系列检查，为二孩宝宝打造一个良好的孕育环境。

12 怀二孩前需要妇科查体吗？

女性在怀二孩前 3 个月需要做妇科查体，以了解子宫卵巢发育状况，还可排除妇科炎症、宫颈疾病、卵巢囊肿或肿瘤等，有必要时还需要做血性激素检测、宫腔镜检查等，如有相关妇科疾病应治疗好后再考虑怀孕。

妇科查体分为妇科专科体检及相关辅助检查。具体包括妇科常规检查，如妇科双合诊检查、阴道分泌物检查，主要检查外阴发育是否正常，阴道壁有无溃疡、赘生物、囊肿、阴道隔及双阴道等先天畸形，宫颈是否光滑，有无糜烂、肥大、赘生物等；妇科相关辅助检查包括宫颈液基薄层细胞制片术（TCT）检查、电子阴道镜检查、妇科超声检查等。

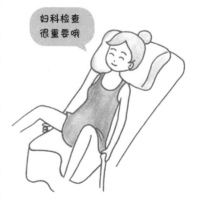

妇科检查很重要哦

进行妇科查体时间应选择在月经干净后的 3~7 天内，如月经不规律或异常子宫出血应随时检查，检查前最好不要同房，女性年龄、病史和生活方式等不同，检查项目不同。

13 怀二孩前需要做输卵管造影吗？

不一定。如果是继发不孕，怀疑输卵管梗阻时可做。

输卵管造影是临床上应用较为广泛的检查女性输卵管通畅与否的一种方法。经 X 线的子宫输卵管造影是通过导管向宫腔及输卵管注入造影剂，利用 X 线诊断仪行 X 线透视及摄片，根据造影剂在输卵管及盆腔内的显影情况来了解输卵管是否通畅、阻塞部位及宫腔形态的一种检查方法，能对输卵管堵塞作出正确诊断，准确率达 98%，且具有一定的治疗作用，是用来了解输卵管是否通畅及通畅的程度和具体堵塞部位的最常用的检查方法。在许多方面是超声、CT、MRI、宫腔镜、腹腔镜、输卵管镜等所无法替代的。

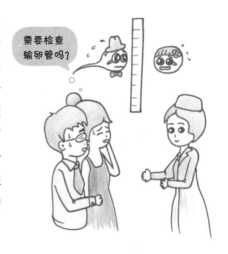

14 输卵管造影检查后多长时间可以怀孕呢？

正常育龄期女性在怀二孩前做孕前检查时，检查项目很多，但不包括输卵管造影，若积极备孕超过 1 年未受孕，在排除了女方排卵障碍、男方精液异常、免疫因素等后，可考虑行输卵管造影。

做输卵管造影最好是选择在月经干净的第 3~7 天，因为此时女性的子宫内膜环境最适合接受检查，检查结果也会更准确。如果输卵管造影的时间过早容易造成感染，这是因为子宫内膜有创面，而碘化油作为检查中所使用的造影剂可导致感染的发生。如果过晚，子宫内膜增生、肥厚，检查时的压力则可能将肥厚的子宫内膜推向输卵管入口而造成堵塞的误诊，影响检查的效果，也易致出血。

由于输卵管造影剂的不同，对输卵管造影后怀孕的时间限制也会有所不同，有些造影剂在隔月就可以怀孕，有些则可能需要等 3 个月后才能怀孕。

二孩准妈妈准爸爸要注意啦

1 怀孕能养宠物吗？

关于怀孕期间能不能养小宠物这件事情，我们来看看小猫猫自己是怎么说哒！

各位喜爱宠物的准妈妈：

你们好！我叫花小喵，是一只人见人爱、花见花开的小猫咪，我的"妈妈"即将要生第二个宝宝了，但是"妈妈"并没有把我送走，而是选择让我陪伴（幸福 ing）。也许你们会很奇怪，为什么我可以陪伴"妈妈"，而你们的猫咪宝贝却要忍受爱别离？

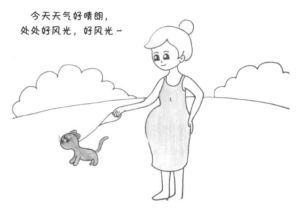

今天天气好晴朗，处处好风光，好风光~

首先，普及一下本小喵对宝宝最大的威胁——携带"弓形虫"，对于准二孩妈妈来说，弓形虫可以通过胎盘垂直感染胎儿，造成胎儿畸形、流产和死胎等严重后果（好可怕）。俗话说病从口入，本小喵感染弓形虫主要是因为吃了含有弓形虫的不熟食物，然后便便里就有了大量虫卵，之后污染家里的食物（本小喵也不想的），最后妈妈中招机会就来了（悲伤逆流成河／（ＴｏＴ）/~~）。

所以为了避免我与弓形虫的亲密接触，妈妈做了如下准备：

NO.1：怀孕前，我和妈妈便去了各自的医院做了专门的弓形虫检测，而且妈妈也做了猫猫过敏原测试，结果都还 OK！如果有感染要积极配合治疗的。

NO.2：从备孕开始，妈妈便把我圈养在家，减少出去撒野的机会，而且我只吃熟食或者猫粮，拒绝非熟食。杜绝弓形虫，从本小喵做起！

NO.3：最后，我还有一个专属便盆，放在一个妈妈接触不到的角落，当然，清理工作就留给爸爸了（*^__^*）嘻嘻……

其实，除了我之外，几乎所有哺乳动物、鸟类都可能传染弓形虫，因此各位准妈妈都要避免食用未煮熟的肉，而且切过生肉的刀和案板要清洗干净。

各位准妈妈，熟记我家小妙招，你家猫猫 or 狗狗也可以幸福陪伴滴！

花家的小喵

② 为什么备孕期间要吃叶酸？

叶酸是一种水溶性的 B 族维生素，在体内参与氨基酸和核苷酸代谢，是细胞增殖、组织生长和机体发育必不可少的营养元素。所以，在胎儿发育的过程中，补充叶酸是非常重要的。

对于胎儿来说，缺乏叶酸可导致神经管畸形。大量研究表明，如果育龄女性在孕前直到孕早期补充叶酸，可以有效预防 70% 以上神经管畸形儿的出生。另外，缺乏叶酸还会导致眼、口唇、腭、心血管、骨骼等器官发生畸形。

对于准妈妈来说，叶酸可以预防孕妇贫血。孕妇的身体需要叶酸来制造正常的红细胞。调查显示，中国育龄女性的贫血患病率为 20.6%。叶酸摄入不足，也可能会使孕妇贫血。

由于服用叶酸 4 周后，体内叶酸缺乏的状态才能得到明显的改善，所以建议补充叶酸计划最晚从孕前 3 个月开始，每天补充 400μg 叶酸，一直坚持到怀孕以后 3 个月。如果条件允许，可以一直服用到孕期结束。

值得注意的是，不同的人对叶酸利用能力不同，对于正常的孕妇来说，每天补充 400μg 叶酸是足够的，但是对叶酸利用能力存在障碍的孕妇来说，应该相应增加补充剂量，并加强孕期各项检测，避免先天缺陷儿的出生。目前中国仅约 30% 的妇女叶酸代谢能力正常，因此每个孕妇都应知道自身对叶酸的利用能力，可以对叶酸不足起到预防作用。所以孕妈妈们在补充叶酸之前需要进行叶酸的利用能力检测，从而补充准确剂量的叶酸，实现个性化补充叶酸方案，同时加强产前检查，以降低新生儿出生缺陷风险。

③ 备孕期间准爸爸需要吃叶酸吗？

对于未来准爸爸而言，叶酸是提高精子质量的重要物质。当准爸爸体内叶酸不足时，精子的浓度和精子的活动能力都会有所下降，一方面使得受孕困难，另一方面会影响受精卵的质量，增加染色体缺陷的几率。

麦吉尔大学的一项研究发现，父亲的叶酸水平对宝宝的健康也有很大影响。研究者用小鼠进行研究，一组研究没能通过日常饮食获取足够叶酸的小鼠父亲，另一组研究已经获得正常叶酸水平的小鼠父亲。和体内叶酸值正常的小鼠父亲孕育的后代相比，叶酸获取不充足小鼠父亲后代的生理缺陷要高出很多，甚至可以达到 30%。

所以，备孕期间，夫妻双方最好同时补充叶酸片，推荐补充剂量相同，每天摄取 400μg 叶酸，同时也要注意从饮食上摄取叶酸，多吃富含叶酸的时令蔬菜、水果或动物肝脏、谷物等食物，这对受孕是非常有利的。

④ 备孕期间准爸爸妈妈可以喝酒熬夜吗？

当决定要二宝后，准爸妈就要调整作息及生活习惯，将自己的身心都调整到最佳状态，提前三个月戒烟戒酒，避免熬夜，合理安排性生活次数，提高精子质量，来迎接第二个宝宝的到来。

（1）备孕二孩的父母禁止饮酒。对男性来说，酒精会使精子染色体结构或数目发生改变，导致精液中71%的精子发育不全，活动度差；长期大量饮酒会影响睾酮的合成，使精子浓度降低，影响精子质量；过度饮酒也会损害其内分泌功能，造成睾丸萎缩，出现勃起功能障碍；饮酒会消耗体内的叶酸，导致叶酸缺乏，进一步降低生育能力。对于女性来说，过量饮酒会损害卵巢功能，导致月经紊乱。

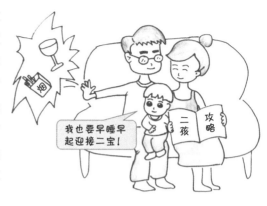

（2）备孕期间，要避免熬夜。对于男性来说，长期熬夜会使其精神高度紧张，身心俱疲，易导致机体多系统功能紊乱，身体功能下降。对于女性来说，多种性激素在晚上10点到凌晨6点的熟睡状态下才能产生，熬夜会导致此类激素产生障碍，影响其内分泌及卵巢功能，进而影响卵子的质量；人体免疫过程的运行依赖足量优质的睡眠，如果女性在怀孕期间睡眠周期缩短，会使人体抵御疾病的能力下降；熬夜会消耗孕妇过多的能量，严重时会使孕妇处于无氧代谢状态，甚至产生不利于胎儿生长发育的有毒物质。

通常情况下，孕妇应保证晚上睡足8小时，且晚上最好10点左右睡觉，早上6点起床，保证午休约1小时，如偶然熬夜，可以适度延长午休的时间，也可在其他时段"补觉"。但补觉只能有限缓解孕妇的疲劳感，并不能弥补熬夜造成的伤害。

5　备孕期间需要穿防辐射衣吗？

辐射分为电离辐射和非电离辐射，X射线、CT等高频率高能量的电磁波属于电离辐射，长期大剂量的接触会损害人体健康，而我们生活中接触的电脑、手机、电视、微波炉等电子设备发出的低频率电磁波属于非电离辐射，并没有明显的数据表明这些会对人体造成损害。

对于长期接触电离辐射者，需依据所受辐射的轻重提前半年至两年远离辐射源备孕，如怀孕以后再进行防护可能为时已晚，尤其辐射会影响到精子的质量，男性的防护更为重要。

而对普通大众来说，每年接受不超过1mGy的辐射量是安全的，而我们日常生活中的电脑手机等并不足以产生上述的辐射量，不必惊慌。但对于高龄准二孩妈妈来说，日常的辐射可能会使其产生焦虑，但目前没有证据表明日常非电离辐射会导致孕妇流产率、胎儿畸形率的提高，也不会导致新生儿出生体重过低。

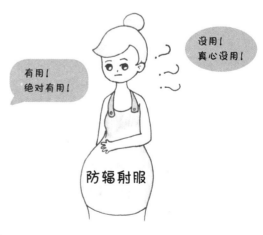

至于目前市面上的防辐射服的意义尚有争议。有专家认为，日常生活中的电磁波辐射方向往往杂乱无章，屏蔽布料一旦被加工成服装，衣领、袖口等处都有可能成为电磁波辐射的入口，致使其在防辐射服内进行多次反射后交汇叠加，对人体的辐射强度增强。但也有专家对上述观点持否定态度，认为辐射的叠加在理论上存在，但现实生活中发生的概率很低，肯定了防辐射服的积极作用。

因而，目前我们并不能作出准确的结论，备孕及怀孕期间是否需要穿戴防辐射服，这更多的还是取决于各自的选择。如果经济允许，对周围的环境觉得不够安全，甚至产生焦虑，购买一件穿在身上，最好能像内衣一样穿在里面的，只要不影响自己的工作生活，也是可取的。毕竟身心的愉悦对胎儿的作用是肯定的。

但想要隔离辐射，最好的办法就是远离辐射源，避免不必要的电脑手机的接触，养成良好的作息，保持身心愉悦。准妈妈从备孕开始就应服用叶酸片，直到孕 12 周停药。平常饮食注意如多吃芝麻、胡萝卜、西红柿、海带、瘦肉、大蒜、蘑菇、动物肝脏等富含硒、维生素 A、维生素 C 和蛋白质的食物，以增加机体抗辐射的能力。

6 备孕期间需要先治疗阴道炎性疾病吗？

阴道炎是最常见的妇科疾病，"霉菌性"、细菌性及滴虫性阴道炎是其中比较常见的几种。

"霉菌性"阴道炎，实际是外阴阴道假丝酵母菌病（VVC），是由假丝酵母菌感染引起的。据统计，约 75% 的妇女一生至少患过一次。妊娠时机体免疫力下降，正常的阴道内环境改变，更加有利于假丝酵母菌生长，如果备孕期间不予治疗，妊娠期雌激素水平高，症状较严重，极少数患者致病菌能经宫颈上行，会增加胎膜早破、会阴阴道裂伤的发病率，明显高于备孕期间已经治愈患者。此外孕期妈妈由于担心影响胎儿产生焦虑，影响妈妈自然阴道分娩的信心从而导致剖宫产率增加。细菌性阴道病是由于阴道内的正常菌群失调所引起的一种混合感染，备孕期间不治疗，孕期增加胎膜早破、早产等不良妊娠结局的发生几率。滴虫性阴道炎是由阴道毛滴虫引起，是一种常见的性传播疾病，备孕期间不治疗，妊娠期可导致胎膜早破、早产等妊娠并发症。

因此，建议于备孕期间需要先治疗阴道炎性疾病。

7 备孕期间准妈妈需要控制体重吗？

答案是需要。

孕前体重过轻会增加妊娠期间营养不良、贫血等疾病的发生风险，严重者可导致流产，而肥胖是妊娠期糖尿病、妊娠期高血压等许多妊娠合并症及并发症的高危因素，严重者可导致死胎、巨大儿、胎儿畸形的发生，因此准二孩妈妈备孕时应当尽量控制体重到正常范围，更有利于妊娠，能避免很多疾病发生。

我们要如何评估自己的体重是否正常？目前国际较为认可的一种方法是通过计算体重

指数 BMI 来衡量人体胖瘦程度，BMI（kg/m²）即等于体重（kg）除以身高的平方（m²）。WHO 设定的 BMI 标准为：偏瘦 <18.5；正常 18.5~24.9；超重 ≥25.0。但针对中国人的体型特点提出了体重指数 ≥24 为超重，≥28 为肥胖，女性腰围 ≥80cm 提示为腰部肥胖。准妈妈们可根据以上指标来明确自己的体重是否处于正常水平，并及时调整饮食及生活习惯以达到健康标准。

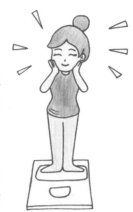

孕前体重超重或肥胖的女性备孕的饮食原则是低热量、低糖、低脂饮食，适当增加富含蛋白质食物（如鱼虾、瘦肉、牛奶、鸡蛋和豆制品）的摄入量，多摄入新鲜蔬菜。孕前体重过低的女性饮食原则是适当增加饮食量，种类多样化，营养搭配合理，多补充优质蛋白和丰富维生素。孕前贫血者也要有目的地进行饮食调整，多食用富含铁元素的食物，如牛肉、动物肝脏、绿色蔬菜等。

8 备孕期间有必要去看牙医吗？

妊娠后口腔的变化：①准妈妈们在孕期由于内分泌改变，体内的雌激素水平增加，口腔可发生变化，牙龈中血管增生且血管通透性增强，从而容易诱发牙龈炎症，出现牙龈红肿、刷牙出血；②部分孕妇偏爱甜食或偏黏软精细的食物则更容易滋生细菌；③智齿的阻生和异位，可使得颊黏膜反复咬合而发生糜烂、溃疡，智齿周围形成的盲袋容易潜藏食物残渣而滋生细菌。

因此，准妈妈在备孕期间应注意以下几方面：①孕前如做足口腔工作，妊娠期牙龈炎的症状会较轻，但如果妊娠前已患牙龈炎却没有治疗，则可使症状加剧；②孕期如出现口腔问题则存在用药风险，且孕期处理口腔问题（如拔牙或手术）有流产或早产的风险；③有些准妈妈在怀孕后甚至会患上牙龈瘤，牙龈红肿高大，嘴巴张不开，致使无法吃东西，疼痛还会影响到睡眠质量。

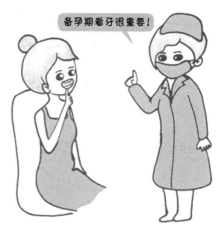

备孕期看牙很重要！

因此，准妈妈在备孕期间有必要去看牙医排除口腔疾病，应请牙科医生对牙齿、牙龈和口腔进行一次彻底的检查，从而针对现有问题加以治疗，如果智齿不经常发炎则不需要拔除，但智齿若经常发炎，需要吃抗生素，则应尽早拔除，以免孕期发炎无法用药。

9 备孕期间需要吃复合维生素吗？

准妈妈们在备孕期间需要服用维生素，包括：①叶酸：怀孕前 3 个月开始补充，女性补充叶酸可以预防胎儿的神经管畸形，降低妊娠并发症的几率；需要提醒注意的是复合维生素制剂中已经含有叶酸在内，单独再补充叶酸时，需要针对具体剂量酌减服用；②维生素E：又称为生育酚，具有抗氧化的功能，是正常生长和生育所必需的脂溶性维生素，富含维生素E的食物有：果蔬、坚果、瘦肉、乳类、蛋类、压榨植物油、柑橘皮等，备孕期间可服用维生素E，对子宫发育和妊娠均有益，能提高生育能力，预防流产。

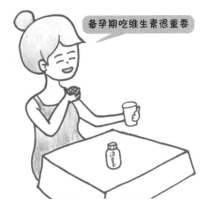

备孕期吃维生素很重要

对于营养不良、偏食或挑食的女性可在备孕期间抽血查微量元素，另外推荐一些重要矿物质：铁、钙作为母体储备，在大部分女性体内仍然缺乏或者水平偏低，可以依据微量元素检查结果酌量补充相应的药物。

10　备孕期间需要检测排卵吗？

准妈妈们在备孕期间要心情放松，顺其自然，但如果想提高受孕几率就应在排卵期同房，排卵发生在下次月经来潮前14天，对于月经周期规律的女性，可根据月经周期推算排卵期，即月经周期减14天为排卵期，如28天1个月经周期，则月经来潮第14天为排卵期。如32天一个月经周期，则月经来潮第18天为排卵期。有生育要求的夫妻应该选择在排卵期同房以提高受孕的几率。

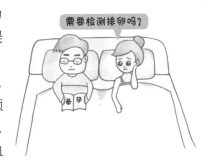

需要检测排卵吗？

月经规律的备孕女性除了通过月经周期推算排卵期，也可通过观察宫颈黏液的变化或每日记录基础体温来预测排卵，但对于月经不规律的女性，或伴有一些妇科疾病，如多囊卵巢综合征、早发性卵巢功能不全、高泌乳素血症等，可通过B超监测排卵。

11　糖尿病妈妈备孕要注意什么？

糖尿病对胎儿及新生儿的影响有：羊水过多、胎死宫内、巨大儿、胎儿宫内发育迟缓、畸形儿，新生儿的低血糖、低血钙等，还有流产、早产、新生儿死亡、畸形儿等风险。因此，糖尿病妈妈一定要做好孕前准备工作，特别是在饮食方面，要注意限制糖量的摄入。

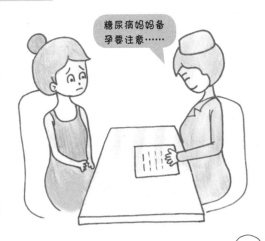

糖尿病妈妈备孕要注意……

糖尿病妈妈应在怀孕之前做好以下方面：①建立有益健康的习惯，包括合理饮食和控制体重。身体超重和肥胖常导致胰岛素抵抗，2

型糖尿病的发病与生活方式、体重、饮食规律等都有关系，因此，糖尿病妈妈在备孕期应将体重指数控制在正常范围之内。②怀孕前要在专科就诊，并进行一次全面的检查，包括各项生化指标、血压、心电图、腹部B超及心脏彩超、眼科检查，评价患者有无高血压、心脏病、肾病、神经疾病和眼科疾病的迹象，如果有问题应在考虑怀孕之前进行治疗。③孕前应掌握血糖监测、妊娠期的饮食调整和运动、低血糖的识别和处理等糖尿病有关知识技能和妊娠相关知识。④正在用口服降糖药的女性应在内分泌科医生的指导下调整用药。

12 高龄妈妈备孕期间有什么特殊需要？

（1）计划怀孕前到医院咨询和评估：准高龄二孩妈妈和第一胎剖宫产、第一胎有妊娠合并症或者并发症的准二孩妈妈，应该在计划怀孕前至少三个月到医院进行相关的咨询、检查和身体素质评估。

（2）孕前三个月开始口服叶酸，均衡膳食营养：当医院咨询和评估结果通过后，准二孩妈妈可以在准备怀孕前三个月开始每天口服0.4mg叶酸片，此外健康的饮食搭配，良好的工作环境对怀孕都是非常有帮助的。准二孩妈妈应当调整工作压力，规律作息，保持好的心情和均衡的营养，以最好的状态孕育宝宝。

（3）怀孕期间，定期进行产前检查：准高龄二孩妈妈在成功怀孕之后，要保证定期进行产前检查，对血压、血糖等指标都要格外关注，避免妊娠并发症的出现，一旦出现，及时进行治疗。

（4）应做好分娩的心理和身体准备：由于准高龄二孩妈妈的身体功能较差，容易出现难产、产程延长等意外情况，孕妇及家人应提早做好思想和身体准备。

13 备孕时饮食上要注意什么？

如果孕妇孕前营养不良，体内营养储备不足，会影响胎儿乃至新生儿的发育，所以妈妈今天吃喝不努力，宝宝明天就要努力找吃喝。所以准二孩妈妈在备孕时一定要注意以下几点：

（1）合理营养，平衡膳食：不同的食物中所含的营养成分和含量都不同。因此，备孕妈妈的食物种类要多样化，搭配合理，不偏食、不忌口，好吃你就多吃点，不好吃多少也要吃点。

（2）适量的糖和脂肪摄入：准高龄妈妈脂肪与糖的摄入量要适中，因为高脂可能会造成肥胖，而高糖则可能导致糖尿病。一般情况下，主食与肉类就含孕妇每天所需的糖与脂肪，所以孕妇每天定时定量进餐即可，无需额外补充糖分与脂肪。当然，对于体弱偏瘦者，可适当额外地补充所缺的营养。

（3）充足的蛋白质：蛋白质是构成生命体的重要组成部分，也是生成精子的重要原材料，孕前夫妻均应合理补充富含优质蛋白质的食物。肉、奶、蛋、鱼以及豆类是蛋白质的主要来源。

随着二孩政策的开放，准二孩妈妈的队伍里也迎来了大量的高龄妈妈，而高龄妈妈再次怀孕会比在二十多岁时怀孕更容易发胖，更易患上糖尿病。因此建议高龄准二孩妈妈以高蛋白、低脂肪、性温和的食物为宜，此外对于爱好甜食的妈妈最好控制一下对美食的欲望，减少甜品、甜饮料等的摄入，警惕"甜到忧伤"。

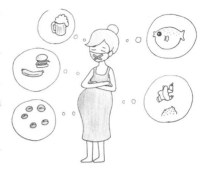

（4）适当补充叶酸及其他维生素：叶酸，又称维生素 B_9，胎儿生长过程中的必备物质，能有效地预防神经管畸形，提高受精卵和胎儿的质量，降低早产、畸形等现象的发生。随着妊娠年龄增加，卵细胞质量下降，高龄准二孩妈妈所生出来的宝宝畸形率也会增加，因此建议高龄准二孩妈妈在怀孕前三个月开始吃叶酸，坚持至孕后三个月。

（5）谨慎进补：许多妈妈认为自己生二孩时的身体功能大不如前，为了给二孩宝宝一个更好的孕期条件而积极进补，其实这是大错特错的。在进补前，你应评估一下自己的体质；否则盲目进补只会加重身体的负担，更有可能危害二孩。

（6）绝对的饮食禁忌：高龄女性在备孕与怀孕中都要小心饮食，生冷、辛辣、烧烤、腌制、寒性食品是绝对禁止的，烟、酒、浓茶、咖啡也要远离。

14 什么食物有利于备孕？

准妈妈在备孕期间应注意饮食，合理健康的食物对怀孕后胎儿的正常发育有帮助，不良食物不仅会影响夫妇身体健康，还可能影响胎儿发育。备孕期除了要多吃蔬菜水果、补充叶酸之外，还要适当补充蛋白质和胶原、豆制品、牛奶，多吃富含维生素 E 的食物。

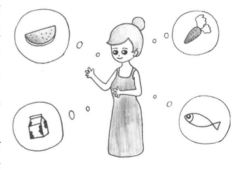

备孕期间不宜食用的有：①高糖食物：高糖食物摄入易引起糖代谢紊乱，对于孕妇及胎儿有潜在影响。②辛辣食物：摄入辛辣食物易引起消化功能紊乱，导致便秘、腹泻、消化不良、痔疮等。③腌制食品：这类食品中含有亚硝酸盐、苯并芘等，对健康有影响，因此不宜食用。罐头食品营养价值并不高，经高温处理后，食物中的维生素和其他营养成分都已受到一定程度的破坏。应该吃天然的食物。④菠菜中含铁不多，而是含有大量草酸，草酸可影响锌、钙的吸收，而备孕期间应该增加钙，铁的吸收，否则影响胎儿的生长发育，故不宜食入过多菠菜。

15　一年中什么季节容易怀孕？

对于年龄较大的备孕准妈妈应顺其自然，尤其是大于 35 岁的准二孩妈妈无需刻意选择怀孕季节。

相对而言，若在 7 月、8 月怀孕较为适合，原因包括：①饮食因素：早孕反应一般发生在停经 40 多天，准妈妈们胃口差，消化不良、喜欢挑食，此时蔬菜、瓜果品种繁多，可以调节增进食欲，保障胎儿的营养需求；②气候因素：怀孕两三个月后，正好是让人神清气爽的秋天，不仅妈妈们的睡眠质量能够有效提高，还能经常出门散步，保持愉悦的心情，良好的睡眠和愉悦的心情都对胎儿的健康成长十分有益；③分娩因素：7 月、8 月怀孕者预产期为来年 4 月或 5 月，气候条件和自然条件都有利于宝宝发育，母亲哺乳、婴儿沐浴均不易着凉，蔬菜、鱼、蛋等副食品供

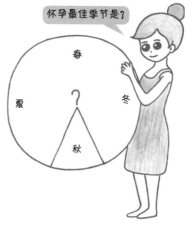

应也十分丰富，产妇食欲好，乳汁营养也丰富。孩子出生时，避开了寒冬和酷暑，空气新鲜，适合宝宝发育，二孩妈妈坐月子也比较舒适。

16　什么是 BBT？

BBT 是指基础体温（basal body temperature），人体处在清醒而又非常安静，不受肌肉活动、精神紧张、食物及环境温度等因素影响时的状态叫做"基础状态"，基础状态下的体温，就叫做"基础体温"，通常在早晨起床前测定。由于基础体温的变化规律一般体现在小数点后一位的体温值上，所以建议选用精度至少为 ±0.1℃ 的体温计来测量，对比精度和安全性都不高的水银体温计而言，电子体温计会更准确。

基础体温测量应从月经来潮第 1 天开始，每日自然醒后不起床，将体温计放在舌下测体温，记录体温变化情况，排卵后体温中枢在孕激素的作用下会上升 0.3~0.5℃，持续 12~14 天（双相体温），如体温下降则下次月经来潮。如果连续测量 3 个月经周期的基础体温，就能够推测出较准确的排卵日期。

BBT 有以下作用：①判断是否排卵指导避孕：若双相体温则表示有排卵；②观察黄体功能：若高温相持续 12~14 天则提示黄体功能正常，若短于 12 天可能为黄体功能不足；③诊断早孕：若体温持续升高超过 14 天，则需检查是否怀孕。

17 如何推算排卵期？

排卵是指成熟卵泡发育到一定阶段，明显地突出于卵巢表面，随着卵泡液的增加及其内压力的升高，使突出部分的卵巢组织变薄而最后破裂，排出卵子。可通过下列方法自行推算排卵期。

（1）月经周期推算法：可通过月经周期计算法来推算排卵期，排卵发生在下次月经来潮前 14 天，即月经周期减 14 天为排卵期。如 28 天 1 个月经周期，则月经来潮第 14 天为排卵期；如 32 天一个月经周期，则月经来潮第 18 天为排卵期。

（2）观察宫颈黏液：可通过观察宫颈黏液来推测排卵期，排卵期宫颈黏液增多而稀薄清亮，滑润而富有弹性，如同鸡蛋清状，拉丝度高，不易拉断。

（3）测量基础体温（BBT）：基础体温测定也可反应排卵期，从月经来潮第 1 天开始测定基础体温，每日自然醒后舌下测体温，记录体温变化情况，排卵后体温中枢在孕激素的作用下会上升 0.3~0.5℃，持续 12~14 天（双相体温）。

有生育要求的夫妻应该选择在排卵期同房以提高受孕的几率，但不意味着处于非排卵期的时候就不能怀孕，只是怀孕的几率较小，但仍有怀孕的可能。

18 如何用月经推算排卵期？

排卵是指成熟卵子被排出的过程，女性月经周期中随着激素水平的变化，卵泡逐渐生长发育至成熟，排卵前，成熟卵泡分泌的雌激素高峰对下丘脑产生正反馈作用，使下丘脑释放大量促性腺激素释放激素，刺激垂体释放促性腺激素，并出现峰值，黄体生成素（LH）与卵泡刺激素（FSH）比（LH/FSH 峰）与孕酮协同作用，激活卵泡液内蛋白溶酶活性，使卵泡壁隆起尖端部分的胶原消化形成小孔，称排卵孔。排卵时随卵细胞同时排出的还有透明带、放射冠及小部分卵丘内的颗粒细胞，成熟卵子可由两侧卵巢轮流排出，也可由一侧卵巢连续排出。

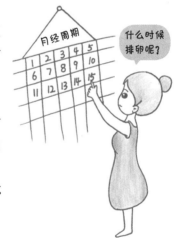

对于月经周期规律的女性，排卵发生在下次月经来潮前 14 天，即月经周期减 14 天为排卵期，如 28 天一个月经周期，则月经来潮第 14 天为排卵期。如 32 天一个月经周期，则月经来潮第 18 天为排卵期。月经周期不规律的女性，不能准确用月经周期推算排卵期，可使用阴道 B 超监测排卵。

19 月经不规律，怎样确定排卵期？

月经规律的女性可通过简单的月经周期计算法来确定排卵期，那么，月经不规律的女性如何确定排卵期呢？

①通过测量基础体温或观察宫颈黏液变化来确定排卵期，若基础体温测定为双相体温

（卵泡期体温较低，排卵后体温上升0.3~0.5℃，持续12~14天），或宫颈黏液增多而稀薄清亮，如同鸡蛋清状，拉丝度高，不易拉断，这表明排卵期；②如果通过以上两种方法不能准确确定排卵期，则需要经阴道B超监测排卵，这不仅能观察到卵泡动态发育，还可监测子宫内膜和宫颈黏液情况。根据月经周期长短确定第1次监测排卵的合适时间，周期28~30天者月经第8~10天开始监测排卵，周期短于28天者应适当提前2~3天，周期长于30天者应适当推后2~3天，根据卵泡生长速度确定下次监测时间和次数，刚开始一般2~3天监测一次，接近排卵时应每天监测直至排卵。B超监测排卵可观察到卵泡发育、内膜和宫颈黏液等，以指导最佳受孕时间。

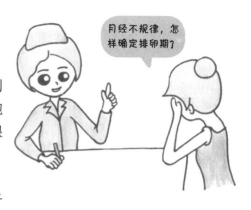

20 排卵期同房一定会怀孕吗？

正常育龄期女性每个月基本都有排卵，这也是女性正常生理规律，而且也是生育的基本要求，如果女性不排卵的话就没有卵子去和男性的精子结合，从而就不能正常的受孕。女性的月经周期分为卵泡期、排卵期、黄体期，一般来说，正常生育年龄的女性卵巢每月只排出1个卵子，排卵期是指下次月经来潮前的14天左右。

据此推算的排卵前后4~5日为易受孕期，但这种推算法可有误差，因为女性排卵的时间受外界环境、气候、情绪以及健康状态等因素影响，从而出现排卵推迟或提前。怀孕是一种复杂的生理过程，并不能单纯的说只要在女性排卵期同房就一定会怀孕，受孕需要很多因素的，除了准确测算排卵期，并在排卵期同房之外，还有其他多方面的因素。而且怀孕受到多种因素影响，如女方的输卵管、子宫内膜、宫腔情况、宫颈黏液等，男方的精子质量（包括精子活力

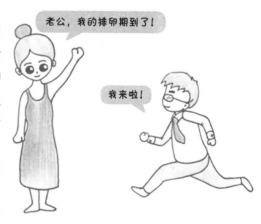

和畸形率等）也会影响怀孕。此外，精神心理因素同样会影响怀孕，因此，排卵期同房受孕几率大，但不一定怀孕。

21 监测排卵有哪些方法？各有什么优缺点？

（1）月经周期计算法：排卵发生在下次月经来潮前14天，即月经周期减14天为排卵期，如28天1个月经周期，则月经来潮第14天为排卵期。此方法简单方便，但对于月经不规律的女性不适宜，且排卵有可能受到环境、心情等影响而不准确。

（2）基础体温测定：从月经来潮第 1 天开始测定基础体温，每日自然醒后舌下测体温，记录体温变化情况，排卵后体温中枢在孕激素的作用下会上升 0.3~0.5℃，持续 12~14 天（双相体温）。此方法简单易操作，但需严格按照要求进行测量，防止测量不准确而影响结果判断。

（3）宫颈黏液改变：排卵期女性的阴道分泌物变得稀薄如蛋清样，拉丝度长。女性可根据宫颈黏液变化确定排卵期，但部分女性此变化不显著。

（4）孕激素水平测定：排卵后 6~7 天查血清中孕酮水平，升高说明有排卵。此种方法准确，还可判断黄体功能。

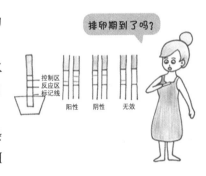

（5）B 超监测排卵：根据月经周期长短确定第 1 次监测排卵的时间，周期 28~30 天者月经第 8~10 天开始监测，周期短于 28 天者应适当提前 2~3 天，周期长者应适当推后 2~3 天。B 超监测排卵准确，可观察到卵泡发育、内膜和宫颈黏液等，以指导最佳受孕时间。

22 排卵试纸可信吗？

采用排卵试纸来确定排卵期是准妈妈们经常使用的方法之一，此种方法简单易操作，但其准确性如何呢？

排卵试纸是通过检测黄体生成激素（LH）的峰值水平来预知是否排卵。一般正常月经周期是 28 天，下次月经来潮前 14 天为排卵日，可从月经第 11 天开始测试，发现弱阳性时可每隔 4 小时测 1 次，若出现两条有色条带且检测线等于或深于对照线的显色，表明已出现 LH 峰值，将在 24~48 小时内排卵。

但排卵试纸的检测并非绝对准确，很多女性只能检测到弱阳性或甚至阴性，并不能说明没有发生排卵，同样测到强阳性也不一定会有排卵。

因为女性排卵的时间受外界多种因素、精神心理因素影响，从而出现排卵推迟或提前。此外，正在服用激素、类固醇及避孕药物或患有多囊卵巢综合征、甲状腺功能亢进及一些内分泌病者也可能会影响检测结果。因此，排卵试纸适合 30% 左右的女性使用，在临床上仅作为检测排卵的辅助手段。

23 有必要 B 超监测排卵吗？

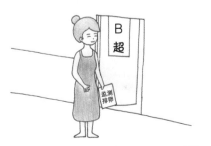

准妈妈们可以通过多种方法来监测排卵，不同方法其适用人群不同。月经周期规律的女性可通过月经周期计算法、基础体温测定、排卵试纸检测和观察宫颈黏液

改变而确定有无排卵。

但对于月经不规律、患有不孕症或妇科内分泌疾病（如多囊卵巢综合征、卵巢储备功能下降或先天性卵巢功能不全）的女性，则有必要做B超监测排卵，因为阴道B超不仅能观察到卵泡动态发育，还可监测子宫内膜和宫颈黏液情况，以明确有无排卵并指导最佳受孕时间。

24 什么情况下需要怀疑自己怀孕了？

准备怀孕的妈妈们如出现以下症状或表现，应考虑自己可能怀孕了，包括：①月经推迟：平时月经规律，如出现月经推迟，则首先需要排除妊娠相关问题；②恶心或干呕：尤其是晨起觉得想吐或反胃，同时嗅觉会变得灵敏，以前喜欢的味道现在可能引起呕吐；③乳房感觉异常：虽然有部分女性在正常月经之前会感觉乳房胀痛，但若出现乳房刺痛、柔软又肿胀，需排除怀孕；④困倦乏力：部分女性在妊娠早期因孕激素水平升高而觉得困乏无力。

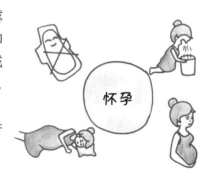

可疑怀孕简单的方法为尿妊娠试验，阳性者则可能为怀孕，阴性者也不能排除怀孕可能性，因为在早期可能无法检测到阳性，需要复查，必要时可抽血查 β- 人绒毛膜促性腺激素（β-hCG）。

如果有阴道异常出血时，应行尿妊娠试验、血液 β-hCG 和 B超检查，以排除妊娠相关疾病，如不全流产、异位妊娠（宫外孕）等。

25 确定怀孕有哪些方法？

对于准妈妈来说，如何及时、准确地判断自己是否怀孕是一件非常重要的事情。确定怀孕的方法包括：

（1）妇科检查：对于备孕前未做妇科检查的女性尤为必要，妇科查体时可发现子宫增大，质地软，宫颈及子宫下段变软和呈紫蓝色，阴道黏膜颜色变深等。

（2）基础体温：正常情况下，育龄女性的基础体温高温期（黄体期）持续 $12 \sim 14$ 天，如果此后体温一直处于高温，并超过 21 天月经仍未来潮，则怀孕可能性大，但需注意其他可能引起体温升高或停经的因素。

（3）尿妊娠试验（验孕棒）：怀孕后女性尿中开始含有滋养细胞产生的绒毛膜促性腺激素，并逐渐增加。通过尿妊娠试验，可测定尿中有无这种激素的存在，从而达到确诊怀孕的目的。此种方法简便易行，一般在正常月经周期推后2天以上即可检测到，其可靠性达95%。

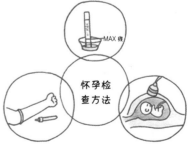

（4）血 β-hCG 检测：较为敏感，对于妊娠的诊断早于尿妊娠实验，排卵期受精后 7 天即可检测到。

（5）B 超：晚于血 β-hCG 和尿妊娠试验，但对于确定胚胎发育和排除宫外孕最为准确，月经周期 28～30 天的女性在停经 35 天以上即可通过 B 超确定怀孕。

（6）与怀孕有关的临床表现：如月经推迟，并有恶心、干呕、腹胀、消化不良、尿频、疲倦等不适，应及早检查是否怀孕。

以上几种方法对确定怀孕均有作用，但准妈妈最常用的是验孕棒，若发现怀孕应及时到医院就诊。

26 验孕棒可信吗？

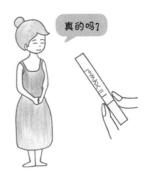

验孕棒是早期诊断怀孕的最常用方法，其简单方便、易于操作，验孕棒是利用检测尿液中的人绒毛膜促性腺激素（hCG）而确定怀孕，目前市场上的绝大部分验孕产品都是采用胶体金法，根据双抗体夹心原理对尿液中的 hCG 进行定性或半定量检测，从而确定是否怀孕。

验孕棒 100% 准确吗？会不会有假阳性或假阴性？一般正规品牌的验孕棒准确率大约在 85%～95% 左右，某些疾病也可能导致体内 hCG 浓度升高，从而造成假阳性结果。

那么，如何正确使用验孕棒呢？首先，应在排卵后 10～14 天以上验孕棒才能诊断早孕，早于此时间即使怀孕也可能无法诊断，其次，对于阳性结果应在检测后 5 分钟内判读，超过 5 分钟可能会出现假阳性的结果。

27 什么是假性怀孕？

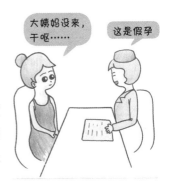

假性怀孕是指女性出现一些类似怀孕的症状，如月经停止、恶心、呕吐等，甚至还会有自觉胎动及腹部胀大的情况出现，但事实却不是真正的怀孕。

导致假性怀孕的因素很多，一般和环境、心理压力大有关。有些女性内心十分渴望能怀孕，身体就产生一些类似怀孕的症状，但体内的绒毛膜促性腺激素并不会上升。此外，一些疾病也可导致类似怀孕表现，例如红斑性狼疮，就会导致绒毛膜促性腺激素在血液上的浓度上升，而出现类似怀孕的症状。

假性怀孕主要表现：①恶心、呕吐感；②月经停止：主要是因为心理因素影响激素水平分泌，部分女性可长达数月出现月经推迟；③自觉胎动：这种感觉其实只是强烈的肠蠕动而已，当肠胃不适时，恶心、呕吐加上明显的蠕动是十分常见的现象，但由于症状类似于怀孕初期的症状，所以经常会被渴望怀孕的女性所混淆；④腹部隆起：通常假性怀孕的女性，短时间之内小腹会不断突出而被误为怀孕。如果有子宫肌瘤或本身较为肥胖，则会导致明显的腹部隆起。是否怀孕还需以专业医院进行正规检测的结果为依据，请医师诊断是否怀孕，通过定期的产检，很容易就能避免假性怀孕。

28 备孕多久后未成功怀孕需要就医？

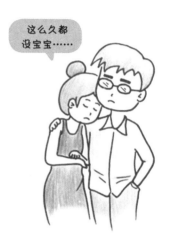

卵巢功能正常，月经规律的准妈妈们每月有 1 次排卵，大部分性生活规律的准爸爸妈妈都能在积极尝试怀孕的第 1 年内自然怀孕，虽然有些夫妇可在备孕最初的几个月顺利怀孕，但夫妻双方都非常健康的情况下，也可能有备孕数月甚至半年也无法受孕的。

对于 35 岁以下的夫妇，如果夫妻性生活频率正常（2～3次／周），没有避孕至少 1 年还没有怀孕，就需要去医院检查。

女性年龄超过 35 岁，最好在准备怀孕前就做好完整的孕前检查，若积极备孕半年后仍未能受孕，需要就医。

女性体重过轻或过重（超出 BMI 正常值），或伴有妇科疾病者应该在备孕前就做完整的检查。

29 什么是辅助生殖技术？

辅助生殖技术是人类辅助生殖技术（assisted reproductive technology，ART）的简称，指采用医疗辅助手段使不育夫妇妊娠的技术，包括人工授精（artificial insemination，AI）和体外受精 - 胚胎移植（in vitro fertilization and embryo transfer，IVF-ET）及其衍生技术两大类。

（1）人工授精：人工授精（AI）是以非性交方式将精子置入女性生殖道内，使精子与卵子自然结合，实现受孕的方法。由于精液来源不同，AI 分夫精人工授精（AIH）和供精（非配偶）人工授精（AID）。

（2）体外受精 - 胚胎移植（IVF-ET）：体外受精 - 胚胎移植是卵子和精子在体外受精后移植到宫腔。该技术是对促排卵后的女性经阴道穿刺取出卵子，放置于培养皿内，加入处理的精子，使卵子和精子在体外受精后移植回母体子宫内，再经妊娠后分娩婴儿。由于胚胎最初 2 天在试管内发育，所以又叫试管婴儿技术。包括以下几种：①常规 IVF-ET：从夫妻双方体取出配子（卵子和精子）使之在体外受精后形成胚胎，然后将其移植至子宫腔内，使母体获得妊娠的技术；②卵母细胞胞浆内单精子显微注射（ICSI）：是利用显微操作技术将单个精子直接注入卵母细胞浆内使之受精、然后将胚胎移植至子宫腔内，以达到妊娠的技术；③胚胎

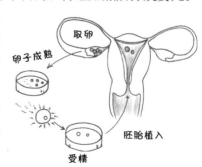

植入前遗传学诊断（PGD）：PGD 是辅助生殖技术与分子生物学技术相结合发展的产前诊断技术。包括对极体或卵裂球或滋养外胚层细胞的活检和单个或数个细胞的遗传学诊断，应用聚合酶链反应(polymerase chain reaction,PCR)和荧光原位杂交(fluorescence in situ hybridization，FISH) 技术进行遗传学诊断。

30 什么是人工授精？

人工授精（AI）属于辅助生殖技术方法之一，是指采用非性交的方式将精子递送到女性生殖道中以达到使女子受孕目的的一种辅助生殖技术（ART）。

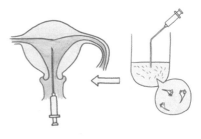

目前人工授精分类方法不同，主要有：①按照其精子的来源,AI 可分为来自丈夫精子的夫精人工授精(AIH)和来自第三方精子的供精人工授精（AID）；②按照不同授精部位、如阴道、宫颈管、宫腔、输卵管和腹腔的授精,分别称为阴道内人工授精（IVI）、宫颈管内人工授精（ICI）、宫腔内人工授精（IUI）和输卵管内人工授精（IFI）。

31 人工授精的适应证有哪些？

根据人工授精的分类不同，其适应证也有区别。

夫精宫腔内人工授精适应证包括：①男性因少精、弱精、液化异常、性功能障碍、生殖器畸形等不育；②女性因宫颈黏液分泌异常、生殖道畸形及心理因素导致性交不能等不育；③免疫性不育；④原因不明的不育。

供精人工授精适应证包括：①无精子症、严重的少精症、弱精症和畸精症；②输精管绝育术后期望生育而复通术失败者及射精障碍等；③男方和（或）家族有不宜生育的严重遗传性疾病；④母儿血型不合不能得到存活新生儿；⑤原因不明的不育。

32 人工授精有几种方法？

（1）阴道内人工授精（IVI）：用注射器连接一塑料管，将精液注入阴道，平卧 20 分钟。

（2）颈管内人工授精（ICI）：用扩张器暴露宫颈，将 0.2～0.3ml 精液注入颈管内，剩余精液注入前后穹隆，平卧 20 分钟。

（3）宫腔内人工授精（IUI）：①原精液少量注入宫腔：将 <0.3ml 的精液注入宫腔。由于精液内的前列腺素可使子宫发生痉挛性收缩而致腹痛，也可引起感染，且注入的精液量少，减少了受孕机会，故一般不用此法；②洗涤精液行宫腔内人工授精：经过洗涤可除去精浆中所含抑制受精的因子、前列腺素及抗精子抗体，获得优选浓缩高活力的精子悬液，可提高受孕率。具体方法如下：窥器暴露宫颈，干棉球擦去阴道、宫颈分泌物，将细塑料

管经颈管插入宫腔，缓慢注入后平卧 20～30 分钟。洗涤精液行宫腔内人工授精，一般不少于 3 个治疗周期。

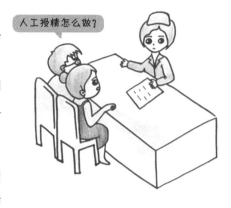

（4）使用子宫颈帽授精：先配制一个与受术妇女子宫颈大小合适的宫颈帽，将丈夫排出的精液置入宫颈帽内，然后覆盖在妇女子宫颈上，让女性回家，24 小时后可自己取出，此种方法现在基本不用。

（5）腹腔内人工授精：治疗前除了做不育检测外，还需用腹腔镜证实盆腔器官及输卵管无异常。诱发排卵在卵泡直径达 18～20mm 时肌内注射 hCG 后 24～38 小时内授精。在无菌状态下通过阴道后穹隆穿刺进入子宫直肠窝，抽吸腹腔液以证实针刺位置正确，也可在腹部 B 超指引下穿刺，此后通过血 hCG 及 B 超监测妊娠情况，术后应用抗生素。

（6）卵泡内直接授精（IFI）：促超排卵，当卵泡直径大于 18mm 时，在阴道 B 超引导下经阴道对 2 个卵泡进行穿刺，分别注入约 2 万个洗涤过的正常精子，术后监测妊娠情况。

宫腔内人工授精（IUI）具有操作简单、经济方便、成功率较高的优点，是目前最常使用的人工授精方法。

33 丈夫是无精患者，可做供精人工授精吗？

供精人工授精（artificial insemination by donor，AID）是将供精者的精液通过非性交方式注入女性生殖道内，以期待精卵结合，达到生育目的的一种辅助生殖技术。该项技术随着精子库和辅助技术的日益发展而广泛应用于临床，尤其适用于精液离心后高倍镜下沉淀未发现精子，且至少间隔精液检查 3 次以上的无精子症，以及男方家族有不宜生育的严重遗传性疾病等不孕症的治疗。

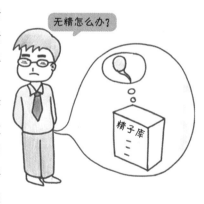

因此，丈夫是无精患者，可使用精子库精子做供精人工授精，精子库是一种精液冷藏方法，采用液氮将精液贮藏于 -196℃时，精子能良好地贮藏很长时间，需要时可溶化供人工授精。

建立精子库有利于供精者与受精者隔离和双盲，符合保密的要求，又便于管理。国内的精子库都建立在大型综合性或者是专科医院内，都有很好的技术支持。而且这些精子库必须要经过卫计委有关专家现场考察、评估、检查，合格后才能获得批准并进行正常工作。人类精子库批准证书每 2 年校验 1 次，校验合格的，可以继续开展人类精子库工作；校验不合格的，收回人类精子库批准证书。

34 人工授精的胎儿与正常受精胎儿有什么不同?

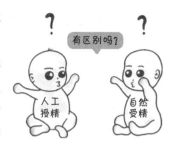

人工授精（IUI）是将精子取出体外，经过优化处理后再注射到女性子宫内，以此来达到怀孕的目的。

IUI 是目前较为成熟的技术，具有操作简便、花费较少等特点，适应于男性因少精、弱精、液化异常、性功能障碍、生殖器畸形等不育；女方宫颈因素不育；生殖道畸形及心理因素导致性交不能等不育。IUI 根据是否使用促排卵药物分为自然周期和促排卵周期。

目前国内外研究数据尚未发现 IUI 与正常受精的胎儿和新生儿在体格与精神运动方面有差异，大部分学者认为 IUI 子代与正常受孕儿相同，具有正常的体格、学习与生活的能力。此外，IUI 不增加流产和妊娠并发症的风险，活产儿性别比也无差异，但对于辅助生殖技术安全性的评估需要长期临床观察和追踪随访其子代生长发育状况。

35 什么是配子输卵管内移植?

配子输卵管内移植（GIFT）是直接将卵母细胞和优化后的精子移植到输卵管壶腹部的一种助孕术。

GIFT 优点：配子在正常生理条件下受精，受环境有害因素的影响最小，较 IVF 简单，此外，受精卵发育与子宫内膜发育同步化，提高了着床率。由于 GIFT 省略了复杂的处理卵母细胞的过程，因此，方法较简单，对实验室的要求较低。

GIFT 缺点：只适用于至少有一条输卵管功能正常的妇女，对失败病例无法确定失败原因是否归因于受精失败，此手术可以通过经腹和经宫颈 2 个途径实现，经腹需要腹腔镜协助，为创伤性手术，存在脏器损伤和麻醉意外的危险，不如 IVF-ET 可多次重复。经宫颈插管 GIFT 避免了经腹手术的创伤，也可重复进行，但因成功率不高，未被广泛采纳。

36 人工授精前准爸爸妈妈需要注意什么?

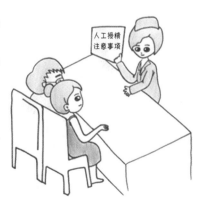

人工授精（IUI）是将精子取出体外，经过优化处理后再注射到女性子宫内，以此来达到怀孕的目的。

在进行 IUI 之前，夫妇应选择正规的医院进行必需的各方面检查，如女性妇科检查、性激素、妇科 B 超、宫腔镜、传染病等；男方的精液检查、传染病等；此外，夫妇双方还应保持身体健康，应提前戒烟、戒酒，避免熬夜。

37 什么是试管婴儿?

"试管婴儿"指的是"体外受精和胚胎移植",是通过一种特殊的技术把卵子和精子都取到体外来,让它们在体外人工控制的环境中完成受精形成早期胚胎的过程,然后把早期胚胎移植到女性的子宫中,在子宫中发育成为胎儿并分娩,利用体外受精－胚胎移植技术产生的婴儿俗称"试管婴儿"。

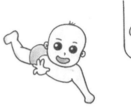

试管婴儿简单步骤为:①促排卵治疗:由于不是每个卵子都能受精,不是每个受精卵都能发育成有活力的胚胎,因此要从女性体内获得多个卵子,才能保证有可以移植的胚胎,这就需要对女性进行促排卵治疗;②取卵:医生在 B 超引导下应用特殊的取卵针经阴道穿刺成熟的卵泡,吸出卵子;③精子的获取:当女性取卵时,男性进行取精;④体外受精－胚胎移植:精液经过特殊的洗涤过程后,将精卵放在特殊的培养基中,让其自然结合受精。受精后数日,应用一个很细的胚胎移植管,通过子宫颈将最好的胚胎移入母体子宫,根据年龄、胚胎质量和既往 IVF 的结局,决定移植胚胎的个数,通常移植 1~2 个胚胎。

38 什么情况下需要接受试管婴儿?

试管婴儿在一定程度上能解决不孕症的很多问题,但不是所有的家庭都适合做试管婴儿,以下情况的夫妇可考虑试管婴儿:①输卵管因素:因炎症、结核等引起输卵管阻塞或通而不畅或输卵管积水,输卵管发育不良,输卵管结扎术后,或因宫外孕等疾病切除输卵管者;②不明原因不孕的患者或反复自然流产经一般药物治疗无效者;③通过人工授精等治疗未能妊娠者;④男方重度少弱精,或男方无精症,需经睾丸或附睾穿刺获取精子者;⑤子宫内膜异位症伴不孕的妇女可以酌情采用试管婴儿助孕;⑥排卵障碍的患者,经一般的促排卵治疗无成熟卵泡生长。

39 试管婴儿成功率高吗?

试管婴儿成功率与病因密切相关,单纯输卵管因素的不孕症成功率较高,而子宫内膜异位症或多囊卵巢综合征则成功率较低。除了与病因有关外,试管婴儿成功率还与以下因素相关:

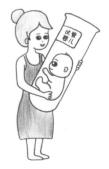

(1)年龄因素:年龄是决定试管成功率的重要因素,随着年龄的增长,卵巢功能逐渐走下坡趋势,而这种衰老的迹象是不可逆的,卵巢功能下降卵子自然也不能幸免,就会导致卵子质量也随之下降。一般情况下,21~30 岁这个年龄阶段试管婴儿的成功率达 60% 左右;30~35 岁这个年龄阶段试管婴儿的成功率达 45%~50% 左右;35 岁以上,卵巢储备功能减退,卵母细胞质量改变,试管婴儿的成功率仅剩 40%~45% 左右;超过 40 岁以上

成功率只有 30% 左右甚至更低。

（2）子宫因素：子宫是胚胎着床的地方，如果内膜厚度适宜、血流丰富，内膜容受性好会增加胚胎着床率，反之，如果内膜太薄、容受性低，胚胎就不容易着床，甚至容易发生生化妊娠。另外如果合并宫腔病变的患者试管婴儿的成功率也较低，如宫腔粘连、黏膜下肌瘤、内膜结核、子宫内膜炎、子宫内膜息肉等。

（3）胚胎因素：胚胎的质量是试管婴儿成功率的重要因素，质量好的胚胎移植后容易成功。

40 试管婴儿有几种方法？

"试管婴儿"指体外受精－胚胎移植（IVF-ET）以及发展的其他辅助生殖技术，是把卵子和精子都取出到体外，让它们在体外人工控制的环境中完成受精过程，之后把早期胚胎移植到女性的子宫中，在子宫中孕育成为胎儿。"试管婴儿"目前包括以下几种：

（1）"一代"试管婴儿：也指常规体外受精－胚胎移植（IVF-ET），从人体取出配子（卵子和精子）使之在体外受精后形成胚胎，然后将其移植至子宫腔内，使母体获得妊娠的技术。包括来自夫妻双方的精子和卵子、供精、供卵等方式。适用于女方因各种因素导致的配子运输障碍、排卵障碍、子宫内膜异位症，男方少、弱精症、不明原因的不育、免疫性不孕等。

（2）"二代"试管婴儿：指卵母细胞胞质内单精子显微注射（ICSI），这项技术可以解决常规受精失败的问题，因此提高了 IVF-ET 的成功率。ICSI 对重度少弱精以及需睾丸取精的男性不孕症患者的治疗具有重要意义。主要适用于丈夫严重少弱精、畸形精子症、不可逆的梗阻性无精子症、精子发生障碍、精子顶体功能异常、常规 IVF 体外受精失败，免疫性不孕等患者。

（3）"三代"试管婴儿：指胚胎植入前遗传学诊断（PGD），可诊断在染色体或基因水平已定位的单基因遗传病。目前主要用于性连锁疾病和染色体非整倍性检查。

41 常规试管婴儿指什么？

常规试管婴儿指上述的第一代试管婴儿，即常规体外受精－胚胎移植（IVF-ET）。但有一些疾病不适合做常规试管婴儿，包括：夫妻一方患有严重的精神疾患、泌尿生殖系统的急性感染、性传播疾病；患有母婴保健法规定的不宜生育的、目前无法进行胚胎植入前遗传学诊断的遗传性疾病；任何一方具有吸毒等不良嗜好；任何一方接触致畸量的射线、毒物、药品并处于作用期。

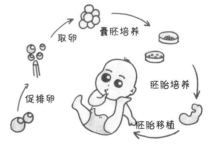

影响成功率因素：①女性年龄因素：随着年龄的增加，IVF-ET 成功率逐渐下降，特别是 35 岁以上卵巢储备功能减退，卵子质量下降，其成功率显著降低，至 40 岁以上成功率只有 30% 左右甚至更低；②子宫因素：内膜薄、容受性差、宫腔疾病（如宫腔粘连、

黏膜下肌瘤、子宫内膜息肉等）；③胚胎因素：胚胎的质量是试管婴儿成功率的重要因素，质量好的胚胎移植后容易成功。

42 "二代"试管婴儿指什么？

"二代"试管婴儿指卵母细胞胞浆内单精子显微注射（ICSI），是在体外受精 - 胚胎移植（IVF-ET）基础上发展起来的显微受精技术，通过直接将精子注射入卵母细胞胞浆内，来达到助孕目的，该技术避开受精和精子选择需要的自然步骤，如精子透明带结合及卵黄膜融合与穿透等。

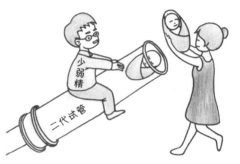

其对男性因素不孕有明显治疗效果。较之常规 IVF-ET，ICSI 极大地降低了对精子数量、活力及受精能力的要求。目前，不论来自新鲜收集的精子或冻存解冻的精子，还是取自附睾与睾丸的精子或冻存解冻的睾丸、附睾精子，甚至是精子变形尚未完成的圆形精子细胞，均可行 ICSI 并能成功获得妊娠。适合做"二代"试管婴儿的适应证有：①严重的少、弱、畸精子症；②不可逆的梗阻性无精子症；③生精功能障碍（排除遗传缺陷疾病所致）；④免疫性不孕；⑤常规体外受精 - 胚胎移植（IVF-ET）失败；⑥精子顶体功能异常。

影响"二代"试管婴儿成功率因素包括：①女性因素有年龄、卵母细胞的成熟度、子宫内膜容受性；②实验室操作技术因素有：精子注射入卵胞浆前是否完全制动、精子是否真正注入卵胞浆内、显微操作中对卵母细胞的损伤与否、卵母细胞的激活等。

43 "三代"试管婴儿指什么？

"三代"试管婴儿指胚胎植入前遗传学诊断（PGD），可诊断在染色体或基因水平已定位的单基因遗传病。有遗传病疾病的夫妻，包括性连锁遗传病、单基因疾病、染色体数目与结构异常及与高龄相关的非整倍体检测等，在做辅助生殖技术时可选择"三代"试管婴儿，以减少畸形胎儿的发生率。

单基因遗传病主要有：囊性纤维病、黑蒙性痴呆、血友病 A、地中海贫血、色素性视网膜炎、脆性 X 综合征、进行性肌营养不良、强直性肌营养不良、马方综合征、亨廷顿舞蹈病、长链酰基辅酶 A 脱氢酶缺乏症、家族性肠息肉等各种疾病。X 连锁遗传病已知的有近 400 种。

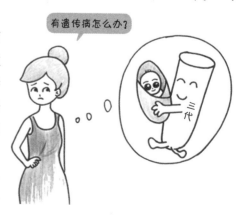

高龄女性怀孕后易出现不良孕史（如自然流产、胚胎停止发育）、胎儿或新生儿出生缺陷。采用单

精子卵胞浆内注射治疗的男性不育患者常存在 Y 染色体微缺失等遗传缺陷，可遗传给子代，采用 PGD 技术则可能避免。

从理论上讲，凡能诊断的遗传病，应该都能通过 PGD 防止其传递，但限于目前的技术条件，PGD 的适应证还有一定的局限。优生是世界共同关注的问题，随着分子生物技术的发展和更多遗传病基因被确定，相信一些准确、安全的遗传诊断技术会不断出现，PGD 技术会日趋完善，更好地造福人类。

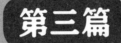

第三篇

二孩宝宝与妈妈
一起健康成长吧

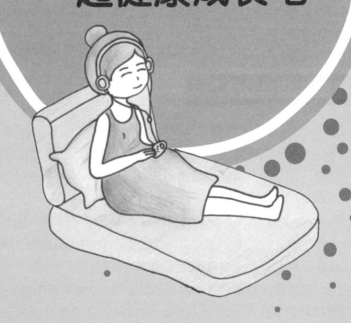

一 怀孕早期（12 周以前）

1 **自测怀孕了还需要到医院检查吗？**

对于积极备孕的准二孩爸妈来讲，自测尿妊娠试验阳性是二孩备孕成功的第一步，那这个时候还需要到医院就诊吗？

答案当然是肯定的，二孩准妈妈应该在自测怀孕之后去医院进行进一步的检查，例如常规的 B 超检查，用以评估是否为宫内妊娠，以及有无心管搏动，一般对于月经周期正常的准妈妈来讲，停经 35 天（从末次月经的第一天开始计算）即可以在宫腔内见到妊娠囊，停经 40 余天便可以通过 B 超看到宫腔内的胚芽及原始心管搏动。若宫腔内尚未见到妊娠囊及原始心管搏动，准妈妈也不要过于着急，对于月经周期长的准妈妈是可能出现这种情况，不妨过一段时间再复查，但是对于月经周期正常的准妈妈来讲，若 B 超提示宫腔内未见妊娠囊，而一侧附件区有可疑包块，或者血 β-hCG 增长不理想时，则需要警惕宫外孕或胚胎发育不良导致流产的可能。

同时，妇产科医生可以了解二孩准妈妈的既往孕产史，有无妊娠高危情况及合并症等，同时可为准妈妈提供必要的孕期指导，另外，一些必要的相关检查可能会用以评估准妈妈的健康情况以及妊娠情况。

2 **孕早期要注意什么？**

妊娠的全过程是从末次月经的第一日开始计算，孕龄为 280 日，即 40 周，临床上分为三个时期：第 13 周末之前的为早期妊娠，第 14～27 周末称为中期妊娠，第 28 周及以后称为晚期妊娠。孕早期是漫漫孕期路的开始，也是胎儿神经管、心脏分化发育的关键时期，准妈妈不但要按时检查，更要做好防护措施。

（1）尽早建立孕期档案：二孩准妈妈怀宝宝之后，除了通过一定的方法核实孕周、推算预产期进行全身检查外，还要尽早建立孕期档案，让妇产科医生了解、记录准妈妈的既往孕产史，二孩备孕情况，并安排合理适宜的产检计划。

（2）服用叶酸：神经管缺陷是最常见的婴儿出生缺陷，如果育龄妇女每天服用 0.4mg 叶酸，那么神经管缺陷的发生率会降低 80%。营养科学咨询委员会建议所有计划怀孕的妇女应该在怀孕前三月每日补充 0.4mg 叶酸，直至孕 12 周。既往有神经管畸形胎儿出生的准二孩妈妈则应每日补充更大剂量的叶酸。二孩准妈妈多为高龄孕妇，服用叶酸尤为重要。如果有条件检测叶酸利用度，发现有缺陷者，需在医生的指导下，增加叶酸服用剂量。

（3）心理放松，饮食管理：孕早期应注意休息、避免精神过度紧张，饮食须清淡有营养，多补充优质蛋白质如奶制品、鸡蛋，以及新鲜蔬菜和水果。

（4）做好防御措施：孕早期是胎儿神经管和心脏发育、分化的重要时期，准妈妈一定要远离各种可能的毒害物质及可能的致畸因素。

（5）孕早期应该禁止性生活。

③ 哪些情况要当心二孩宝宝异常？

（1）高龄准二孩爸妈：高龄孕妇是指孕妇分娩时年龄≥35 周岁。高龄妈妈怀孕年龄越大，宝宝出现染色体畸形的风险越大。

（2）分娩过出生缺陷宝宝的准二孩妈妈：如果准妈妈既往分娩过出生缺陷的宝宝，那么再次怀孕的宝宝发生缺陷的风险也会升高，因此准妈妈在这次怀孕时应该增加产检次数，进行必要的医学监测，以保证宝宝的健康。

（3）孕早期接触过毒害物质的妈妈：孕早期是胎儿发育和器官形成分化的重要时期，若准妈妈在这一段时间内接触过毒害物质，可能会影响宝宝的发育和健康。

（4）有合并症的准二孩妈妈：①糖尿病：高血糖可使胚胎发育异常甚至死亡，孕早期流产的发生率高达 15%～30%，因此糖尿病妈妈应在血糖控制正常后再考虑妊娠；②甲状腺功能减退：通常将母体血清 TSH（促甲状腺激素）浓度 2.5mIU/L 作为早孕时的上限，而对于妊娠期甲状腺功能减退的推荐治疗也是通过口服甲状腺素片将母体血清 TSH 控制在正常范围内（早孕时 TSH 参考值 0.1～0.25mIU/L）；③甲状腺功能亢进：最好是经过正规的治疗后再考虑妊娠，成功妊娠后需要严格监测甲状腺功能变化，调整药物用量；④系统性红斑狼疮（SLE）：该病常发生于青年女性，一般认为妊娠和分娩会使 SLE 病情恶化，同时 SLE 使得发生妊娠合并症和胎儿丢失的风险增加，但目前医学认为 SLE 已经不再是妊娠的绝对禁忌证，SLE 患者有望接受正规治疗和严密监测后考虑妊娠和分娩。

④ 怎样知道是不是宫外孕？

正常情况下，卵子与精子是在准妈妈的输卵管内完成受精形成受精卵，然后随着输卵管纤毛的摆动被运输到子宫腔内，在宫腔内种植并发育。如果这个过程受到了影响，受精卵被转运到子宫腔以外的地方，形成异常部位的妊娠，在医学术语上称之为"异位妊娠"，俗称宫外孕，是妇产科常见的急症，发病率约 2%，是导致孕产妇死亡的原因之一。最常见的异位妊娠的种植部位是输卵管，占 95% 左右，其他少见部位还有腹腔、卵巢、宫颈、宫角，剖宫产瘢痕部位（见于前次妊娠系剖宫产的二孩妈妈）也是一个比较特殊的部位。

在临床上，通常用"停经、腹痛、阴道出血"来描述典型的异位妊娠临床表现，但是实际上，异位妊娠的临床表现千变万化，一般异位妊娠多有 6～8 周的停经史（具体停经时间根据受精卵种植部位不同而有所差异），甚至有一部分患者无停经史，将异位妊娠所出现的不规则阴道流血误认为是月经来潮，将停经误以为月经过期，特别是见于月经周期不规律的患者。有些人对疼痛不敏感，甚至可能没有明显的腹痛症状。但是有一部分患者，由于不断长大的胚胎导致输卵管或者妊娠部位破裂而大出血，导致休克，甚至有生命危险，当出现上述症状时，特别是有异位妊娠病史的二孩妈妈来讲，以及既往多次孕期B超提示宫腔内未见到妊娠囊时，一定要警惕，一般情况下需要通过妇科检查、血 β-hCG 值、B超、后穹隆穿刺等方法来进行综合诊断。

⑤ 尿妊娠试验阳性为什么B超未见胚胎呢？

对于很多积极计划二孩的准妈妈和爸爸来说，验孕棒并不陌生，但是很多人拿着早孕试纸的阳性结果，行B超检查可能提示宫腔内未见妊娠囊，准妈妈不要过分着急，有可能是因为停经时间太短，多见于平素月经周期长的准妈妈，不妨过一段时间再复查，当然，尿妊娠试验阳性不一定是真的怀孕了，因为早孕试纸并不是百分之百准确。

早孕试纸是通过检测尿液中的 hCG 值来判断是否妊娠的一种简易试剂盒。hCG 全称人绒毛膜促性腺激素，是一种糖蛋白激素，主要是由妊娠滋养细胞产生，正常妊娠受精卵着床即可产生 hCG，约在排卵后一周在血液中出现，之后以 1.7～2 天一倍的速度增长，于孕 8～10 周达到高峰，以后则呈现下降趋势，尿中 hCG 要晚于血中出现，一般在停经35 天左右可以测得。

值得注意的是，早孕试纸的检测结果依然有假阳性及假阴性。因为 hCG 是由 α 和 β 两个结构组成，其中 α 结构和很多其他激素（如黄体生成素、卵泡刺激素、促甲状腺激素等）具有相似之处，只有 β 链是特异性的。早孕试纸检测的 hCG，如果尿液中出现与 hCG 有相似结构的其他激素或者物质，即使没有怀孕，也可能出现阳性结果，我们称为"假阳性"。

一般的尿妊娠实验不能排除黄体生成素的干扰。因为，黄体生成素在正常尿液中的含量比较少，影响不大。但是更年期妇女、排卵期妇女、双侧卵巢切除的妇女尿液中的黄体生成素含量增加，可造成假阳性。尿液浓缩可使得 β-hCG 积累增多，产生假阳性。

当然，尿妊娠试验约有 6% 的人会出现假阴性，多与血中 hCG 水平较低有关，常见于异位妊娠、怀孕早期等。同时，一些其他的疾病，比如滋养细胞疾病及一些分泌 hCG 的肿瘤如卵巢腺癌等，也会出现血中 hCG 的升高。

⑥ 孕早期B超报告如何看？

很多妈妈早孕期间会做B超检查，B超中往往提示孕囊、胚芽的大小及是否可见心管搏动，让我们来分别说一下孕囊、胚芽、心管搏动指什么？

早期妊娠的超声检查，子宫增大、饱满，宫腔内出现强回声环，光亮完整，多呈圆形，边界清晰，这个就是孕囊。孕囊形态有圆形、腰豆形和不规则形，最初孕囊多以圆形为主。在排卵推迟或月经不规律的孕妇，孕囊大小可用于孕龄的估计。估计孕龄时可根据孕囊的平均直径，注意孕囊测量应反复测量纵、横及前后 3 个经线取其平均值［怀孕天数 ＝（X+Y+Z）/3+25，式中 XYZ 代表孕囊长、宽、高，单位为 mm］。另外，早孕超声检查的目的之一是确定妊娠，了解妊娠在宫内还是在宫外，在宫内发现孕囊（宫外无异常）就可以确定是宫内妊娠。

在受精卵形成并着床在子宫壁上以后，小生命的生长便开始了。受精卵进行细胞分裂，各原始细胞进行分化，形成胎芽，胎芽进一步分化成胎儿。正常妊娠4周开始形成原始心管，在停经6~7周可显现心管搏动，到妊娠6周末或7周使用超声波可观察到胎芽，胎芽长约3~5mm，心管搏动频率约100次/分，以后随着孕周增加心管搏动频率直线上升，孕9周时达170~180次/分，孕10周后逐渐下降，到妊娠中期保持恒定约140~160次/分。因此心管搏动存在可作为宫内胚胎存活的标志。

7 超声检查还能查些什么？

妊娠期的超声检查是准二孩妈妈必须接受的项目之一，那么超声检查到底可以发现或者提示什么呢？

早孕期的超声检查（停经6周左右）可以提示是否为宫腔内妊娠，且可以检测宝宝的发育情况，有无心管搏动及胚胎停止发育等，其次超声检查可以判断准妈妈有无其他合并症，比如子宫肌瘤，卵巢囊肿等；孕周在$11 \sim 13^{+6}$周的准妈妈需要行B超测量NT（胎儿颈项透明层）厚度，可以排除严重的胎儿畸形（例如无脑儿），这是进行宝宝畸形的第一次排查，对于核实孕周，估算预产期有重要的作用。

中孕期的超声检查更加重要，孕$15 \sim 19^{+6}$周可以进行NF（颈后的皮肤及软组织厚度）检查；孕24周左右准妈妈必须要查的四维超声是宝宝第一次系统的畸形排除，用以评估某些宝宝的生长发育情况与孕周是否相符，有无胎儿生长发育受限，胎盘位置是否正常，同时可以发现某些胎儿软指标异常（如心室强回声点、胎儿肾盂分离等），有特殊情况的准二孩妈妈可能会进行进一步的检查，比如胎儿系统超声或者胎儿心脏超声等以排除宝宝可能的异常等。

孕晚期的超声主要通过测量胎头双顶径、股骨长、腹围等指标评估胎儿的大小，同时可以通过测量胎盘的厚度等指标评估胎盘的分级，测量羊水量的情况、脐血流指数以及大脑中动脉血流指数等指标，用以指导临床分娩方式和分娩时机的选择。

8 一般孕期做几次超声检查？

既然超声检查对于准二孩妈妈以及胎儿的影响很小，准妈妈孕期需要通过B超评估宝宝的发育及健康情况，虽然每个准妈妈需要检查的时间和频次不尽相同，那么哪几个时间段的B超检查是绝对不能错过的呢？

（1）早孕期的B超：用以评估是否为宫腔内妊娠，孕囊大小是否与停经周数相符，是否可见胚芽及心管搏动等。

（2）孕周在$11 \sim 13^{+6}$周的准妈妈需要行B超测量NT（胎儿颈项透明层）厚度，可以排除严重的胎儿畸形（例如无脑儿），同时B超测定胎儿头臀径的长度可以准确地估计孕周，矫正孕产期。

（3）孕22～26周行胎儿系统B超筛查或胎儿四维超声检查，以排除宝宝大的畸形和异常情况。

（4）孕28～30周行胎儿心脏超声检查以排除宝宝心脏上的畸形和异常情况。

（5）妊娠晚期的B超可以了解胎儿大小、羊水量、胎盘位置及功能、有无脐绕颈等情况。

当然，上面提到的几次B超检查时准妈妈孕期不能错过的检查，具体孕期B超检查的时间和次数以准妈妈的需要为准，可能需要增加一些检查来确保宝宝的健康。

⑨ 超声检查对二孩宝宝有什么副作用吗？

与传统的X线、CT所发射的放射线不同的是，超声检查是将声波通过传感器（超声探头）传递至体内，这些声波一旦遇到人体不同组织，就会发生不同的反射，好像回声一样，之后传感器就会接收这些不同的反射波，通过相关仪器将这些反射波进行分析就能得到各种组织器官的图像以供分析。

所有的孕期超声检查都采用最小化的原则，比一般的超声检查剂量低很多，检查时间短，对宝宝的影响是极少的。

临床观察发现，每周一次或两周一次的超声检查，并不增加宝宝发生畸形的风险。但是，如果怀疑宝宝畸形、以及患有某些需要检测的疾病时，或者高危妊娠以及有合并症的准二孩妈妈可能会增加超声检查的次数，即使在这些必要的情况下，超声检查对于母亲和胎儿也是利远远大于弊的。

所以，准妈妈不需要因为超声检查次数多了而觉得会对宝宝影响，毕竟保持愉快和轻松的心情对宝宝的发育健康很有益的。

⑩ 产检都要做哪些？（产检时间表）

发现怀孕了应该什么时候该去产检？产检都要检查什么？这是许多准二孩妈妈的共同疑问。积极备孕的准二孩妈妈在怀孕后要特别的注意自己的身体以及胎儿成长、发育的变化，可以通过相关一系列检查来监测胎儿发育和宫内生长环境，监护孕妇各系统变化，促进健康教育和咨询，如果发现问题、疾病时，就要及时的进行治疗。因此产检是极其重要的，千万不要掉以轻心。妊娠早中晚期孕妇和胎儿的变化不同，产前检查的次数和内容也不同。下面我们就来看看产前检查的时间和内容吧。

（1）首次产前检查：应从确定妊娠开始，一般在停经6～8周为宜。①需行妇产科常规超声检查明确宫内妊娠的诊断以及胚胎是否存活和发育情况；②首次产检时需要建立妊娠期保健手册，记录末次月经及月经周期情况，月经量以及痛经情况，根据B超核实孕周并推算预产期；③提供详细的病史、孕产史、既往史、家族史等，评估有无妊娠期高危因素以及目前治疗情况；④首次产检需要系统的全身检查和必要的辅助检查，测血压、体重，并进行必要的辅助检查：如血尿常规，ABO 和 Rh 血型（对于血型记不清的准二孩妈妈），肝肾功能，空腹血糖，乙肝、丙肝、梅毒螺旋体和艾滋病的筛查，心电图等；⑤生活方式以及孕期营养的指导，建议继续补充叶酸至妊娠 3 个月（既往分娩过神经管畸形的胎儿及叶酸转化能力缺陷的准二孩妈妈可能要加大服用叶酸的量及时间），避免接触有毒有害物质，慎用药物和疫苗。

（2）第 2 次检查：一般是孕 9~13^{+6} 周。①此次检查需分析首次产检的结果，测量血压，体重，宫底高度，腹围，胎心率；②建议此次检查孕周在 11~13^{+6} 周的孕妇行 B 超测量 NT 厚度，有条件的医院可行妊娠早期的非整倍体血清学筛查。

（3）第 3 次检查：一般是孕 14~19^{+6} 周。①测量血压，体重，宫底高度，腹围，胎心率；②妊娠中期需行唐氏筛查，如唐氏筛查有问题或高危妊娠的孕妇，可以进行进一步的无创 DNA 或者羊水穿刺检查；③建议从妊娠 16 周开始口服补充铁剂 60~100mg，每日 1 次；钙剂，1000mg，每日 1 次，妊娠晚期增加至 1500mg。

（4）第 4 次检查：一般是孕 20~23^{+6} 周。①测量血压，体重，宫底高度，腹围，胎心率；②行胎儿系统 B 超筛查或胎儿四维超声检查。

（5）第 5 次检查：一般是孕 24~27^{+6} 周。①常规测量血压、体重，宫底高度，腹围，胎心率；②还需行 OGTT 筛查了解有无妊娠期糖尿病的风险。

（6）第 6 次检查：一般是 28~31^{+6} 周。①常规测量血压，体重，宫底高度，腹围，胎心率；②查血、尿常规，肝功；③行妊娠晚期产科 B 超检查，用以评估胎儿发育与孕周是否相符，有无其他早产的高危因素；④对孕妇进行分娩方式指导、注意自数胎动并计数，并进行母乳喂养及新生儿护理指导。

（7）第 7 次检查：一般是 32~36^{+6} 周。①常规测量血、体重、宫底高度、腹围、胎心率；②复查血、尿常规；③从第 34 周开始每次产检需行胎心监护（NST）检查；④对孕妇进行分娩前生活方式的指导，并普及分娩相关知识和新生儿疾病筛查知识，预防产后抑郁症。

（8）第 8~12 次检查：孕 37~41^{+6} 周。妊娠 37 周之后需要每周产检一次，每次常规测血压，体重，宫底高度，腹围，胎心率，并行 NST 检查 1 次。妊娠足月后需再次检查血尿常规一次，建议复查产科 B 超了解胎儿大小、羊水量、胎盘位置及功能、有无脐绕颈等情况。超过 41 周的孕妇，应住院并积极引产处理。对孕妇进行新生儿免疫接种、产褥期指导等。

11 流产的原因是什么？

妊娠不足 28 周，胎儿体重不足 1000g 而终止者，称为流产。发生于 12 周前者，称为早期流产，而发生于妊娠 12 周及之后者，称为晚期流产。其病因主要包括胚胎因素、母体因素、父亲因素和环境因素。

（1）胚胎因素：胚胎或胎儿染色体异常是早期流产最常见的原因。约占 50%~60%，而中期妊娠流产中约占 1/3，晚期的胎儿丢失中约占 5%。染色体的异常又包括结构及功能的异常。

（2）母体因素：①全身性疾病：二孩准妈妈患全身性疾病，如严重感染、高热疾病、严重贫血或心力衰竭等均有可能导致流产；②生殖器官的异常：子宫的一些畸形（如子宫发育不良、双子宫、双角子宫等）、子宫肌瘤、宫腔粘连等均可导致胚胎着床失败而导致流产。另外，宫颈内口松弛、宫颈裂伤也有可能导致流产；③内分泌异常：女性内分泌功能异常（如黄体功能不全，多囊卵巢综合征等），均可导致流产；④不良生活习惯与应激：孕妇过量吸烟饮酒、过量饮咖啡、海洛因等毒品，均有导致流产的报道；⑤免疫功能异常：母体的某些免疫功能的异常也有可能导致流产的发生。

（3）父亲因素：有研究证实精子的染色体异常可导致自然流产。但临床上精子畸形率异常增高与自然流产是否相关，尚无明确得到依据。

（4）环境因素：孕期过多的接受放射线、甲醛、铅、苯等毒害物质也会导致流产的发生。

12 怀孕早期如何预防流产？

准二孩妈妈在得知自己怀孕后应注意休息，特别是高龄妈妈，同时应该禁止性生活及盆浴，若出现腹痛及阴道出血的情况应及时地咨询医生和处理。如果孕早期的准妈妈在排除宫外孕的情况下出现阴道少量出血，则需要卧床休息，必要时给予保胎治疗，如果上述症状进一步加重出现难免流产时，准妈妈也不必太过忧虑，宝宝的出生是优胜劣汰的过程，不妨调整好心情和身体，迎接下一个健康宝宝的出生。

对于既往有合并症的准二孩妈妈来讲，就需要特别注意啦，对于既往有染色体异常胎儿出生的准二孩妈妈来讲，需要行染色体相关检查以排除宝宝染色体的畸形和异常情况；对于甲状腺功能减退的准二孩妈妈来讲，需要通过口服甲状腺素片将母体血清 TSH 控制在正常范围内（早孕时 TSH 参考值 0.1~0.25mIU/L）；甲状腺功能亢进的准二孩妈妈，最好是经过正规的治疗后再考虑妊娠，成功妊娠后需要严格监测甲状腺功能变化，调整药物用量；而对于黄体功能不全的准妈妈，则需要口服一定量的黄体酮保胎治疗。

13 高龄孕妇如何预防流产？

由于女性 35 周岁后生育能力呈下降趋势，易受各种有毒有害物质的干扰，多种危险因素长期联合作用使其生育子代所面临的风险较年轻孕妇增加，同时，35 周岁以后考虑二孩的女性，胎儿畸形的发生率以及发生妊娠并发症的风险均增加，高龄二孩孕妇应该从以下几个方面预防流产。

（1）应该正确的服用叶酸，营养科学咨询委员会建议所有计划怀孕的妇女应该在怀孕前每日补充 0.4mg 叶酸，直至孕 12 周（既往有神经管缺陷妊娠史的准妈妈则应每日补充更大剂量的叶酸）。

（2）做健康检查，最好是夫妻双方都进行检查，重点进行生殖系统的检查。检查结果如果发现有问题可能影响怀孕，应尽快接受孕前治疗。高龄妇女卵巢功能衰退可能导致难以受孕，夫妻俩先要从生活的细节开始备孕，戒烟戒酒，不染发，保证充分的休息。在饮食上要多摄入高蛋白、低脂肪的食物。

（3）高龄准妈妈应缩短产检的时间间隔，特别注意血压、尿常规的检查，以便早期发现妊娠相关情况，同时，无创 DNA 或羊水穿刺可以为排除宝宝染色体异常提供依据。

（4）准妈妈的营养既要保证充足的营养，又不能吃得过多、过饱。衣服要柔软、宽大，不穿紧身裤和高跟鞋。孕妈妈每天应保持 8~10 小时的睡眠时间，不要长时间看电视、玩电脑或打电话。

（5）高龄准妈妈孕期应适宜的活动，多以散步为主。

14 孕早期阴道少量出血怎么办？

准妈妈孕早期出现阴道少量出血时可能见于以下情况：

（1）胚胎着床时可能会有阴道出血的表现，一般量不多，可自行停止，无其他腹痛等不适，同时早孕期阴道流血通常要考虑宫外孕、先兆流产、难免流产、完全流产、葡萄胎等。

（2）同时还应考虑以下原因引起的出血：①阴道壁疾病：肿瘤、异物、撕裂、溃疡；②良性宫颈疾病：宫颈息肉、宫颈外翻感染、宫颈炎、细菌性阴道病、宫颈癌。

因此，出现阴道出血的准妈妈应进行以下检查：

（1）妇科检查，排除阴道、宫颈病变引起的出血；有的准妈妈会担心做妇科检查会引起流产，其实是没有道理的，如果妇科检查后流产了，那么即使不作妇科检查，也要流产，本身妇科检查和流产之间没有因果关系，但注意检查时动作轻柔。

（2）如果妇科检查无异常，且没有合并其他疾病时，B 超提示胚胎发育正常，准妈妈应卧床休息，减少活动量，观察阴道出血量，若阴道出血量多于月经量，应及时到医院就诊。

15 什么是生化妊娠？

备孕中的二孩妈妈们都盼望着宝宝的降临，平时月经周期规律的妈妈，当月经延迟了，心里都会暗自兴奋，满怀希望的用早孕试纸检验，一道深红，一道浅红，但几天后月经又来了，那失望感是无法用语言来形容的。"我不是怀孕了吗？怎么又来月经了？早孕试纸为什么两道杠？"备孕妈妈们，这种现象多见于"生化妊娠"，是一种异常妊娠。

一般精卵结合 7 天以后就会分泌绒毛膜促性腺激素，14 天以后用早孕试纸就可检测出来，正常妊娠的受精卵回到子宫里着床。

生化妊娠是指发生在妊娠 5 周内的早期流产，血中可以检测到 hCG 升高，大于 25mlU/ml 或者尿妊娠试验阳性或弱阳性，但超声检查不到孕囊，生化妊娠时精卵是结合了，然而没有回到子宫里着床，或者是回来了没有成功着床而随月经一起流掉的一个现象。

生化妊娠在医学上称为亚临床流产，是一种优胜劣汰的自然选择，偶尔一次不必太紧张，是不会影响以后怀孕的，但是连续出现就要去医院做进一步检查了。

16 怎样判断有没有过期流产？

过期流产也叫稽留流产，是流产的一种特殊类型。是指胚胎或者胎儿已死亡滞留宫腔内而未能及时自然排出者，对于高龄二孩妈妈们来说，稽留流产发生的概率明显增加。

稽留流产有如下表现：

（1）症状：患者有明显停经史，伴或不伴腹痛和阴道出血。由于早期胚胎正常发育，患者可出现恶心、呕吐、子宫增大等早孕反应。胚胎死亡后，患者早孕反应消失。

（2）体征：宫口未开，子宫增大，但是小于停经月份。多数患者无或少量阴道出血；极少数因死胎滞留时间过长，发生严重凝血功能障碍，出现鼻出血，牙龈出血，大量阴道出血等。

（3）辅助检查：尿妊娠试验阳性。多普勒超声检查宫腔探及孕囊，孕囊变形，囊壁增厚且孕囊小于妊娠月份，未探及心血管搏动。

稽留流产的处理一般比较困难，由于胎盘组织机化，与子宫壁粘连较紧密，致使清宫较困难，若稽留时间过长有可能会影响母体的凝血功能，导致弥散性血管内凝血，造成大出血，所以准妈妈在出现稽留流产情况下是应该住院治疗的。

17 孕早期出血量达到多少需要去医院？

对于备孕成功的准二孩妈妈来讲，成功的妊娠无疑是迎接宝宝的第一步，但是，总有一些准妈妈孕期会出现阴道出血，量或多或少，那么在这种情况下应该怎么处理呢？

孕早期准二孩妈妈出现阴道出血有生理性出血和病理性出血两种。

生理性出血见于受精卵着床时，这种出血量一般较少，持续 1~2 天，孕早期的生理性出血一般不用特殊处理，不会对宝宝造成影响，可以严密观察，暂时不处理。

另外一种常见的出血原因见于先兆流产的准妈妈，为病理性出血。这种情况下准妈妈需要特别注意啦，如果出血量不多，没有其他临床症状，则需要休息、保胎治疗等处理。

病理性出血还有很多种情况，比如异位妊娠、完全流产、不全流产、宫颈病变、阴道病变等，这些情况下的阴道出血一般量多少不一，症状出现的时间也不一样，因此准妈妈在出现阴道出血时应首先确定宝宝是否是宫内妊娠，其次，如果阴道出血量超过月经量，准妈妈应及时就诊，排除完全流产、自然流产等。

当然，对于准二孩妈妈来说，鉴别上述两种情况可能会比较困难，因此，当准妈妈出现阴道出血时，应该及时就诊，以保证母亲和宝宝的健康。

18 没有什么不舒服需要常规保胎吗？

一般情况下，准二孩妈妈如果为自然受孕，超声提示为宫内妊娠，可见原始心管搏动，没有阴道出血等相关情况，不推荐常规保胎治疗。

但是如果准二孩妈妈本次妊娠为试管婴儿、通过促排卵妊娠、既往有多囊卵巢综合征（PCOS）、黄体功能不全、自然流产、反复流产病史可能会因为体内孕激素水平不足以维持妊娠，则可以选择适当的药物进行保胎治疗，必须以天然的黄体酮为主。

根据 2016 年发表的孕激素维持早期妊娠及防治流产的中国专家共识指出，孕激素用于维持早期妊娠及防治流产的适应证包括：①早期先兆流产（孕 12 周前）；②晚期先兆流产（孕 13~28 周）；③复发性流产再次妊娠；④助孕周期。

对于准二孩妈妈来讲，原则是一样的：没有保胎适应证者，没有什么不舒服的情况下，不推荐常规保胎。

19 孕早期发热可以用抗生素吗？

对于孕早期准二孩妈妈的轻度发热，可给予物理降温，大量喝水。但是如果出现持续的高热时若不及时用药，高热本身也会对胎儿神经系统的发育造成一定的影响。因此，准妈妈在出现发热时，如果体温不超过 38.5℃，可以采用多喝开水，物理降温的方法，当然，如果体温超过 38.5℃，则需要根据情况使用解热镇痛药或者抗生素治疗。

准妈妈用药的原则包括：①能用小剂量药物尽量避免使用大剂量药物；②能局部用药时不采用全身用药方式；③能用一种药物时避免联合用药；④能用单纯制剂，最好不用复合制剂，以免增加副反应；⑤用药时需明确孕周，严格掌握剂量，及时停药。

美国食品和药物管理局（FDA）根据药物对胎儿的致畸情况，将药物对胎儿的危害性等级分为 A、B、C、D、X 共 5 个等级。

孕早期如果出现发热准妈妈可以咨询医生，尽量选择 A 或 B 级的抗生素进行治疗，这类抗生素动物试验未见对胎儿有危害，但是并无相关临床试验，但是，为了准妈妈和宝宝的健康，权衡利弊，还是应该在医生的指导下酌情使用并严密观察。

20 B 超说胎盘位置低要担心吗？

怀孕中期 B 超检查时发现胎盘位置低，千万不要过于紧张。随着孕期的推进，子宫下段的拉伸，胎盘有可能会逐渐"漂移"到远离宫颈口的位置，这样就不要紧了，当然，胎盘位置低的准妈妈以后也有可能会发展为前置胎盘；对于准二孩妈妈来讲，前置胎盘的发生几率比第一胎高，B 超提示胎盘位置低时，要严密监护。因此，准妈妈要注意：

（1）减少活动，卧床休息以左侧卧位为宜，如有腹痛、出血等不适症状，立即就医。

（2）避免进行增加腹压的活动，如用力排便、频繁咳嗽、下蹲等，避免用手刺激腹部，变换体位时动作要轻缓。

（3）保持外阴清洁，会阴部垫卫生清洁垫，勤换内裤，预防感染。

（4）能感觉到胎动的准妈妈还应该注意胎动。

（5）避免性生活。

21 孕早期可以做运动吗？

孕早期是胚胎发育的关键阶段，有些准妈妈可能会问到"我可以运动吗""应该如何运动"，其实在怀孕早期是可以进行适量的运动的，尤其对于准二孩妈妈来讲，适量的运动可以增强准妈妈的抵抗力，保持身体的健康及活力，那准妈妈运动时应注意什么呢？

（1）运动应缓和，以有氧运动为主，比如快步走、慢跑、散步、简单的韵律操、游泳、瑜伽等。

（2）避免一些激烈的运动，如跳跃、骑马、扭转或者快速旋转的动作；一定不要参加可能会撞击到腹部的运动，如足球、篮球、跆拳道等。

（3）注意运动强度：有些准妈妈体力很好，但是也需要注意运动强度哦，每次运动时间为30分钟左右，因人而异，建议各位准妈妈根据自己的情况选择合适的运动项目和时间。

但是如果准妈妈出现下列情况，如阴道出血、眩晕等不适时建议还是停止运动，注意休息，以保证准妈妈及宝宝的健康。

22 孕早期要注意补充营养吗？

简单来说，孕期饮食的基本原则是：多样化，适量均衡，同时注意食品安全。在每天的饮食中，应该包括这五大类食物：谷物、水果、蔬菜、乳制品、肉类或其他蛋白质丰富食物。

关于具体该怎么吃，请尽量做到：

（1）食物多样化：尽可能选择颜色和种类各异的蔬菜和水果，做到营养物质多样化。

（2）补充叶酸：在备孕期和孕期，注意饮食中包含叶酸丰富的食物，另外，由于孕期的叶酸需求往往无法通过单一的饮食摄入得到满足，因此需要注意额外每日补充叶酸片。

（3）适当多吃谷类：适当多吃一些谷物，尽量选择粗粮和高纤维谷物。

（4）常吃含铁丰富的食物：饮食中应注意包括一些含铁丰富的食物，比如肉类（牛肉、羊肉、猪肉）、绿叶蔬菜。

（5）适当多喝奶：准二孩妈妈最好每天能喝1~2杯低脂或者脱脂牛奶或酸奶（约400~500ml），以满足孕期对于钙的需要。

（6）选择加碘盐，适当多吃海产品：饮食中注意包括一些含碘丰富的食物，比如选择碘盐，以及适量食用含碘丰富的食物（比如紫菜、鱼、虾等）。

（7）多喝水，孕期避免脱水十分重要。

23 叶酸什么时候可以停用？

孕早期是胎儿发育和器官形成分化的重要时期，准妈妈要服用一定剂量的叶酸，可以预防胎儿神经管缺陷、先天性心脏病、唇裂等的发生。

我国推荐孕妇每日膳食中叶酸供给量为0.4mg，特别是妊娠前三个月，由于服药三个月体内的血药浓度才能达到预防神经管畸形的效果，如果妊娠早期叶酸缺乏，容易使胎儿发生神经管畸形，因此，服用叶酸的最佳时期是孕前3个月和孕后3个月，一般是0.4mg，一日一次，口服。

以前怀过神经管畸形（脊柱裂）宝宝的女性以及家族中有过神经管畸形宝宝生育史的女性，则需要增大叶酸的服药量。

24 糖尿病妈妈孕早期应该注意什么？

妊娠期高血糖的主要危害包括：胎儿宫内发育异常、新生儿畸形、巨大儿（增加母婴在分娩时发生合并症与创伤的危险）、新生儿低血糖及围生期死亡等风险增加。

对于已患有糖尿病的女性患者来说：在糖尿病未得到满意控制之前应采取避孕措施。在计划妊娠前咨询内分泌科和产科医生，确认能否受孕。

受孕成功后应在营养科医师的指导下调整饮食，并根据孕期有所调整；加强血糖自我监测，妊娠期血糖控制的标准为空腹、餐前血糖3.3~5.3mmol/L，餐后2小时4.4~6.7mmol/L；夜间血糖4.4~6.7mmol/L。

控制血糖的办法包括饮食运动治疗及药物治疗。多数糖尿病准二孩妈妈通过合理的饮食控制及适当的运动治疗，均能将血糖控制在满意范围，这就要求二孩准妈妈在营养科医生的指导下进行合理的糖尿病饮食控制；如果通过生活干预的方式血糖仍不达标的二孩准妈妈则需要应用胰岛素控制血糖，一般从小剂量开始，并根据准妈妈的病情、孕期进展以及血糖波动情况加以调整，力求将血糖控制在正常范围，由于不同妊娠时期对于胰岛素的需求量不尽相同，因此胰岛素的具体剂量和使用时间应在产科医师及内分泌科医师的指导下使用，并严密监测血糖波动情况。

25 孕早期可以有性生活吗？

性生活是婚后夫妻正常生活的一部分，但是当准妈妈怀孕后，如何进行性生活却是夫妻双方均应该高度重视的事情。从医学伦理上说，怀孕期间的性生活并不被禁止，健康适度的性生活能增进夫妻间的亲密感情。但要注意的是，孕早期和孕晚期最好不要同房，孕中期（孕4~7个月）可以适度同房。不过，下述情况下准爸爸和准妈妈孕期性生活是禁忌的：

（1）既往有流产史的准妈妈：如果准妈妈有流产史，怀孕前几个月最好禁止性生活，直到超过既往的流产月份、流产的危险期过去为止。

（2）准爸爸患有性病：因为病毒、细菌会通过性生活传染给孕妇、甚至胎儿，应禁止性生活。

（3）准妈妈患有阴道炎时，在彻底治愈之前，也不应有性生活。

（4）准妈妈患有低置胎盘等疾病时，性生活可能诱发宫缩、导致流产、大出血等，应禁止性生活。

（5）准妈妈在孕中晚期发现自己子宫收缩频繁，为了避免早产，还是要避免性生活，并到医院就诊。

（6）准妈妈本身有宫颈功能不全时，随时有流产危险，孕期都应避免性生活。

26 孕早期孕酮低严重吗？

经常有准二孩妈妈拿着血清孕酮检查单来医院咨询孕酮低怎么办？

孕激素在妊娠早期具有维持蜕膜化子宫内膜、松弛子宫平滑肌、改善子宫血液供应以及免疫调节等重要作用，在临床上广泛应用于防治流产和辅助生育技术相关的孕激素补充，取得了良好的效果。

目前黄体功能的判断没有准确、适当的方法，且临床上所应用的孕激素剂型和剂量存在差异，影响了药效的观察，至今尚缺乏循证医学证据，因而在具体疗效方面尚存在争议。体内孕激素每天脉冲式释放，单次检测孕酮低并不一定代表体内孕激素不足，故不能用孕酮低作为补充孕激素的指标。

不建议将外周血孕激素水平监测作为常规评估指标。孕 8～10 周前可选择动态监测血 β-hCG 水平，以了解胚胎发育情况。

那么在什么情况下准二孩妈妈需要连续检测孕酮水平？如果准妈妈此次妊娠系试管婴儿、既往自然流产史、复发性流产史、黄体功能不全、先兆临产等情况下则需要检测孕酮的水平来评估妊娠的结局，必要时可以口服天然黄体酮来保胎治疗。

27 孕早期可以使用护肤品吗？

孕早期是胎儿发育和器官形成分化的重要时期，建议各位准妈妈一定要慎重的使用护肤品，能不用就不用，能少用就少用，使用之前必须要注意：

（1）选择正规护肤品：早孕期准妈妈仍然有权利享受美丽，不过，要注意选择合适的产品，按正确的方法适量使用。对于来源不明、安全性不确定的护肤产品尽量避免使用。最简单的办法是寻求类似的可靠替代品，或咨询专业人士。

（2）选择成分简单的护肤品：尽量避免使用化学添加剂复杂的护肤品，尽量以淡雅或无气味的为主。目前对个人护肤品安全性的临床研究还十分缺乏，很难有"可以"或者"不可以"的确定答案，能做的只是尽量避免可能有危害的成分。

（3）用之前仔细阅读成分表，化学成分很多是相通的，妈妈们可以尝试自行阅读产品成分来初步判断。

温馨提醒准妈妈们，为了宝宝的健康，请擦亮你们的眼睛，不要轻易被"纯天然""有机"等广告语打动，这并不代表产品里所有的成分都属于此范围，而且，即使是纯天然的有机成分，也并不代表一定是最安全的。

28 甲亢妈妈孕早期可以服药治疗吗？

一般认为妊娠期抗甲状腺治疗是安全的，不会增加胎儿畸形的发生率，抗甲状腺药物丙硫氧嘧啶（PTU）和甲巯咪唑（赛治，MMI）均能通过胎盘，影响到胎儿，因此若母体用药过量，则会引起胎儿甲状腺功能减退及甲状腺肿大，导致围生儿死亡率及难产率升高。PTU与血浆结合率高，胎盘通过率仅为MMI的25%，且所致皮肤发育不全、气管食管瘘、面部畸形等较甲巯咪唑少见。因此，妊娠期治疗首选丙硫氧嘧啶（PTU）。

其他的可用于控制甲亢症状的药物包括：β肾上腺素受体阻断剂普萘洛尔，对控制甲亢高代谢症状有帮助，也可用于甲状腺切除术前准备，但长期治疗与宫内生长受限、胎儿心动过缓和新生儿低血糖症相关，使用时应由专科医师权衡利弊，且避免长期使用。碘化钠溶液可自由通过胎盘，导致新生儿甲状腺肿与甲减，不推荐用于妊娠期，仅小剂量短期应用于术前准备或治疗甲状腺危象。妊娠期绝对禁用放射性碘。

因此，甲亢妈妈孕早期停止服用甲巯咪唑片（赛治），可以在医生指导下改为丙硫氧嘧啶。

㉙ 甲减妈妈孕期需服用优甲乐多久？

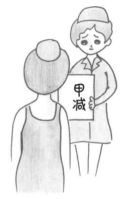

甲状腺功能减低症（甲减）是指因甲状腺激素合成及分泌减少所致的机体代谢降低的一种疾病。其具体定义为外周血促甲状腺素（TSH）浓度增高，同时，血甲状腺素（游离T_4）浓度降低，当游离T_4浓度正常时，提示亚临床甲减。

妊娠期合并甲状腺功能减低症是妊娠期一种常见的内分泌疾病，近年来发病率呈上升趋势。当甲状腺素合成不足、分泌减少或者组织利用不足，不仅会影响孕妈妈的健康，使孕期流产的风险增加60%，妊娠期高血压的风险增加22%，早产、死胎、产后出血、围生期并发症等不良妊娠结局风险增加，更会致使胎儿及婴幼儿出现不可逆转的大脑和骨骼的生长发育受限，表现为智力低下和身材矮小。因而，孕期甲减应积极且必须治疗。

孕期因自身血清甲状腺素结合球蛋白增加，其TSH的参考范围随孕周而不同：①妊娠早期（13周末以前）：TSH为0.1~2.5mIU/L；②妊娠中期（14~27周末）：TSH为0.2~3.0mIU/L；③妊娠晚期（28周及其后）：TSH为0.3~3.0mIU/L。在妊娠期若TSH超过以上标准需检测游离T_4值，明确孕期甲减或孕期亚甲减的诊断，积极治疗。

妊娠期甲减治疗首选人工合成的左甲状腺素钠片（优甲乐），其为妊娠A级药物，可放心使用。起始剂量为50~100μg/d，当TSH大于妊娠特异参考值上限，起始剂量为50μg/d；当TSH>8.0mIU/L，起始剂量为75μg/d；当TSH>10mIU/L，起始剂量为100μg/d，可根据患者耐受程度增加剂量。对于严重临床甲减的患者，开始治疗数天内给予两倍替代剂量，使甲状腺外的T_4值也能尽快恢复正常。妊娠期甲减的妇女在妊娠前半期（1~20周）应每四周复查甲功，指导临床用药，且在妊娠26~32周至少检测一次。其治疗目标是达到不同孕周血清TSH正常范围。正在治疗中的甲减妇女，需将血清 TSH 控制在 0.1~2.5mIU/L 水平后怀孕,妊娠后左甲状腺素钠片的剂量需增加约25%~50%。

30 孕吐一般什么时候出现和结束?

孕吐即早孕反应,一般在停经 6 周左右出现,可能会出现畏寒、头晕、流涎、乏力、嗜睡、缺乏食欲、喜食酸物、厌恶油腻、恶心、晨起呕吐等症状,多于停经 12 周左右自行消失。然而,并非所有的准二孩妈妈均会出现上述早孕反应,而出现早孕反应的时间、早孕反应的严重程度、早孕反应的持续时间均是因人而异的。值得注意的是,如果准妈妈早孕反应比较严重,频繁恶心呕吐而不能进食,特别是尿常规提示可见酮体的情况下,准妈妈的妊娠反应会影响准妈妈及宝宝的健康,则需要进行医学上的指导和相应处理。

31 孕吐需要住院吗?

正如上面提到的,每个准妈妈早孕反应的严重程度不尽相同,大多数准妈妈不需要住院治疗,但在下列情况下的早孕反应需要住院治疗:

如果准妈妈频繁的恶心呕吐,不能进食,在排除其他原因(如消化系统疾病、葡萄胎等)引起的呕吐,体重较妊娠前减轻≥5%,则称为妊娠剧吐。目前病因不明,其主要临床表现为停经 40 天左右出现的早孕反应,逐渐加重直至频繁呕吐不能进食,呕吐物中可见胆汁或咖啡样物质,动用体内脂肪,引起代谢性酸中毒,更严重者,准妈妈可能会出现面色苍白、皮肤干燥、脉搏细数、尿量减少等表现,严重时血压下降,引起肾衰竭等,由于严重的呕吐会引起准妈妈失水和电解质紊乱,会影响准妈妈及宝宝的健康。

其诊断主要依据病史、临床表现及妇科检查。其诊断至少应包括每日呕吐≥3 次,尿酮体阳性,体重较前减轻≥5%。

如果准妈妈出现妊娠剧吐的情况,应及时接受治疗。

32 怀二孩孕吐比怀一孩重吗?

由于早孕反应出现的时间以及严重症状因每个孕妈的身体状况而异,同样的,二胎孕吐出现的时间以及严重程度也不尽相同,有可能会比一胎反应重,也有可能此次妊娠准妈妈没有任何的恶心等不适。

33 怀了双胎怎么办?

一次妊娠同时有两个胎儿称双胎妊娠。

双胎妊娠的孕妇,应在妊娠 6~14 周之间,通过 B 超检查判断绒毛膜性,绝大多数双卵双胎为双绒毛膜双羊膜囊双胎;而单卵双胎则根据发生分裂时间的不同,分别演变成为双绒毛膜双羊膜囊双胎或单绒毛膜双羊膜囊双胎；若分裂发生的更晚，则形成单绒毛膜单羊膜囊双胎、甚至联体双胎。故单绒毛膜双胎均为单卵双胎，而双绒毛膜双胎不一定是双卵双胎。

单绒毛膜双胎可能会发生一系列并发症，如双胎输血综合征、双胎动脉反向灌注序列征及双胎选择性生长不一致等，且由于胎盘存在血管交通吻合支的特点，如果其中之一发生胎死宫内，对存活胎儿存在发生脑损伤的风险。

因此，诊断绒毛膜性对双胎的评估及妊娠期管理至关重要。双胎妊娠的分娩方式应根据绒毛膜性、胎方位、孕产史、妊娠期合并症及并发症、子宫颈成熟度及胎儿宫内情况等综合判断，制订个体化的指导方案。双胎妊娠应按照高危妊娠进行管理。建议在妊娠中期每月至少进行 1 次产前检查。由于双胎妊娠的妊娠期并发症发生率高于单胎妊娠，建议在妊娠晚期适当增加产前检查次数。至少每月进行 1 次胎儿生长发育的超声评估和脐血流多普勒检测。建议妊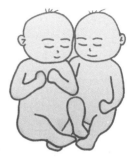娠晚期酌情增加对胎儿的超声评估次数，便于进一步发现双胎生长发育可能存在的差异，并准确评估胎儿宫内健康状况。

建议对于无并发症及合并症的双绒毛膜双胎可待至孕 38 周时再考虑分娩。无并发症及合并症的单绒毛膜双羊膜囊双胎可以在严密监测下至妊娠 37 周分娩。建议单绒毛膜单羊膜囊双胎的分娩孕周为 32～34 周，也可根据母胎情况适当延迟分娩孕周。复杂性双胎需要结合每个孕妇及胎儿的具体情况制定个体化的分娩方案。

二 怀孕中期（12～27周末）

1 孕中期要做哪些检查？

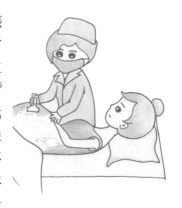

　　孕中期产检的频率一般是四周查一次，若出现异常或妊娠合并症，产检的频率有可能会缩短为两周一次。孕中期除了常规测量体重、血压、抽血、验尿等产前检查外，还有5个重要检查项目：①B超胎儿颈部透明带（NT）：孕 $11～13^{+6}$ 周检查，是孕中期筛查重要组成部分，如果NT增厚，可能代表胎儿有染色体疾病；②唐氏筛查：孕 $15～19^{+6}$ 周检查，通过查母体血来查胎儿染色体疾病风险度的检查，唐氏筛查并不能确定胎儿还是没有疾病，只是告知孕妇所怀胎儿患染色体疾病的风险度，若检查结果风险度超过所定界值，需要做进一步的羊水穿刺检查确定胎儿畸形有无；③系统超声和四维超声：孕20周到24周检查，是全面系统的排查胎儿畸形的一个重要检查手段；④糖尿病筛查：孕24～28周检查，筛查妊娠期糖尿病重要检查；⑤胎心一般在孕16周以后通过A超可以测到，听胎心可以判断胎儿生长和健康状况。

2 孕中期出现腹痛怎么办？

　　有不少孕妈妈在孕中期感觉到腹痛，原因有两个方面，生理性腹痛和病理性腹痛。

　　生理性腹痛：在怀孕四个月左右时，子宫的增大牵拉到支撑子宫的韧带和肌肉，引起牵涉痛、钝痛或隐痛，多出现在下腹部子宫一侧或两侧，呈抽搐、胀痛和下坠感，走较远的路或变换姿势时，疼痛加剧，多休息可以缓解；孕中期性生活时如果用力过度，也会引起腹痛。孕中期的生理性腹痛通常不会对怀孕构成威胁。

　　病理性腹痛：引起病理性腹痛的常见原因有先兆流产、胎盘早剥、食管裂孔疝等。

　　（1）先兆流产：首先会出现阴道出血，一般出血量少，常为暗红色，或为血性白带，在出血后数小时至数周，可伴有轻度下腹痛或腰骶部胀痛。如果孕妈妈出现这种情况，应卧床休息，严禁性生活，足够的营养支持，保持心情稳定。若阴道出血量增多或腹痛加重，尽快到医院就诊。

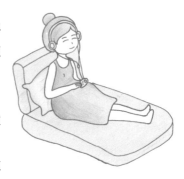

　　（2）胎盘早剥：孕20周后或分娩期，正常位置的胎盘在胎儿娩出前，全部或部分从子宫壁剥离，称为胎盘早剥。轻型胎盘早剥表现为较多量的阴道流血，无腹痛或伴有轻微

腹痛，但重型胎盘早剥会引起突发的持续性腹痛，腰酸及腰背部痛。不论是轻型还是重型胎盘早剥，一旦出现，立即到医院就诊住院治疗。

（3）食管裂孔疝：随着孕中期宝宝逐渐长大，腹腔内的压力也增大，使得存在于胸腔和腹腔之间的膈肌上的生理性孔隙变大，就会出现食管裂孔疝，引起腹痛。这时候的腹痛多伴有胸闷、气短、胸痛、胃里反酸、打嗝等表现。孕妈妈要少食多餐，少吃过甜、过辣、过黏的食物，饭后不要立即卧床，尽量少弯腰以减轻胃部反酸，也要保持大便通畅。如果出现了反酸的症状，需卧床时将上半身抬高20°左右。

③ 孕中期可以做运动吗？

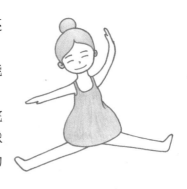

孕中期时，胎盘已经形成，不容易流产了。同时宝宝还不是很大，孕妈妈也不是很笨拙，运动也可以适当多一点。

散步对于孕中期的孕妇是很适宜的运动，早晚散步既能促进胃肠蠕动，预防便秘，也能增加耐力，有助于分娩。

健身球也是孕妈妈一个不错的选择，可以到妇幼保健院在指导下进行健身球运动，当然也可以在家自己做。健身球不仅可以锻炼盆底的肌肉和韧带，有利于顺利分娩和宝宝的发育，同时也可以帮助减轻双下肢的压力。

孕妇瑜伽也是可以尝试的，最好在专业的瑜伽教练指导下做瑜伽。孕妇瑜伽可以增强体力和肌肉张力，提升身体的平衡感，提高整体肌肉组织的柔韧度和灵活度，舒缓孕期的疲劳，也可以改善睡眠。

但是如果孕妈妈有早产、前置胎盘、孕早期出现过先兆流产等病史，或此次怀孕为双胎、羊水过多或过少、有严重的孕期并发症（如心脏病、高血压、糖尿病），或有腹部韧带松弛、宫颈功能不全等的情况，孕期不要做运动。尤其是前置胎盘、不规则流血、提前出现了宫缩时，就必须静养，一定不要做运动了。

④ 孕中期阴道出血怎么办？

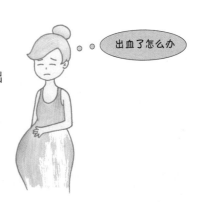

出血了怎么办

孕中期阴道出血的常见原因有先兆流产、前置胎盘、宫颈功能不全、葡萄胎等。

前置胎盘时，少数会在孕中期出现无痛性阴道少量出血，孕妈妈一旦出现阴道出血，首先需要绝对卧床休息，做好心理护理，减少刺激；同时保持外阴清洁防止污染，加强饮食营养，保持大便通畅；给予药物抑制宫缩治疗，并且密切关注阴道出血情况，有任何不适到医院就诊。

先兆流产的患者首先会出现阴道出血，一般出血量少，常为暗红色，或为血性白带，可伴有轻度下腹痛或腰骶部胀痛。如果孕中期孕妈妈出现这种情况，应卧床休息，严禁性生活，足够的营养支持，保持心情稳定。若阴道出血量增多或腹痛加重，尽快到医院就诊。

宫颈功能不全患者常在孕中期出现症状，因子宫颈口无法承受胎儿发育的压力而流产，在子宫颈口扩张时，孕妇会有少量的出血，腹部往下坠的感觉，但不会感到强烈的子宫收缩，疼痛感不会很明显。一旦确诊宫颈功能不全，建议在孕14周时做子宫颈环扎术，效果很好。

葡萄胎患者在停经2~4个月之后开始不规则流血，量逐渐由少变多，有的有水泡样的物质流出，所以经常被误诊为先兆流产。确诊葡萄胎之后，应该及时取出子宫内的病变组织，因为子宫变大变软不宜采取刮宫术，一般都采用吸取子宫内组织的方法，即吸宫术；但是部分不能采取吸宫术的患者还是会采取刮宫手术，同时做好大出血预防措施。葡萄胎有风险，在医生指导下做好严密随访。

5 孕中期还会流产吗？

在各种不利因素的影响下，二孩妈妈在孕中期是可能会发生流产的。怀孕超过3个月时，二孩妈妈和医生都会松一口气，因为发生流产的概率已经非常小，胎儿在子宫内已经能够较稳定的生长，但仍不可大意，应预防孕中期流产的发生。孕中期胎盘已经完全形成，流产过程与早产相似，往往先出现腹痛（阵发性子宫收缩），然后再排出胎儿和胎盘，出血一般不多。

6 孕中期流产的常见原因有哪些？

孕中期流产，也叫晚期流产，主要有以下4方面原因。

（1）全身性疾病：急性病高热可引起子宫收缩而发生流产，细菌毒素或病毒还可以通过胎盘进入胎儿循环，导致胎儿死亡。慢性疾病如心力衰竭和慢性贫血，会致胎儿严重缺氧也可引起流产。

（2）生殖器官异常：子宫畸形（如纵隔子宫、双角子宫、子宫发育不良等）、宫腔粘连、黏膜下子宫肌瘤、子宫腺肌症等。宫颈内口松弛或部分宫颈切除术后可使胎膜易破，发生晚期流产。

（3）母儿血型不合，可使胎儿红细胞凝聚而产生凝血，严重时可使胎儿死亡，导致晚期流产。

（4）妊娠中期无论严重的躯体（如手术、直接撞击腹部、性交过频）或心理（过度紧张、焦虑、恐惧、忧伤等精神创伤）的不良刺激均可导致流产。孕妇过量吸烟、饮酒，过量饮咖啡、海洛因等，均有导致流产的报道。

7 孕中期胎盘低是前置胎盘吗？

妊娠28周前发现胎盘位置低为胎盘前置状态，发生原因多为子宫内膜损伤、胎盘异常、受精卵滋养层发育延迟等。妊娠胎盘前置状态可导致妊娠期母体反复阴道出血、感染，可能造成胎儿生长受限甚至胎死宫内。

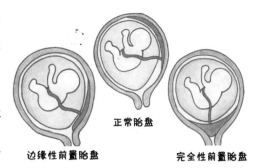

正常胎盘

边缘性前置胎盘   完全性前置胎盘

孕中期的胎盘前置状态并不代表前置胎盘，因为随着孕期的发展、胎儿长大、子宫的扩张和子宫下段形成时的拉伸会使胎盘远离宫颈口；此外，胎盘本身也会朝着子宫上半部血供丰富的部位生长。

临床研究发现，孕中期胎盘位置低只有一小部分会发展为前置胎盘。所以若孕中期孕妈妈发现胎盘位置低，尽可能多卧床休息，少运动，避免剧烈运动和碰撞，严禁性生活，定期到医院检查。若出现阴道出血或其他不适，随时到医院就诊。

8 孕中期胎停育的征兆有哪些？

孕中期胎停育的征兆主要表现为胎动减少、腹痛和羊水量异常。

（1）胎动减少：胎动是胎儿生命活力的证明，是胎儿与母亲的沟通方式。正常情况下，孕16～20周，孕妈妈就可以明显地感觉到胎动。随着孕周的增加，胎动也在增加。孕妈妈每天可以找个固定的时间数胎动，若在1小时以内胎动少于3次，或12小时胎动少于10次，则说明胎儿有宫内缺氧危险，应去医院检查，及时处理。

（2）不明原因的腹痛：在怀孕过程中，孕妈妈在某些阶段会感觉轻微的腹部闷痛，这种状况大都为正常。但如果是无明显诱因的突然腹部疼痛，并且是痉挛性的，这就需要引起重视。在孕中期如果出现不明原因的腹痛还伴有阴道出血的症状，有可能是先兆流产或者孕中期胎停的征兆，要及时就医。

（3）羊水量：羊水是维系胎儿生存的要素之一，羊水过多或过少都可能是胎儿病变的警讯。一旦经检查发现羊水量异常，孕妈妈需提高警觉。

9 孕中期需要常规补钙吗？

孕中期时，宝宝对钙的需求量增加，用来保证骨骼和牙齿的钙化。如果此期孕妈妈不能保证足够的钙补充，宝宝患先天性喉软骨软化病和佝偻病的风险增加，出生后智力发育也可能受影响；孕妈妈可能会出现小腿抽筋、骨质疏松和牙齿松动等不适。

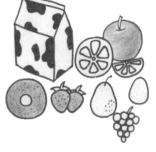

为了保证胎儿骨骼健康发育，又不动用到母体的钙，到孕中期以后，孕妇每天要补充1000mg的钙。而每天从食物中摄取的钙仅有400mg，因此除了建议每天喝1～2杯牛奶（可以补充250～500mg的钙）外，还可在医生建议下，补充一定的钙制剂。当然这个钙制剂的量需根据自身的情况再参考医生的建议来补充，切不可自己随意盲目补充，因为过量服用钙制食品或钙剂，对胎儿的生长发育会造成不利的影响。还有，在补钙的同时，准二孩妈妈还应该补充一定量的维生素D，这样有利于钙元素的吸收和利用。

　　孕妈妈可以通过饮食补充钙，除了含钙量最高的食物虾皮，奶制品和豆制品都是富含钙的食物，还有海带、鱼、荠菜也是不错的钙来源。需要注意的是，有些食物会影响钙的吸收；例如菠菜、咖啡等，应该避免与富含钙的食物一起食用。

10　四维超声和系统超声有什么区别吗？

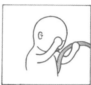
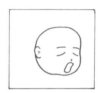

　　系统超声是以筛查胎儿畸形为目的的检查，几乎对胎儿的每一个重要器官都要进行全面检查，是二维图像，可以发现包含单腔心、无脑儿、严重胸腹壁缺损及内脏外翻、致死性软骨发育不良、严重开放性脊柱裂、严重脑膨出、心脏血流信号等严重异常畸形。系统超声最佳检查时间为怀孕第22~26周。因为这个时期的胎儿大小适中，羊水量充足，比较容易采集到相对清晰图像。

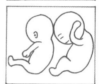

　　四维彩超是在三维的基础上呈现的一个动态的画面，它能立体显示胎儿各器官的发育情况，可观察到胎儿在母体里面的各种状态，相当于给宝宝录像。四维彩超以对胎儿的身体发育情况、心肺功能情况、是否有唇腭裂等进行准确的排查，而这些，是系统超声所做不到的。

　　系统超声和四维彩超各有检查的侧重点，因此，孕妈妈在孕期至少应该做一次系统超声和四维彩超，以确保胎宝宝的健康。

11　孕中期唐氏筛查有必要吗？

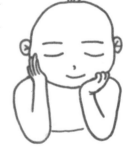

　　唐氏筛查是目前我国为防止先天智力低下儿出生，对全体孕妇采取的一种普查工作。唐氏筛查是针对唐氏综合征、18-三体综合征以及先天性神经管畸形的筛查的一种系统方法，首先针对所有的孕妇，通过筛查的方法把胎儿患有这三种疾病风险较高的孕妇筛检出来，进行下一步的诊断性检查，如果胎儿最终确诊有这些先天性疾病，孕妇可以对是否继续妊娠做出自己的决定。

　　若准二孩妈妈的年龄已大于35岁，分娩这三种疾病患儿的风险显著升高，建议直接行无创DNA检测或羊水穿刺检测染色体。

12　孕中期羊水少怎么办？

　　如果在孕中期发现羊水过少常常提示合并胎儿畸形，需要进行细致检查（如进行脐血或羊水染色体检查）来排除胎儿畸形的可能。当排除胎儿畸形可能后，可严密观察胎儿在宫内的情况及羊水量的变化。

如果是母体血容量不足或缺氧引起的羊水过少，大量饮水、静脉输液以及吸氧可以起到一定作用。必要的时候，可行羊膜腔输液补充羊水。

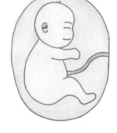

孕中期纠正羊水少的主要手段是经腹羊膜腔输液，此方法有 2 个优点：①协助诊断胎儿畸形：由于将少量生理盐水输注到羊膜腔内，使 B 超的清晰度大大提高，所以可以帮助胎儿畸形的诊断；②预防胎肺发育不良：因为羊水过少时，羊膜腔压力较低，使得肺泡与羊膜腔的压力差值增加，造成了肺内液大量外流，最终使得肺发育受损。通过羊膜腔输液，使其压力差值减少，有利于胎肺发育。

具体方法：常规消毒皮肤，在 B 超引导下避开胎盘行羊膜穿刺，以 10ml/min 速度输入 37℃的 0.9% 氯化钠 200ml 左右，若未发现明显胎儿畸形，应用宫缩抑制剂预防流产或早产。

13 孕中期什么睡姿好？

到了怀孕中期，孕妈妈的肚子一天天的大起来，开始影响孕妈妈的睡眠，此时左侧卧会给孕妈妈的健康带来许多好处：①有助于排尿，因为孕中后期的时候，孕妈妈的腿和脚很容易水肿，这个时候采取左侧位可使这种水肿的状况有所减轻；②左侧卧的时候把腿部和脚适当垫高，可加快子宫和胎盘的血流量，更好地供给胎儿营养物质和氧气，可以有效避免胎儿缺氧的发生；③纠正增大子宫的右

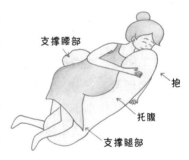

支撑腰部

抱

托腹

支撑腿部

旋程度，一般在孕中后期时胎位不正的情况可以通过左侧卧得到改善；④减轻下肢静脉的曲张，防止痔疮的形成；⑤左侧卧位也不会对心脏造成太大压力。因此专家建议左侧卧位为最佳的睡姿。

14 孕中期可以吃红枣吗？

孕中期可以食用红枣，红枣具有改善虚弱体质、滋补神经、补血安神、补中益气、养胃健脾等功效，对孕妇极有益处。红枣中含有丰富的叶酸，叶酸参与血细胞的生成，促进胎儿神经系统的发育；红枣中也含有微量元素锌，因此孕妇吃后有利于胎儿的生长与发育。

当然也不要吃得太多，以免适得其反。每天吃 7 颗红枣就可，一般在怀孕中期，最好是第 5 个月之后开始每天服用 7 颗红枣最好。红枣虽然有补血之功效，但如果只吃红枣，效果并不是很完美，如果想吃红枣来补血，建议可以用红枣搭

配葡萄干、龙眼等食品一起吃，效果会比单吃红枣更好。

红枣含丰富的糖分，不适合糖尿病患者食用；吃红枣时也要保证喝足够的水，否则容易产生蛀牙。若孕妈妈吃红枣一定要将它消毒、洗净，否则红枣上可能会残留农药，对胎儿、孕妇产生不良影响。建议红枣去皮后给孕妈妈食用，因为枣皮容易滞留在肠道中不易排出。红枣是一种容易变质、发酵的食品，尤其是生红枣，所以一定要注意选择和贮藏，变质的红枣不能吃。

15 孕中期可以练瑜伽吗？

孕中期练瑜伽是很好的运动，孕妈妈练习瑜伽不仅可以增强体力和肌肉张力，也可以增强身体的平衡感，提高整个肌肉组织的柔韧度和灵活度。同时刺激控制荷尔蒙分泌的腺体，加速血液循环，还能够很好地控制呼吸，有助于顺产和孩子发育。因为怀着宝宝，所以练习瑜伽动作会有许多需要注意的，建议孕妈妈在专业教练指导下练习，以免对胎儿产生不必要的伤害。

当然孕妇瑜伽有如下禁忌：①不能做后弯类动作，这类动作会让孕妇原本压力就很大的下背更脆弱，即使要做，只能做简单的扩胸动作；②避免腹部着地的动作，凡是腹部训练的动作对孕妇来说都不好，因为孕妇腹肌的压力原本就很大，腹部运动会造成更大的负担，甚至会造成腹直肌的裂开，让下背的支撑性更差；③深度扭转类动作不能做，要做也只能做简单的肩颈、上胸的转动；④倒立千万不可，因为怀孕时，女性的腹部隆起已让胸腔缩小，倒立会更压迫胸腔；还有可能造成胎位不正，不可不慎；⑤躺姿的动作也不宜，因为会压迫到大血管；⑥呼吸练习时充分使用可能的呼吸空间，但不强调腹式呼吸，不要特别收缩腹部。

16 孕中期同房要注意什么？

孕中期孕妈妈的身体特点是：胎盘已经形成，胎儿较为稳定，子宫已出骨盆腔，腹部开始隆起。这一时期同房是比较安全的，性生活以夫妻双方感觉舒适，不造成身体的负担，不引起子宫强烈收缩为原则。

孕期性生活应避免给孕妈妈腹部太大的压力，或者连续剧烈撞击子宫。应该避免使用容易引起流产和早产的体位，例如骑乘位、屈曲位。侧卧位是最安全的体位，丈夫在后面抱着孕妈妈，一方面便于安抚，另一方面动作不会太大。

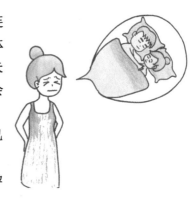

值得注意的是丈夫在饮酒后不宜过性生活，以防自己控制不当，对孕妈妈身体产生太大的压力，造成不良后果。性生活的频率也要掌握好，以不产生疲劳感为度。孕期孕妈妈阴道充血，内环境发生改变，抵抗力下降，性生活时要注意卫生，性生活前后都要清洗阴部，并严禁将手指伸入阴道里，以防发生感染。在性生活中或性生活后，如果发现阴道流液或流血，应及时去医院就诊，切勿自己处理，以免延误治疗。

但是，如果孕妈妈有前置胎盘、妊娠期高血压疾病等产科合并症或流产、早产等征兆时，就不适宜进行性生活了。

⑰ 孕中期要开始胎教吗？

胎教主要是指在胎儿成长发育的各个时间段，根据胎儿各感觉器官发育成长的实际情况，有针对性地、积极主动地给予适当合理的信息刺激，使胎儿建立起条件反射，进而促进其大脑功能、躯体运动功能、感觉机能及神经系统功能的成熟。

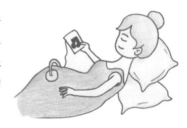

医学界认定胎儿在孕16周即有完好的触觉和味觉，18周的胎儿对光已经会产生反应，20周的胎儿则发展出听觉，而且已经有做梦、记忆和思考的能力。就是说，除去了生理上的发展成长外，胎儿的心灵和灵性在生产前已经开始酝酿和培养了。所以孕中期孕妈妈就可以适当地开始胎教了。

由于此阶段胎儿的听觉迅速发展，孕妈妈可以对胎儿进行相应的听觉的训练，例如：可以给胎儿播放优美抒情的乐曲；与胎儿聊天、给他讲故事等。这些方法都可以帮助胎儿的听觉发育，而且对孩子未来的听力很有帮助。

怀孕中期神经系统发育迅速，胎儿对触觉与力量付出很敏感。夫妇双方可对胎儿进行动觉、触觉训练，例如：轻轻拍打和抚摸腹部，与胎儿在宫内的活动相呼应、相配合，使胎儿对此有所感觉；按时触摸或按摩孕妇腹部，可以建立与胎儿的触摸沟通，通过胎儿反射性的躯体蠕动，促进其大脑功能的协调发育，尤其可以有助于孩子未来的动作灵活性与协调性。

在胎教期间还需要注意：忌不良情绪；忌不合理的语言教育；忌不合理的运动教育；忌噪声。多休息、多呼吸新鲜空气、保持心情愉悦、注意身体清洁。

⑱ 孕中期如何控制体重？

整个怀孕期间，孕妈妈增重最好在10～12kg，当然，这个数字因人而异。孕中期开始胎儿生长发育迅速，营养供应也要跟上，所以孕中期体重增长的幅度比孕早期要大，但要做到合理、平稳的增重。孕中期体重每月增加不宜超过2kg，而且一周最好不要超过0.5kg。

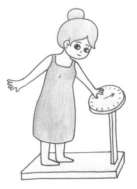

在同样的食物总量下，注意食物的多样性以及各类食物的比例，合理的饮食结构能保证在补充全面的营养的同时，又不摄入过

多的热量。如主食中，用五谷杂粮取代一部分精米精面；蔬菜中，让绿叶蔬菜和富含膳食纤维的蔬菜所占比例大一点。高脂食物隔一段时间摄入一次，每次摄入适当的量。良好的饮食习惯也是合理增重的关键，调节好自己的心态和情绪，不节食或暴饮暴食；少量多次地进食，最好能够定时、定量；调整进餐的顺序，先喝汤再吃菜，接着才是主食和蛋白类食物，也更容易有饱腹感；不要过多地吃水果，甚至当主食吃，大多数水果含糖量都是不低的。

19 孕中期腿肿是什么原因？

由于孕期的子宫压迫下腔静脉，导致血流不畅，容易造成腿肿。

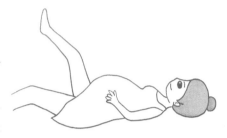

孕中期这种情况是正常现象。一般通过休息可以缓解。发现自己腿肿后，用手指按压肿起的地方至凹陷，松开后很快恢复，或休息后症状减轻，这种情况就是属于正常的妊娠期生理水肿，如果休息后不能缓解，且有加重现象，就需要查找病因，应测量血压及尿常规，排除妊娠期高血压疾病，如为高血压导致的水肿，应及时正规治疗，避免并发症为母儿带来远期危害。

20 什么时间出现胎动？

胎动，是指胎儿在准妈妈子宫内的主动性运动，比如呼吸、张嘴运动、翻滚运动等。如果是受到妈妈咳嗽、呼吸等动作影响所产生的被动性运动，就不算胎动。胎动是胎儿生命最客观的征兆之一，它不仅能与准妈妈建立起紧密的亲情联系，而且能表达胎儿在子宫内的成长发育状况，是胎儿给母亲发出的信号，胎动次数多少、快慢、强弱等常预示着胎儿的安危。

根据胎动的振幅大小及持续时间长短，可将胎动分为四型：①翻滚运动，可明显感觉到；②单纯运动，多为某一肢体的运动，一般也可感觉到；③高频运动，是胎儿胸部或腹部的突然运动，与新生儿打嗝相似；④呼吸样运动，是胎儿胸壁、膈肌类似呼吸的运动。一般在妊娠18周以后通过超声检查可发现子宫内的胎动，而准妈妈自觉明显的胎动感则是在20周以后，但具体时间因人而异，有的二孩准妈妈可能稍早在16周或17周的时候就能感觉到第一次胎动，有的人可能稍晚一些，在20周左右感觉到第一次胎动，这都很正常。

21 一天胎动多少次为正常？

胎动监测是二孩准妈妈自行评估胎儿宫内情况最简单有效的方法之一，随着孕周的增加，胎动逐渐由弱变强，至妊娠足月时，胎动又因羊水量的减少和子宫腔内空间的减小而逐渐减弱，正常情况下，2 小时内的胎动次数应该大于等于 6 次，若两小时内的胎动次数小于 6 次或者减少 50% 时，准二孩妈妈应该警惕胎儿宫内缺氧可能。

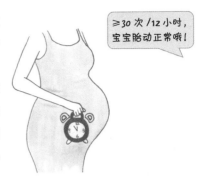

那二孩准妈妈如何正确的计数胎动呢？具体方法如下：每天早、中、晚固定一个小时，胎儿连续的一个动作为胎动一次，三个小时的胎动次数之和乘以 4 即为 12 小时的胎动，12 小时的胎动次数大于 30 为正常，若小于 10 提示胎儿缺氧可能。

22 二孩胎动会比一孩明显吗？

对于准二孩妈妈来讲，可能稍早在 16 周或 17 周的时候就能感觉到第一次胎动，有的人可能稍晚一些，在 20 周左右感觉到第一次胎动，这都很正常。但是二孩的胎动会比一胎明显吗？不同的准二孩妈妈可能有不同的见解。由于既往胎动经验的存在，有一部分准二孩妈妈可能会对胎动特别敏感，因此会觉得二胎的胎动会明显一些，但是对于另外一些准妈妈来讲，则可能没有这样的感觉，另外，成功分娩过宝宝的准妈妈可能会因为腹部脂肪的堆积以及腹壁的松弛而没有胎动较一胎明显的感觉，总而言之，胎动具有很大的主观性，二孩准妈妈应该掌握自家宝宝的胎动规律来监测宝宝的健康情况。

23 正常胎心是多少？

胎心即胎儿的心跳搏动，约在妊娠 5 周左右胎儿原始心血管出现，即可有心血管搏动。胎心搏动起初较慢，约 60 次 / 分，随妊娠周数的增加胎心搏动也相应增加，在妊娠 8 周时，可达约 180 次 / 分，而后逐渐下降，在孕中晚期，一直稳定在 110～160 次 / 分，且胎心节律整齐，强弱适中，似钟表滴答声。

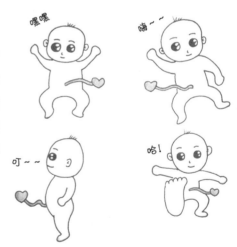

24 如何监测胎心？

胎心是确认二孩宝宝存活的首要依据，通过胎心可监测胎儿宫内情况。

孕早期，需经过 B 超监测胎儿心血管搏动，确认胎儿存活。

孕中晚期用于监测胎心的方法有：医院内的胎心监护及家庭监测胎心法。医院内的胎心监护，是应用胎心心率电子监护仪将胎心率曲线和宫缩压力波形记录下来供临床分析，是正确评估胎儿宫内情况的主要检测手段，多于孕 36 周在院内行胎心监护，而对于有并发症及多胎妊娠等高危孕妇，可根据患者需要在妊娠 32 周甚至是 28 周时开始胎心监护。家庭监测胎心的方法目前有三种：听诊器、胎心（音）仪、胎语仪。听诊器：在妊娠18~20周后就可用听诊器经孕妇腹壁听到胎心，但此方法对于技术要求较高，一般人不易听到。胎心（音）仪和胎语仪：采用多普勒听诊技术，通过LED或者液晶屏记录显示胎心率。

25 胎心不正常指什么情况？

不正常的胎心指胎心率持续10分钟以上都<110次／分或>160次／分，或者心跳不规则，时快时慢，跳跳停停，或者在胎心监护时胎心图形异常，出现变异减速及晚期减速，即表示胎心异常。

胎心率变快，可能与胎儿宫内严重缺氧，或者孕妈妈本身存在发热，甲状腺功能亢进，或与服用某些药物等有关；胎心率减慢，可能与胎儿宫内缺氧，胎儿先天性心脏病，胎儿神经系统发育异常等有关，有时也与孕妈妈服用某些药物有关。如若出现胎心异常，孕妇需及时就医，以便确实存在胎儿缺氧情况时，医师能及时干预。

晚期妊娠（28周~足月）

1 孕晚期产检有哪些？

孕晚期的产检从28周开始，每两周查一次，主要查胎儿的生长发育状况，这段时间其实是孩子生长发育比较迅速的时期。到了36周之后每周要做一次检查，这期间要更加关注胎儿在子宫内的健康状况。每次检查的内容除了原有的检查项目如：测量体重、宫高、腹围、心率、血压、胎心、胎位，定期测量血尿常规等，增加的检查就是胎心监护和骨盆测量。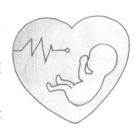

通过监测胎动和胎心率来反映胎儿在母体内的状况，正常的胎儿心率是随着子宫内环境的变化而变化的，胎心率的变化也表明宝宝在子宫内的状态良好。而胎心监护的目的是尽早发现胎儿异常，在胎儿尚未形成不可逆性损伤时，采取有效的救治措施，使新生儿及时娩出，避免造成影响终身的损伤。

孕晚期骨盆测量可以评估孕妈妈是否可以顺产，在接近预产期时做B超检查，可以估计胎儿大小，了解胎盘以及羊水的一些情况。

2 孕晚期要开始数胎动了吗？

怀孕满4个月后，即从第5个月开始妈妈可明显感到胎儿的活动，胎儿在子宫内伸手、踢腿、冲击子宫壁，这就是胎动。胎动正常，表示子宫－胎盘功能良好，输送给胎儿的氧气充足，胎儿发育健全，小生命在宫内愉快地生活着。进入孕晚期，数胎动成为了孕妈妈每天的必修课。

老公，老公，他在动
这是今天的第五次了~

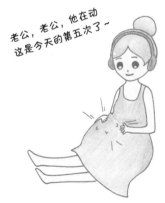

数胎动时应取坐位或者卧位，并准备好记录的纸笔。同一时刻多处胎动或者连续的胎动，算做一次。若胎儿长时间持续胎动，孕妈妈也应该提高警惕。胎动的强弱和次数，每个人差异很大，有的12小时多达100次以上，孕妈妈记录一段时间后会得出一个平均数，以后便可以此为标准，进行自我监测胎儿的安危。

3 胎动的规律是什么？胎动异常该如何处理？

胎动是准妈妈感觉到的宫腔内胎儿活动，有人将其形容为"胃里飞舞的小蝴蝶"，也是医生用来观察胎儿是否良好的指标，胎动受生理睡眠周期的影响，在一天内的变化规律是: 上午8~12点比较均匀, 下午2~3点减至最少, 晚上8~11点明显增加至最多。胎动记数一般从妊娠28周开始, 每天早晨、中午、晚上3次固定时间进行胎动记数1小时, 3次之和乘4, 则为12小时的胎动数。正常情况下12小时胎动≥30次, 1小时≥3次。如果1小时≥40次为胎动过频; 1小时<3次、12小时<10次或小于前3天胎动记数的平均数的30%为胎动过少, 也称为胎动报警信号, 说明胎儿有死亡的危险, 此时二孩准妈妈应立即到医院就诊以确保宝宝的健康。

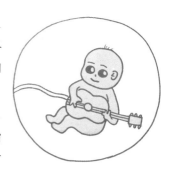

4 孕晚期需要做运动吗?

到了孕晚期, 孕妈妈们会因为肚子越来越大而感受到身体十分的笨重, 宝宝也会压迫到妈妈们的腰部神经, 会有腰酸背痛的情况出现。这时候, 妈妈们还是要保持有一定的运动量, 这样才可以让身体的血液循环更好, 优化心肺功能, 为顺利分娩做准备。

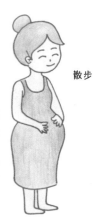

散步

孕妈妈们做运动要基于对宝宝和妈妈自身有利的原则, 要控制运动量和强度, 不能让身体过疲劳, 也不要让自己和宝宝有任何的损害, 适合孕晚期孕妈妈的运动有散步、体操、孕妇瑜伽等。比较好的锻炼方式是平地散步, 一般走20分钟, 散步可以帮助消化, 促进血液循环, 也可以帮助胎头下降入骨盆, 松弛骨盆韧带为分娩做准备。

5 孕晚期可以有性生活吗?

孕晚期是指从怀孕28周后, 直到分娩结束。孕晚期性生活并不被完全禁止, 但应尽量避免性生活, 尤其是孕36周以后严禁性生活。首先, 孕晚期腹部明显膨隆, 孕妇身体笨重, 性欲明显减退。其次, 孕晚期子宫对于外来刺激变得较为敏感, 过度激烈的运动容易诱发子宫收缩, 造成早产。再者, 孕期阴道抵抗力降低, 性生活容易将细菌带入, 增加感染几率。

对于坚持孕晚期性生活的准二孩爸爸妈妈, 应当注意以下问题: ①孕晚期性生活应当轻柔, 注意体位, 避免过度挤压腹部; ②性生活前清洗阴道及外阴, 准二孩爸爸也应注意卫生, 避免性生活时造成感染; ③当出现腹痛、阴道流血流液或分娩征兆时应当立即停止性生活, 就医诊治。

6 孕晚期什么睡姿最舒服?

孕晚期的正确睡姿应该是左侧卧, 而仰卧、右侧卧等都是不科学且不利于健康的。

准妈妈到妊娠晚期都会出现不同程度的子宫右旋现象, 而采取左侧卧则有利于改变这一情况, 这一做法不仅利于胎位的正常变化, 对日后顺产也有很大的好处。孕晚期准妈妈若养成左侧卧的睡眠习惯，更加有利于保证胎儿所需氧气和营养物质的输送和供应，从而促进胎宝宝的健康发育。而且左侧卧能有效减轻膨胀的子宫对于准妈妈下腔静脉的压迫，从而可以缓解肢体水肿的状况，保持良好的血液循环，这对于降低早产的几率也是很有意义的。

对于孕晚期的孕妇来说，一个好的睡姿不仅可以让自己睡觉变得更舒适，而且对于胎儿也是有帮助的。

7 孕晚期外阴该如何护理？

孕晚期准二孩妈妈由于阴道分泌物增多，为保持外阴清洁，每天用温开水清洗外阴 2~3 次；为了防止交叉感染，必须准备专用的水盆及浴巾，以清洗外阴；勤换内衣、内裤，洗净的衣裤不要放在阴暗角落晾干，应放在太阳底下晾晒；排便后，要从前面向后面揩拭，避免将肛门周围的残留大便或脏物带入阴道内。如果白带增多的同时，颜色及性质发生变化，甚至有很浓的臭味，则应立即去医院检查治疗。

8 孕晚期肚子痛常常是什么原因？

部分孕妈妈在孕晚期感觉到腹痛。导致孕晚期腹痛的原因有两个方面，一是生理性原因，如胎动、假宫缩以及日渐增大的子宫压迫肋骨等导致腹痛。适当休息就能缓解腹痛，如果无效且伴有流血、流水等症状，则可能是病理性腹痛，应及时就医。

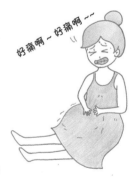

（1）孕晚期生理性腹痛：子宫在胚胎发育过程中会逐渐变大，这时孕妇会出现不适，感觉肚子疼，但这种疼痛往往是轻微的，因此孕妇不必过于担心。孕晚期的肋骨钝痛，一般来讲不需要特殊治疗，左侧卧位有利于疼痛缓解。夜间因假宫缩而出现下腹阵痛，通常持续仅数秒钟，不伴下坠感，白天症状即可缓解。

（2）孕晚期病理性腹痛：孕晚期患有高血压的孕妈妈或腹部受到外伤有胎盘早剥的风险；出现下腹阵发性、有规律的疼痛，伴有阴道点状出血或腹部下坠感，可能为先兆早产；下腹部持续性剧烈疼痛，有可能为子宫先兆破裂，一旦出现上述病理性腹痛，应及时就诊，不可拖延时间。

9 孕晚期肚子发紧是为什么？

从孕 28 周开始，腹部会时常出现"假宫缩"的现象。

如果孕妈妈较长时间的用同一个姿势站或坐，会感到腹部一阵阵的变硬（即出现肚子紧的症状），这就是"假宫缩"。其特点是出现的时间无规律，程度也时强时弱。临产前，由于子宫下段受胎头下降所致的牵拉刺激，"假宫缩"的情况会越来越频繁。

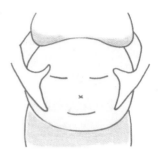

如果上述症状仅是偶尔出现，并且持续时间也不长，也没有阴道流血的现象，就不必紧张，多为正常，可以通过改变孕妈妈的活动或姿势来缓解。有时走路能减轻不适，有时休息能缓解假性宫缩；或者洗个热水澡，放松身体；也可以喝几杯水，因为假性宫缩有时可能是由脱水引起的；尝试放松练习，或做缓慢的深呼吸，虽然这样做并不能使假性宫缩停止，但也许能帮助你应对不舒适的感觉。

如果假宫缩现象频繁出现，间隔时间较短，并且出现明显的腹痛、阴道流血等现象，提示早产或者临产，要及时到医院就诊，以免意外。

10 孕晚期耻骨痛正常吗？

一般未怀孕时，两耻骨间的正常距离为 4～5mm，妊娠后在激素的作用下导致韧带松弛，使得耻骨联合间距离至少增加 2～3mm，使得骨盆的伸缩性变大，骨盆容积在分娩时增加，便于胎头通过，这本是正常的生理现象。但如果骨盆的松弛超过了限度，就会导致骨盆不稳定，给孕妇的坐卧造成困难，甚至走路时迈步疼痛，这时准妈妈就必须卧床休息，减少活动。

若分离的耻骨联合能够插进一指尖，说明耻骨联合已分离，这是不正常的，有时会合并纤维软骨炎，往往疼痛厉害，多在孕 36 周以后出现，此时准妈妈要及时就医，寻求专业的诊治。准妈妈们不必担心，产后激素作用消退后，耻骨间增宽的间隙也会逐渐恢复原来的间距。

一孩分娩时的疼痛会使得准妈妈的痛阈降低，疼痛敏感度增高；因此在怀二孩时，相同条件下的耻骨分离，准妈妈的耻骨痛会来的更重一些。而且二孩宝宝的体重明显高于一孩宝宝，那么耻骨联合的分离也会在一孩时的基础上增加，耻骨痛也会随之增加。

11 皮肤瘙痒是肝内胆汁淤积了吗？

孕期瘙痒感会伴随某些准妈妈，给生活带来一些影响，那么产生这种现象的原因主要有哪些？

怀孕后孕妈妈的内分泌、代谢和免疫力都会发生很大的改变，皮肤也会出现一些相应的生理性改变。腹部皮肤被增大的子宫撑大，皮肤的弹力纤维被拉开，形成妊娠纹，妊娠纹部位就会有痒感。这种现象特别在怀孕中晚期比较常见，属于生理性变化。

在妊娠期间，也可以出现一些瘙痒性皮肤病，如妊娠痒疹、荨麻疹样丘疹及斑块、妊娠丘疹性皮炎和妊娠瘙痒性毛囊炎等。主要表现为皮肤上出现丘疹、红斑、斑块，感觉有不同程度的瘙痒，搔抓后可留下色素沉着。这些皮肤病会引起孕妈妈不适，属于病理性改变，但对胎儿不会造成不良影响。

此外气候也是一影响因素，夏天比较湿热，汗液较多，如果不注意卫生的话，就易引起湿疹，加重瘙痒感。冬天皮肤的分泌功能降低，天气干燥，会导致皮肤异常的干燥，有些甚至出现龟裂。还有部分准妈妈是过敏体质，如果不小心接触到海鲜或花粉，会有瘙痒感，此外某些药物的刺激也可导致皮肤瘙痒。

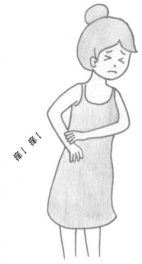

在排除上述引起皮肤瘙痒的情况后，就需要考虑肝内胆汁淤积引起的孕妈妈皮肤瘙痒。妊娠期肝内胆汁淤积症是妊娠中、晚期特有的并发症，临床上以皮肤瘙痒和胆汁酸升高为特征，几乎所有患者首发症状为孕晚期的无皮肤损伤的瘙痒，程度不一，常呈持续性，白昼轻，夜间加剧；严重时可出现黄疸，少数患者还会出现乏力、腹泻、腹胀等症状，孕妇出现这些警示信号，应该及时就诊。这个疾病对胎儿影响较大，可发生胎儿窘迫、妊娠晚期不可预测的胎儿突然死亡、新生儿颅内出血、新生儿神经系统后遗症等，需要引起孕妈妈的重视，及时到医院进行诊治，不要延误治疗。

12 孕晚期白带多吗？

怀孕以后，卵巢黄体会分泌大量雌激素和孕激素，以维持孕卵的着床和发育。在怀孕12 周以后，胎盘形成，逐渐代替黄体，继续合成大量雌激素和孕激素，因此，孕妇体内始终保持着高雌激素和高孕激素状态。于是，雌激素和孕激素依赖的细胞发生明显变化，外阴组织变软、湿润、阴道上皮增厚、血管充血、渗出液和脱落细胞增多，宫颈肥大、柔软、充血，腺体分泌旺盛。宫颈腺的分泌和阴道渗出液以及脱落细胞混在一起形成白带，在妊娠期就会不断地排出体外，所以孕妇的白带会明显的增多。

13 孕晚期出现哪些情况应看医生？

来到孕晚期的妈妈们可谓是"万里长征终于看到了终点"，但是走向终点也不一定是坦途，一些小荆棘也需要妈妈们注意，如果遇到了，要及时就医哦。

（1）阴道出血：孕期无论是哪个时段里出现阴道出血的情况，都要及时看医生，因为出血很可能与孕妇或胎儿的健康有很大的关系。而在孕晚期如果发现阴道少量出血，极有可能是我们常说的"见红"，是先兆临产的表现。作为准二孩妈妈，无论第一胎是顺产还是剖宫产，这时都需要去医院就医。此外前置胎盘与胎盘早剥在孕晚期也会有出血表现，所以孕晚期出现阴道出血时，准妈妈们还是要及时就医的。

（2）腹部疼痛：孕晚期出现腹痛最有可能是宝宝发出的"开门"信号，如果腹痛不规律，为先兆临产；腹痛规律，每次持续约 30～60 秒，间隔约 3～5 分钟，则是临产。如果前次分娩是顺产，准二孩妈妈需要在出现不规律腹痛时就要去医院，而不能再等到腹痛规律才就医，因为经过前一次妊娠及分娩，准二孩妈妈的宫颈条件较成熟，产程进展更快。而对于前次剖宫产的妈妈此时也必须就医。

（3）阴道流液：在妊娠晚期阴道排出来的非血性分泌物主要有两种，宫颈黏液栓和羊水。宫颈黏液栓是一种糖蛋白凝胶，由宫颈黏膜腺细胞分泌，堵塞于宫颈管中，其性状相对黏稠，量较少，一般不会浸透内裤，黏液栓排出是不需要就医的。而如果胎膜破裂，流出的羊水温热，量较多会浸透内裤；对于准二孩妈妈来说，如果阴道流出的是羊水就需要马上去看医生，因为孩子失去了羊水的保护，而且如果不处理胎儿宫内感染的风险也会加大。当阴道流出羊水量较少时，许多妈妈并不能很好与宫颈黏液栓进行区分，此时可以去医院进行检测。

（4）胎动异常：在妊娠 32 周时，胎动最频繁。而随着胎儿慢慢长大，子宫内可以供其活动的空间会越来越小，因此胎动也就会减少一些，到了胎儿入盆后，胎动也会较前减少，这是正常的。但如果之前胎动变化不大，而突然出现胎动增多或过少，甚至出现消失的情况，就要去医院检查，看看胎儿是否正常健康。

休息！
休息一下~

（5）其他不适：不能消除的严重头疼，视力模糊，两手、面部和踝部水肿；皮肤瘙痒，呼吸困难，睡眠时憋醒甚至端坐呼吸。当然，除去这些，但凡能够引起二孩妈妈和孩子各种不适的状况都要随时就医。

14 早产是指什么情况？

在我国，早产是指妊娠满 28 周（国外定义为妊娠满 20 周）至不满 37 周（即≤36^{+6}周）或新生儿出生体重≥1000g。早产可分为自发性早产和治疗性早产，自发性早产如未足月因胎膜早破造成的早产，治疗性早产指由于妊娠合并症不得不终止妊娠造成的早产。WHO 根据孕周将早产分为：极早早产（小于 28 周）、早期早产（28~31^{+6}周）、中度早产（32~33^{+6}周）、晚期早产（34~36^{+6}周）。早产时孕周越小，早产儿存活率越低，呼吸窘迫综合征、畸形、各器官系统疾病的发生率越高。

对于有流产、早产病史，低龄（＜17 岁）或高龄（＞35 岁）妊娠，胎位异常，宫颈疾病或宫颈功能不全，病毒、细菌感染造成胎膜早破，双胎或多胎，妊娠间隔较短，妊娠并发症及合并症者，胎儿本身畸形，生殖系统及泌尿系统感染，孕妇体质差等人群均属于早产高危人群。

出现阴道出血、不规律宫缩、宫颈未扩张时我们称为先兆早产，当宫缩规律，阴道出血或流液，伴有宫颈管消退、宫口开大时我们称为早产临产。

15 如何预防早产？

要预防早产，需要做到以下几点：

（1）做好孕前保健：对于备孕二孩的高龄妈妈应掌握妊娠年龄，同时严格控制妊娠间隔，需要辅助生育者应避免辅助生育技术造成的双胎或多胎。同时，戒烟、戒酒，增强体质，完善孕前检查，积极治疗原有疾病，脱离可能致畸的药物或环境。

（2）做好产前检查：按照规定时间定期产检，完善相关胎儿畸形筛查。对于双胎或多胎的女性，尽早了解绒毛膜性。孕期应注意预防病毒、细菌等感染，防止胎膜早破、绒毛膜炎等疾病发生。

（3）针对自身可能存在的造成早产的高危因素，可积极咨询，做好孕期指导，采取针对性措施预防。例如宫颈功能不全者可以行宫颈环扎术，患有原发疾病者如狼疮、甲状腺功能异常等，应在孕期积极治疗、控制原有疾病。对于有晚期流产或早产病史的二孩妈妈，可在孕期口服孕激素起到保胎作用。

（4）对于先兆早产的患者，可给予抑制宫缩治疗，为完成促胎肺成熟治疗赢得足够时间；对于胎膜早破的患者，往往无法避免早产，继续保胎会增加母儿感染风险，需使用抗生素预防感染、促胎肺成熟后根据具体情况适时终止妊娠；对于早产临产无法避免者，更应积极促胎肺成熟治疗。早产儿出生后应由新生儿科进行评估，必要时应在新生儿科进行观察。

16 早产儿能保住吗？

早产不仅增加新生儿的死亡率，而且还容易造成孩子的体格、智力发育障碍。有时，为了治疗需巨额的花费，还不一定能够带来祈盼的结果。那么，多大胎龄早产儿才能存活呢？

婴儿出生能不能存活很大程度上决定于心肺功能的发育程度。进入怀孕第6周后，胎儿的心脏已经开始发育心室，并进行有规律的跳动；孕17周，胎儿心脏发育几乎完成，心搏有力；到22周胎儿心脏具备了基本的泵血功能。肺脏发育相对缓慢，直到23～24周，才发育成型，Ⅱ型肺泡细胞开始出现，并开始分泌肺泡表面活性物质，该活性物质能够降低肺泡表面张力，有助于肺泡扩张。但是直到孕28周，呼吸性细支气管、肺泡管和肺泡才基本发育成熟，肺脏才能具备呼吸功能。

以上我们可以看出24周、28周是两个关键时间点。原则上24周之前通常以流产处置。胎儿发育是一个连续的过程，越是发育成熟胎儿出生后存活的机会越大。自然状态下28周后出生早产儿通常具备良好呼吸能力，因而一般会存活。这也就是我国民间所谓"七活"（即7个月可以存活）的道理所在。但随着新生儿急救与护理工作的发展，在24～28周之间出生的早产儿存活率也得到明显提高，但由于肺功能仍然发育不全，需要依靠呼吸机来维持呼吸。

据资料记载，世界上最早出生并存活的早产儿是21^{+5}周，出生在加拿大。但即便在现代医学技术高度发展情况下，出生越早的早产儿也就意味着越不成熟，各系统的并发症（参见下一节）和死亡概率也就越高。

早产儿有哪些危险？

由于"瓜未熟蒂已落"，"青涩"的早产宝宝要面临的风险也会更多一些，下面就为准二孩儿爸爸妈妈们介绍一下早产儿可能会面临的八大难关，一定要注意啦！

（1）感染问题：早产儿因免疫功能不成熟，对细菌和病毒的抵抗能力较差，易发生呼吸道和消化道感染；且血脑屏障未发育完善，易发生细菌性脑膜炎，需要特别注意。

（2）呼吸系统疾病：因早产儿呼吸中枢及呼吸器官发育未成熟，红细胞内缺乏碳酸酐酶，肺泡数量少，呼吸肌发育不全，咳嗽反射弱。因此早产儿呼吸浅快，而且不规则，易出现周围性呼吸及呼吸暂停或青紫。且因肺泡表面活性物质减少，部分宝宝也会有呼吸窘迫综合征，伴有呼吸急促、发绀的现象。

（3）循环系统疾病：若早产儿肺部问题逐渐好转时，会因动脉导管尚未关闭，而有多的血量自主动脉经由动脉导管流至肺，造成心脏衰竭及肺功能变差。

（4）消化系统疾病：早产儿吮吸力弱，吞咽反射差，胃容量弱，较足月儿更容易出现哺乳困难和乳汁吸入引起的吸入性肺炎。此外，早产儿的肝功能较足月儿差，生理性黄疸较重，持续时间也相对较长，更容易发生胆红素脑病。

（5）泌尿系统疾病：早产儿肾浓缩功能差，排钠分数高，易出现低钠血症；且早产儿肾脏的葡萄糖阈值低，更易发生糖尿。

（6）血液系统疾病：较足月儿相比，早产儿红细胞生成素水平低下，先天性铁储备较少，而血容量又迅速增加，因此早产儿的"生理性贫血"出现的更早，且胎龄越小，贫血持续时间越长，程度也越严重。

（7）神经系统疾病：因早产儿脑室构造不成熟，血管构造相当脆弱，很容易因脑压升高而破裂出血。此外，早产儿脑室管膜下存在着发达的胚胎生发层组织，易发生脑室周围及脑室内出血及脑室周围白质软化。

（8）视网膜病变：早产可能导致视网膜新生血管的正常发育受阻，而造成眼部发育不良，较易有近视等问题，应至儿童眼科追踪检查。

过期妊娠指的是什么？

凡平时月经周期规律，妊娠达到或超过 42 周（≥294 天）尚未分娩者，称过期妊娠，其发生可能与激素比例失调、子宫收缩刺激反射减弱、胎儿畸形及遗传因素有关。过期妊娠会影响到宝宝的健康，因而准二孩妈妈要注意。

过期妊娠对胎儿的影响：①过期妊娠羊水过少的发生率明显增加，而羊水过少可导致脐带受压、胎心异常、胎儿窘迫，脐带血 pH<7.0 和低 Apgar 评分，羊水粪染、新生儿胎粪吸入综合征等；②65% 的过期妊娠属于生理性过期妊娠，其胎盘功能正常，胎儿继续生长，此情况多导致巨大儿产生，致使手术产、剖宫产和肩难产的发生率增加；③过期妊娠时，如超声诊断羊水过少，最大羊水池深度小于 1cm，则过熟儿综合征的发生率可达 88%，其表现为新生儿皮下脂肪减少、缺乏胎脂、皮肤干燥松弛多皱褶、身体瘦长，

容貌似"小老人"；④过期妊娠的胎儿围生期患病率和死亡率均增高，且增高倍数与妊娠周数正相关，妊娠 43 周时围生儿死亡率为正常的 3 倍，44 周时为正常的 5 倍。

因而妊娠达 41 周仍无分娩征兆的准二孩妈妈，要及时请医生评估胎儿及胎盘情况，做出专业判断，决定是否引产终止妊娠。

19 过期妊娠有什么危害？

有些孕妈妈平时月经规则，妊娠达到或超过 42 周（≥294 日）尚未分娩，则称为过期妊娠，其发生率占妊娠总数的 3% 到 15%。

过期妊娠对胎儿和妈妈都有危害。对胎儿来说，过期妊娠可导致巨大儿，如果胎盘退化，使氧气和营养供给不足，可使胎儿发生宫内窘迫，进而危及胎儿生命。另外，过期妊娠使保护胎儿的羊水急剧减少，使胎儿或脐带受压，胎儿宫内缺氧，也易致胎儿宫内窘迫。以上两种情况均可致新生儿重度窒息，甚至围生儿死亡。

对妈妈来说，过期妊娠可致产程延长和难产率增高，使剖宫产率和母体产伤明显增加。

20 该如何预防过期妊娠？

（1）在未怀孕的前半年，准妈妈便应及时记录每次的月经周期，以便能推算出较准确的预产期。在停经后 2 个月，便应去医院检查，以后定期产前检查，尤其在 37 孕周以后每周至少做一次产前检查。

（2）准妈妈在孕期应合理安排好工作、休息时间，并有适当的运动量，如散步可以帮助胎儿下降入盆，松弛骨盆韧带，为分娩做准备。但有相应合并症的准妈妈除外，如妊娠期高血压疾病等。

（3）如果预产期超过一周还没有分娩征兆，更应积极去检查，让医生根据胎儿大小、羊水多少、胎盘功能、胎儿成熟度或者通过 B 超来诊断妊娠是否过期。

（4）准妈妈也可以自测胎动，如果 12 小时内胎动数少于 20 次，说明胎儿异常；少于 10 次，说明胎儿已很危险，应立即求医。如果确诊为过期妊娠，应由医生及时引产。

（5）经常注意腹中宝宝情况，如妊娠超过 42 周仍无分娩征兆，要及时到医院请医生帮助终止妊娠。

21 胎心监护如何做？

胎心监护是晚期妊娠时评估宝宝在妈妈腹中状态的一种手段，目的在于及时发现胎儿宫内缺氧，以便及时采取措施。其原理是如果在宝宝不存在酸中毒或神经系统发育不完善的情况下，胎动时会出现胎心率的短暂上升，预示着正常的自主神经功能。胎心监护的方法是孕妈妈取坐位或侧卧位，在

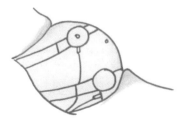

无宫缩、无外界负荷刺激的情况下，对宝宝胎心率及宫缩图的观察和记录，一般需要 20 分钟。

由于宝宝存在睡眠周期，胎心监护可能需要监护 40 分钟或更长时间。临床上，胎心监护分为反应型和无反应型。反应型指监护时间内出现 2 次或以上有效的胎心加速。而无反应型指超过 40 分钟没有足够的胎心加速。当出现胎心监护无反应型图形时需要及时对宝宝在宫内状态进行进一步评估。

22 什么情况需要做胎心监护？

如果孕妈妈孕期没有合并症或者并发症，这类准妈妈我们称为低危孕妇，不必常规进行产前的胎心监护。但是，当低危孕妈们出现胎动异常、羊水量异常、脐血流异常等情况时，应及时进行产前胎心监护以便进一步评估宝宝的情况。

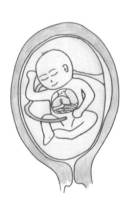

而对于高危孕妇，即孕妈妈们合并有妊娠期高血压疾病、糖尿病、母体免疫性疾病、有胎死宫内等不良孕产史等；或者是双胎妊娠、胎儿生长受限、羊水偏少、胎动减少、脐血流异常等情况时，胎心监护可从妊娠 32 周开始，但具体开始时间和频率应根据母亲的情况及病情进行个体化应用：如病情需要，胎心监护最早可从妊娠 28 周开始。

23 OCT 是什么？

OCT 是缩宫素激惹试验的英文首字母缩写，临床上也可称为宫缩应激试验，其理论基础是：在宫缩的应激下，子宫动脉血流减少，可促发胎儿一过性缺氧表现，以此来测定胎儿在妈妈宫内的储备能力。对已处于亚缺氧状态的宝宝，在宫缩的刺激下缺氧逐渐加重，将诱导出现晚期减速。此外，宫缩的刺激还可引起脐带受压，从而出现变异减速。反复出现的晚期减速或者变异减速都代表着胎儿存在缺氧的情况，应进一步采取相应的措施来改善宝宝在子宫中的状况。

24 哪些情况需要做 OCT？

OCT 需通过静脉滴注缩宫素或乳头刺激等方法诱发宫缩，对孕妈妈们存在胎膜早破、急产、子宫破裂等风险，因此临床上主要是用于胎心监护无反应型或者可疑胎儿宫内缺氧状态，目的是进一步评估宝宝宫内状态。而如果存在急、慢性胎儿窘迫、绝对的头盆不称、有 2 次以上剖宫产史、或者胎儿为横位、胎儿足先露等情况时则视为 OCT 的相对禁忌证。同时，研究显示，对于妊娠 <37 周的孕妈妈，如果胎心监护出现无反应型，应用 OCT 对宝宝进行评估是安全、有效的，并且不会增加胎儿死亡和产科并发症的发生，因此，孕妈妈们大可不必一听做这个评估存在相关的风险就害怕、排斥。

25 什么是胎儿窘迫？

胎儿窘迫是指宝宝在妈妈子宫内因急性或者慢性缺氧危及其健康和生命的综合症状。临床上我们分为急性胎儿窘迫和慢性胎儿窘迫，急性胎儿窘迫常常发生在分娩过程中，多因为脐带的异常如脐带绕颈、脐带真结、脐带脱垂等，胎盘早剥，缩宫素应用不当使宫缩过强以及产程延长等情况。慢性胎儿窘迫常发生在妊娠晚期，常常是妈妈自身合并有妊娠期高血压疾病、妊娠期糖尿病、心脏病或者慢性肾炎等疾病。宝宝得不到足够的供氧，引起胎儿生长受限、胎动减少等，严重的胎儿窘迫甚至可以导致胎儿死亡。

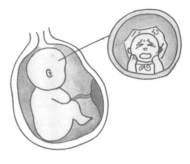

26 如何判断宝宝缺氧？

临床上，我们通常通过胎动、羊水、胎心监护等指标来判断宝宝是否存在缺氧的情况。首先，胎动是唯一能被孕妈妈感知的，表示胎儿生命存在的征象。胎动频繁程度的改变能反映宝宝在子宫内的状态。因此，孕妈妈每天定时测定胎动的次数是一种简单且有效的自我监护方法，胎动过于频繁或者胎动减少都是宝宝缺氧的先兆。除了胎动，胎心率的改变是宝宝缺氧最常见的表现，正常的胎心率范围是在 110～160 次／分，如若胎心率持续加速在 160～180 次／分，或者胎心率不规则，或者宫缩后胎心率下降以及在明显胎动后胎心率加速不明显等情况出现均提示宝宝缺氧可能。此外，妊娠晚期羊水的变化、胎儿多普勒血流变化也是临床常用的监测手段，但是，除了胎动，其他指标都需要专科医师借助相应的仪器设备才可判断，因此，对准妈妈们来说，最重要的任务就是注意自己胎动的变化，并及时去医院做相关的检查。

27 胎儿宫内缺氧如何治疗？

既然胎儿宫内窘迫我们分为慢性缺氧和急性缺氧，那么处理的时候也稍有差异。存在慢性缺氧可能的妈妈们，定期做产前检查非常重要，如若估计宝宝的情况尚可，则多取左侧卧位休息，定时吸氧，积极治疗妊娠合并症及并发症，争取子宫胎盘单位的供血改善，以延长孕周；如若上述治疗措施后情况仍难以改善，且接近足月，可考虑行剖宫产；需要注意的是距离足月妊娠越远，宝宝娩出后生

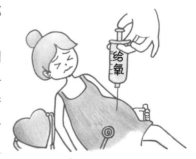

存的可能性越小，应尽量期待治疗延长孕周。对于分娩过程中出现的急性缺氧，临床上一般的处理是左侧卧位、吸氧、停用缩宫素的同时积极寻找病因以针对病因治疗，如若一般干预后预计短期内无法经阴道分娩，应立即行剖宫产终止妊娠。

28 胎儿宫内缺氧一定要剖宫产吗？

关于剖宫产的手术指征中，其中一条便是胎儿窘迫：妊娠晚期因合并症或并发症所致的急、慢性胎儿窘迫和分娩期急性胎儿窘迫短期内不能经阴道分娩者。那么，所有的胎儿窘迫都需要接受剖宫产吗？NO！临床上，只有妊娠晚期近足月的妈妈，即考虑宝宝出生后存活几率很大，此时出现了急性、慢性缺氧，或者分娩过程中出现的急性

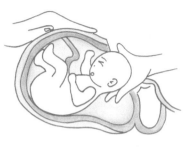

胎儿窘迫，短期内又无法经阴道分娩，才需要行剖宫产挽救胎儿的生命。因此，并不是所有的胎儿缺氧均需要做剖宫产，而是由孕妈妈及宝宝的情况共同决定，最重要的原则是准确的诊断并帮助宝宝及时离开缺氧的环境。

29 胎儿宫内缺氧对宝宝的危害有哪些？

宝宝的氧气及营养都是通过母亲的子宫胎盘单位得以供应的，同时，宝宝每天排出的二氧化碳以及代谢产物也通过这条途径运输出去。妊娠期的慢性缺氧使子宫胎盘单位灌注下降，可能出现胎儿生长受限、羊水过少等情况。而分娩期如果出现急性的胎儿缺氧，超出子宫胎盘单位的代偿功能时，宝宝的各个器官不可避免受到影响，如果不及时干预，则可能对宝宝造成严重及永久性的损害，如新生宝宝的吸入性肺炎、缺血缺氧性脑病，甚至胎死宫内。

因此，二孩妈妈们随着年龄的增长，各种妊娠合并症的发生几率也可能增加，因此需重视产前检查，坚持自数胎动，及时发现问题以寻求专科医师的帮助。

30 什么是胎膜破裂？一般发生在什么时间？

胎膜是由外层的平滑绒毛膜和内层的羊膜组成。胎膜的重要作用是维持羊膜腔的完整性，对胎儿起到保护作用。胎膜破裂可能在孕期过程中随时发生，正常情况下在足月分娩时破裂，但如果出现意外在产前过早破裂，就会给孕妇带来各种痛苦。胎膜在临产前发生破裂，称为胎膜早破。

31 如何确定胎膜是否破裂？如何鉴定羊水？

羊水是指怀孕时子宫羊膜腔内的液体。在整个怀孕过程中，它是维持胎儿生命所不可缺少的重要成分。羊水的成分98%是水，另有少量无机盐类、有机物荷尔蒙、脱落的胎儿细胞。

在孕晚期，部分孕妇会出现胎膜早破，此时需要及时就医，监测胎儿宫内情况，预防感染，必要时终止妊娠；当胎膜早破的时候，有些妈妈会误以为是小便尿湿了内裤。也有

些妈妈在排除宫颈黏液栓的时候，误以为自己羊水流出，紧张万分。那么这三者之间有什么相似之处，又要如何进行区分呢（表3-1）？

表3-1 羊水、宫颈黏液栓、尿液的鉴别

	羊水	宫颈黏液栓	尿液
量	量较多，暖流，可浸透内裤	量较少，1~2个硬币大小，一般无法浸透内裤	量较多，暖流，可浸透内裤
形状	清亮、稀薄，水样	白色、黏稠，鸡蛋清样	清亮、稀薄，水样
妇科检查	宫颈口可见清亮羊水流出	宫颈口可见透明黏液栓	宫颈口无液体流出
羊水结晶实验	羊齿状结晶阳性	阴性	阴性
羊水检测	pH>7.0	pH>7.0	pH<7.0
试纸	试纸：转为绿色	试纸：转为绿色	试纸：转为橘黄色

32 胎膜早破的风险是什么？

胎膜早破的风险包括对母体和对胎儿的影响。

对母体的影响：破膜后，阴道内的病原微生物易上行感染，感染程度与破膜时间有关，超过24小时，感染率增加5~10倍。另外，羊膜腔感染的二孩准妈妈易发生产后出血；若胎膜突然破裂，常可引起胎盘早剥，危害妈妈生命。

对胎儿的影响：胎膜早破围生儿死亡率2.5%~11%。因常诱发早产，早产儿易发生呼吸窘迫综合征；并发绒毛膜炎时，易引起新生儿吸入性肺炎，严重者发生败血症、颅内感染等危及新生儿生命。脐带受压、脐带脱垂可导致胎儿窘迫甚至死亡。破膜时孕周越小，胎儿肺部发育不良率越高。如破膜潜伏期长于4周，羊水过少程度重，可出现明显胎儿宫内受压，表现为铲形手、弓形腿、扁平鼻等。

33 什么情况容易导致胎膜早破？

导致胎膜早破常是多因素相互作用的结果：

（1）生殖道感染：病原微生物上行感染，可引起胎膜炎。

（2）羊膜腔压力增高：羊水过多、双胎妊娠、巨大儿宫内压力增加，覆盖于宫颈内口处的胎膜自然成为薄弱环节而容易发生破裂。

（3）胎膜受力不均：头盆不称胎位异常时胎先露部不能衔接，前羊膜囊压力受力不均，导致胎膜破裂。

34 胎膜早破该如何处理？

胎膜早破的处理分为足月胎膜早破及未足月的胎膜早破。

足月胎膜早破常是即将临产的征兆，若在短时间内未临产且无剖宫产指征者应在破膜后 12 小时内使用药物引产。

未足月的胎膜早破：①孕周小于 24 周，不主张继续妊娠，以引产为宜；②孕 24～27^{+6} 周，若要保胎，风险极大，根据家人意愿可考虑终止妊娠；③孕 28～33^{+6} 周，无妊娠禁忌可保胎至 34 周；④孕 34～36^{+6} 周，不建议继续保胎，可引产或剖宫产终止妊娠。保胎治疗的前提是不伴感染、羊水池深度 ≥3cm，保胎过程中应该绝对卧床，保持外阴清洁，避免不必要的肛门及阴道检查，密切观察产妇体温、心率、宫缩等。破膜超过 12 小时，应给予抗生素预防感染，能降低胎儿及新生儿肺炎、败血症及颅内出血的发生率，也能大幅度减少绒毛膜炎及产后子宫内膜炎的发生。同时给予抑制宫缩、促胎肺成熟、纠正羊水过少。

剖宫产适用于胎头高浮，胎位异常，宫颈不成熟，胎肺成熟，明显羊膜感染，伴有胎儿窘迫的孕妇，抗感染同时剖宫产终止妊娠。

35 臀位胎膜早破时应该如何应对？

臀位易发生胎膜早破，发生脐带脱垂风险是头先露的 10 倍，脐带受压可致胎儿窘迫甚至死亡；胎膜早破使早产儿及低体重儿增多。

臀先露又分为单臀先露、完全臀先露和不完全臀先露。无论何种臀位，发生胎膜早破时，孕妇应采取卧位，绝对卧床，抬高下肢，保持外阴清洁，随后立刻拨打急救电话前往医院诊治。一旦破膜，入院后应立即听胎心。若有胎心异常，应行阴道检查，了解有无脐带脱垂，若有脐带脱垂，胎心尚好，宫口未开全，为抢救胎儿，需立即行剖宫产术。若无脐带脱垂，可严密监测胎心及产程进展。单臀先露在满足如下条件时可经阴道试产：①孕龄 ≥36 周；②胎儿体重 2500～3500g；③无胎头仰伸；④骨盆大小正常；⑤无其他剖宫产指征。如为完全臀先露或不完全臀先露，应在排除禁忌后尽早剖宫产终止妊娠。

36 孕晚期阴道出血常常是什么原因？

怀孕晚期阴道流血的原因主要有以下几方面。

（1）胎盘早剥：胎儿还未娩出，胎盘先从子宫壁上分离，称为胎盘早剥。妊娠期高血压疾病、腹部受到撞击等情况下易出现。当胎盘从子宫内膜分离脱落时，会引起阴道出血。而当胎盘脱落后，腹中的胎儿就吸收不到氧气和营养，极有可能造成胎儿窒息死亡。

（2）前置胎盘：主要表现为在孕晚期或临产时，孕妇出现无诱因、无痛性反复阴道出血。有时将其形象地描述为"一觉醒来，发现自己躺在血泊之中"。这种出血从轻微见红到大量失血都可能发生，有危及母胎生命的可能。

（3）阴道静脉曲张破裂：妊娠晚期，随胎儿的增大，盆腔内静脉受压，阴道静脉回流受阻，过度曲张而引起破裂出血。

（4）早产或先兆临产：当宝宝开始挣扎着脱离母体，宫颈管逐渐展平，宫颈口处的胎膜与该处的子宫壁发生剥离，毛细血管破裂有少量出血，并与宫颈管内黏液栓混合，经阴道排

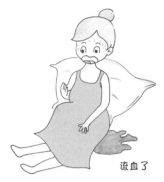

流血了

出。一般颜色是红色或者是桃红色，少于月经量。这就是我们常说的见红，是早产或先兆临产的标志。

37 孕晚期阴道出血应如何处理？

如果孕晚期阴道出血量少，为鲜红或桃红色并混合有黏液栓，则先兆临产的可能性大，此时准二孩妈妈尽快就医即可，避免过度活动，也无需过分紧张。

而如果准妈妈妊娠期存在前置胎盘情况，此时阴道出血较多，颜色鲜红且淋漓不止则情况就较危重；此外对于高龄，患有妊娠期高血压疾病、慢性肾脏病等以及受到外力撞击的孕妇，如果在孕晚期出现阴道出血较多时还要警惕胎盘早剥的可能。当面对上述两种情况时，准二孩妈妈一定选择最快的方式抵达医院进行检查。在这过程中，准爸爸及家人们应该注意以下几点：

（1）对于医院的选择，应该本着就近、有输血条件、有急诊B超检查的原则，待孕妈妈情况稳定之后再转至上一级医院进行全面检查。

（2）就诊途中以平卧位为宜，在护送的途中要观察孕妇的精神状态、肤色、脉搏及出血量的多少，但也要同时注意腹中胎动的情况。

（3）及时转述孕妈的身体状况。如胎盘早剥有隐匿性出血的可能，因此出血量不能反映病情的严重程度。所以准爸爸们一定要在第一时间将孕妈妈的相关病情告知医生，由医生选择最合适的方式处理紧急情况。

38 孕晚期头晕应考虑什么？

头晕是孕期常见的症状。轻者头重脚轻，走路不稳；重者眼前发黑，突然晕厥。那孕晚期头晕又有哪些原因呢？

（1）血压升高：妊娠期高血压疾病是孕晚期常引起头晕的常见疾病，其主要是由于血管收缩导致脑部血管供血不足引起。除头晕以及妊娠期典型的高血压水肿蛋白尿表现外，还会伴有恶心、呕吐、头痛、眼花以及一过性黑蒙等。因此孕晚期出现头晕的准妈妈要及时监测血压，如果脑部血管病变进一步加重而没有及时救治的话，可能随时发生抽搐，导致子痫。

（2）血压偏低：孕晚期引起血压偏低的情况主要有两种：①仰卧综合征：由于妊娠的晚期子宫增大，在仰卧或躺坐时，沉重的子宫压在下腔静脉上，使下半身的血液不能返回心脏；回心血量锐减，心搏出量减少，血压下降，心脑血供随之减少，引起头晕、胸闷等不适；②体位性低血压：当准妈妈从坐位、跪位、或蹲位快速站起时，重力使血液离开脑部，导致了血压的下降，脑血供应不足、缺血缺氧，从而引起头晕。对于有过类似情况的准妈妈，平时坐位或平躺时要慢些起身。

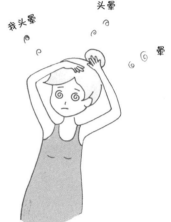

（3）血糖偏低：血糖是肌细胞、脑细胞产生能量的原料。血糖低，细胞能量即减少，从而导致头晕、冷汗、心悸等不适。孕晚期低血糖一般多在未进食或进食少的情况下发生，头晕、眼花是最常见的症状，重者可于突然站立或行走时出现眼前发黑、视物模糊，甚至晕厥。因此准妈妈一定要积极合理规划饮食，切不可孕期节食。

（4）贫血：贫血也是引起孕妇头晕的常见原因。主要是由于贫血时血液中氧含量和脑供血不足而引起，严重时甚至晕倒。因此孕期准妈妈需要完善孕检，如果出现头晕的症状，应及时就诊。

四 二孩妈妈孕期要明白的问题

1 孕期腿抽筋是缺钙吗？

　　缺钙的确会引起抽筋。但是缺钙并不是孕期腿抽筋的唯一因素，那么除此之外还会有什么原因呢？让我们一起来学习一下吧。

　　缺钙引起孕期腿抽筋最常见。缺钙时，将会增加神经肌肉的兴奋性，产生异常收缩而出现腿抽筋，如果妈妈钙摄入不足，必将造成血钙低下继而出现抽筋。由于夜间血钙水平常比日间低，故抽筋多在夜间发作。

　　其他原因，你知道几种？

　　（1）寒冷刺激：小腿的肌肉对寒冷的刺激比较敏感。所以如果天气转凉，而妈妈又忽略了保暖，就容易使腿部肌肉因为寒冷刺激，而出现痉挛抽筋。

　　（2）过度劳累：怀孕期间如果走得太多或站得过久，会使腿部肌肉负担增加，过多的酸性代谢产物如乳酸蓄积，在其刺激下，肌肉则会引发抽筋。所以，孕期运动也需要适量，要给予腿部充分的休息，不要过度疲劳哦。

　　（3）血流因素：如果孕妇长期保持同一睡姿或站姿，会使腿部静脉受压，血流淤滞，达到一定程度时，就会使腿抽筋。

　　（4）饮食因素：孕期各系统容易处于超负荷运作，会引起体内部分电解质紊乱（如钾、钙水平降低，磷水平升高）。而电解质紊乱的表现之一就是抽筋。

　　各位妈妈，孕期抽筋不要再一味补钙了，来这里寻找原因吧，要对症处理哦。

2 孕期如何护理乳房？

　　在怀孕的时候，由于妈妈体内雌孕激素水平增高，会促进孕后乳房腺泡及乳腺小叶增生发育，乳房组织发育增大，并常常会伴有触痛和坠胀等不适的感觉。因此为了避免上述情况，孕期妈妈一定要选用适合的文胸，做好乳房护理，同时也为产后顺利哺乳打下良好基础。

　　（1）选用适合的文胸：在整个孕期，两侧的乳房会分别增重大约900g，由于乳房没有随意肌，若不用文胸支托，孕期的乳房外形则容易改变。合适的文胸不仅能够支托乳房，维持正常而又美观的外形，同时可以避免乳头与内衣的接触，尽可能减少不适。

　　适合的文胸应该具备如下特点：①可以随意调节松紧：随着胸围的增大，文胸大小需要相应的调整，不宜过大或过紧。过大根本起不到托起沉重的乳房和保护腺体舒适生长的作用。过紧不仅会影响乳腺的增生和发育，还会因与皮肤摩擦而使纤维织物进入乳管，可能会造成产后无奶或少奶，影响今后的哺乳。②透气性好：面料以透气性较好的棉布质地为最佳选择，另外有些化纤原料的内衣在吸湿性、伸缩性和不变形上有突出优点，也值得考虑，但要避免选择不透气或不吸水的化纤类文胸。③质地柔软：选择文胸时，与乳房接触面触感要比较柔软。孕后期乳头十分敏感，不够柔软、透气的胸罩会压迫乳腺和乳头，甚至造成感染现象，影响日后哺乳。

在正确选用的基础上，各位妈妈也不要忘了清洁工作，因为孕期代谢旺盛，一定要勤换洗，晚上睡觉时也要脱掉文胸，适当放松一下乳房。

（2）正确护理乳房：①及时清洁：清洁乳房是每个孕妇必备的工作，目前大多妈妈，甚至是医务人员都认为：孕妇应经常用温水擦洗乳晕和乳头皮肤，并且要将皱褶处擦洗干净，每次清洗后还可以在乳头上均匀涂上少量油脂；如乳头上有积垢或痂皮，可先用油类敷在乳头后再轻轻擦拭，再进行清洗；但Lawrence RA等人研究发现，经常清洗擦拭不但不必要，还可能引起疼痛，造成损伤。乳晕内皮脂腺能分泌大量油脂性物质覆盖在皮肤表面，起着润滑和保护作用。频繁的清洁会带走乳头和乳晕表面天然油脂，反而降低了油脂的屏障作用。因此孕期乳房不用刻意做清洁，只是在日常洗澡时用清水清洗即可，同时要避免使用沐浴露和肥皂类。到孕晚期的时候，乳房就有可能分泌乳汁了，将这些乳汁涂抹在乳头和乳晕上，待其自然风干，是对乳房最好的护理。②学会热敷：如果孕期乳房增大，并伴有肿块，可以在每次清洗乳房后，用热毛巾敷盖乳房，并用手轻轻地按住进行热敷，并配合以按摩可以达到更好的效果。③轻轻按摩：热敷后，将乳房擦净撒一些爽身粉或温和的润肤乳液，用手指从乳房四周由内向外轻轻按摩；用手指腹在乳房周围以画圈方式轻轻按摩；拇指和示指压住乳晕边缘，再用两指轻轻挤压。每天坚持按摩能保证乳腺管畅通，促进乳房发育。④呵护乳头：乳房周边按摩结束后，

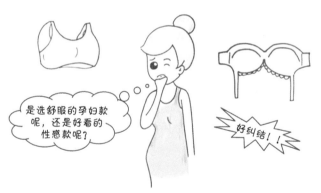

可不要忘了乳头的护理，一定要让其坚韧无比，才能抵抗你家宝宝日后的啃咬。用两三个手指捏住乳头，然后轻揉，手指要沾满乳液，使乳头的皮肤滋润。这样当宝宝咬住它并且用力吸的时候，乳头就不会裂开，从而避免乳头裂伤。但在按摩时切记要轻柔、适度，避免刺激过度引起宫缩。⑤睡姿正确：孕期睡眠易采取侧卧或仰卧位。俯卧位容易使乳房受到挤压，血液循环不畅，不能保证乳房发育的激素运送，还会影响乳腺发育。

此外，无论乳房过大或过小，孕期都不可使用含有激素的按摩霜类。如果随意使用，不仅不会达到你要的效果，甚至会影响乳腺的正常发育。

❸　如何预防妊娠纹？

怀孕期间，在体内激素的影响下，妈妈腹部皮肤的弹力纤维和胶原纤维在外力的牵拉下发生损伤和断裂，出现粉红或紫红色花纹，这便是妊娠纹。随着妊娠纹的出现，妈妈腹部的皮肤同时变薄，以适应胎儿的生长发育。宝宝出生后，彩色花纹慢慢消失，但是白色或银白色的妊娠纹却留了下来。

但妊娠纹真的像你以为的毫无办法吗？

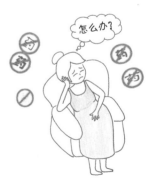

其实不是的，妊娠纹并没有那么"不近人情"，只不过大部分孕妇是到产后才想起消除妊娠纹，而忽略了怀孕期间的护理，这才导致了它的"顽固不化"。因此，为了减少产后妊娠纹，不妨从下面方法入手进行控制吧。

（1）均衡饮食，控制体重：怀孕期间应补充丰富的维生素及矿物质，多吃水果和蔬菜。也可以吃些含胶原蛋白丰富的猪蹄、羊蹄等，有助于重建皮肤的胶原纤维，增加皮肤弹性，预防妊娠纹。在怀孕期间控制体重，有助于防止因皮肤牵拉引起的皮下纤维断裂形成妊娠纹。

（2）呵护皮肤，适当使用托腹带：在孕后的 3 个月至产后的 3 个月内，你可以坚持每天用含有维生素 E 的油脂或者橄榄油等按摩，使腹部皮肤滋润保湿，增强肌肤延展性，适应孕期的体形变化，防止皮下纤维断裂，从而有效预防妊娠纹。特别是干燥季节，皮肤干燥和有瘙痒感的孕妇，产生妊娠纹的几率更大。

托腹带可以帮助孕妇托起腹部，使孕妇保持正确姿势。目前市场上常见的托腹带主要分为腰式和挎肩式两类。如果在怀孕期使用托腹带，能够减轻腹部的重力负担，减缓皮肤过度的延展拉扯所形成的妊娠纹。

其实妊娠纹并没有想象中的可怕，只要正确的加以预防，就可以有效减少妊娠纹出现的几率。

❹　什么是妊娠 A、B 类药物？

孕期用药是每个准妈妈都倍加关心的问题，有的孕妈妈因为担心用药会影响胎儿，因而不管生什么病都不敢吃药，结果延误病情。一般给孕妈妈用药时都会尽量选用 A 级或 B 级的药物，只要掌握好用药准则，妊娠期用药也会是安全的。

妊娠 A 类药物是指对早期妊娠时胎儿没有危险（并在中、晚期妊娠中亦无危险的证据），可能对胎儿的伤害极小。常见的有：维生素 B_1、维生素 B_2、维生素 B_6、叶酸、维生素 E。

妊娠 B 类药物是指：在动物生殖试验中并未显示对胎儿的危险，没有孕妇做对照试验，或对动物生殖试验显示有副反应（较不育为轻），但在早孕妇女的对照组中副反应表现并不明显。常见的药物有：溴隐亭、胃复安、二甲双胍、青霉素、氨苄青霉素、阿莫西林、头孢拉丁、罗氏芬、先锋必、淋必治、红霉素、阿奇霉素、克林霉素、制霉素、呋喃坦啶、甲硝唑、纳洛酮。

各位妈妈们，孕期生病不要再盲目等待了，掌握好用药指征，快快调理好身体吧。

5 孕期胎儿发育过程？

当你排卵的时候，1个卵子会被送进输卵管里。在接下来的12~24小时里，如果成功受精，那么你的宝宝便开始了他/她的人生旅程。

（1）怀孕1个月/4周：这个时候的宝宝还只是胚芽或叫做胚胎，通常称为胚胎期。此时做B超也只能看到胚芽。

（2）怀孕2个月/8周：胎儿已经有了宝宝的雏形，大约有1.6cm长，相当于一个芸豆的大小。可以分出胎头，胎体和四肢，胎头大于躯干，但此时宝宝的外生殖器还没发育完全，此期并不能分辨胎儿的性别。

（3）怀孕3个月/12周：你的宝宝现在大概有5cm长，重14g。长在头部两侧的眼睛距离拉近，移到了脸部，耳朵也已经到达最终的位置，模样逐渐俊俏。外生殖器逐渐发育，明显的畸形也可以发现，各脏器逐渐趋向完善。

（4）怀孕4个月/16周：此时宝宝从头到臀大概有11.4cm长，重约99g，相当于一个鸭梨那么大。外生殖器可以确定胎儿性别，头皮毛发已经开始长出，并开始出现呼吸活动。此外，宝宝的味蕾也已经开始形成，妈妈的饮食偏好也会被宝宝感受到。准二孩妈妈在这时已经可以开始感觉到胎动啦。

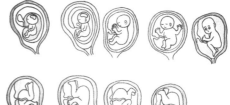
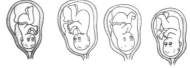

（5）怀孕5个月/20周：现在的宝宝大概重298g，从头到脚的长度约为25.4cm。此时的宝宝开始给自己穿上一件白色的"外衣"—胎儿皮脂，也叫胎脂，用来保护自己。同时肠道发育渐成熟的TA也开始制造胎粪啦。

（6）怀孕6个月/24周：宝宝的身长大概有19cm，重约350g。在这个时期，宝宝大脑会快速发育，肺组织内的"呼吸树"和负责肺泡表面活性物质的细胞开始发育。此时宝宝的活动也已有了自己的"生物钟"。

（7）怀孕7个月/28周：宝宝的身子已经有36cm了，体重大约有900~1300g，本月最大的变化是：他可以睁开双眼了，并且能够感受到光亮。这时期胎儿的内耳和大脑已经完全接通，对声音的分辨能力提高很多，对声音也很敏感。

（8）怀孕8个月/32周：胎儿身长大约为42~46cm之间，体重在2~2.7kg，胎儿不断长大，骨骼发育更加强健。这个时候的胎儿已经能听到母体外的声音了。

（9）怀孕9个月/36周：覆盖胎儿全身的绒毛和在羊水中保护胎儿皮肤的胎脂正在开始脱落。胎儿大脑已经非常发达，对外部的声光刺激都会做出反应。九个月后，胎儿先露部开始降到骨盆中，为出生做准备了，准二孩儿妈妈一般在入盆后即准备分娩。

（10）怀孕10个月／40周：恭喜你，十个月的辛苦终于要收获幸福啦。胎儿在子宫内的发育也基本上都已成熟了，从这周末，你的胎儿就可以成为足月儿了，同时也意味着你的宝宝随时都有降生的可能，所以这个时候一定要做好产前准备，包括分娩的知识、接生的医院、待产包等。

6 孕期可以拔牙吗？

目前临床上认为，妈妈在怀孕的前三个月和最后三个月都不宜进行拔牙。因为前三个月内拔牙可能引起流产；妊娠8个月以后拔牙可能引起早产；只有妊娠3～7个月时拔牙，才相对安全一些。

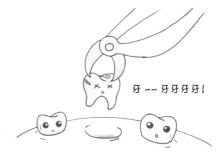

但对于妊娠期间保守消炎治疗无效的妈妈，必须要拔牙的话，可以选择在怀孕中间的三个月进行。但在治疗前要做好充分的准备工作，此外要保证妈妈有足够的睡眠、避免精神紧张。

为了您和宝宝的安全，怀孕期间最好不要拔牙，孕前做好口腔检查，孕期也要做好保养护理。而对于一孩孕期出现过口腔问题的妈妈，建议在二孩备孕期间及时就医进行处理，避免二次烦恼。

7 孕期痔疮发作怎么办？

痔疮是在孕期困扰准妈妈们的一类疾病，通常在怀孕中后期，也就是5～6个月之后发作。那么痔疮发作了该怎么办呢？

痔疮初起时，主要通过饮食进行调理，避免辛辣和不宜消化的食物，以免引起便秘。可多吃富含膳食纤维的蔬菜和水果，如马齿苋、芹菜、白菜、菠菜、木耳、黄花菜以及苹果、香蕉、桃、梨、瓜类等。要多饮水，最好早晨起来后喝一杯淡盐水或蜂蜜水。这样可避免便秘，减少硬结粪便对痔静脉的刺激。遇有便秘时还可多食一些含植物油脂的食品，如芝麻、核桃等。

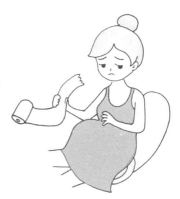

此外还可以做一些提肛动作和按摩，并适当增加户外活动，早晚可散步、做体操，平时卧床休息时可将骨盆部抬高20～25cm。但当出现出血症状时，即需要药物进行治疗，但目前市场上痔疮药物繁多，建议各位妈妈去医院寻求医生的帮助，避免不当用药对宝宝造成影响。

一孩时得过痔疮的妈妈们，建议备孕前可在专科医生的指导下合理用药或及时手术，这样可避免二孩时痔疮来袭的烦恼。

8 孕期为什么会嗜睡？

在早孕阶段，许多准妈妈会出现浑身乏力、疲倦，或没有兴趣做事情，整天昏昏欲睡，提不起精神。怀孕初期，孕妇嗜睡是正常现象。那么，究竟是什么原因导致孕妇嗜睡的呢？孕妇嗜睡的原因主要有以下三点：

（1）怀孕初期绒毛膜性腺激素会增加，使得妈妈的身体容易疲累，如果再有生活作息不规律，则易导致嗜睡。

（2）怀孕后，妈妈的身体会分泌出来大量孕激素，它的功效就是使得子宫肌肉变得柔软，防止流产，但是，此外其有一种麻醉的作用，导致妈妈的行动变得有些迟钝，由此感到"老是想睡觉"。

（3）怀孕后，妈妈们的基础新陈代谢会增加，体内热量消耗快，血糖不足，也会造成嗜睡。

除了上述生理性原因外，孕期嗜睡、无力还要警惕妊娠合并甲状腺机能减退的发生；准二孩妈妈往往因为体会过孕期嗜睡而并不会太在意，但如果此次妊娠时嗜睡明显增加，建议准妈妈还是要就医检查一下，避免延误病情。

9 孕期体重增长多少为好？

孕期体重指数与孕期高血压、糖尿病等密切相关，因此孕期体重的管理对各位妈妈们来说十分重要。那么各位妈妈们也肯定很好奇，体重到底增长多少合适呢？

孕期体重增加主要看孕前的体重是多少，如表 3-2 所示。

表 3-2　不同孕前 BMI 的体重增长推荐

	孕前 BMI（kg/m²）	总体体重增长范围（kg）	孕中晚期体重增长范围（kg/w）
体重过轻	<18.5	12.5～18	0.44～0.58
体重正常	18.5～24.9	11.5～16.0	0.35～0.50
超重	25.0～29.9	7.0～11.5	0.23～0.33
肥胖	≥30.0	5.0～9.0	0.17～0.27

中国孕妇标准体重计算方法：体重 = 身高 −105，在这个基础上可上下浮动 10% 均为正常体重。孕前体重正常的孕妈妈较为安全的体重增长应平均在 12kg 左右，如果孕妇体重低于标准体重超过 10%，孕期增加 14~15kg 为正常，孕期体重超过标准体重 20% 的，应增加 7~8kg 为正常。

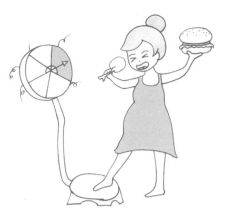

一定范围的体重增加对胎儿的健康是很重要的。同时，过度的体重增加、胎儿过大，不利于分娩，对胎儿和母亲都是有害的。

10 胎儿体重正常范围是什么？

胎儿体重标准是准妈妈们最为关心的问题之一。出生体重是在出生后第一小时内第一次称得的重量。足月新生儿体重正常范围 2.5~4kg，女性新生儿低于男性 110g。出生体重者达到或超过 4kg，医学称为巨大儿，若不足 2.5kg，称为低出生体重儿，两者均属高危新生儿。

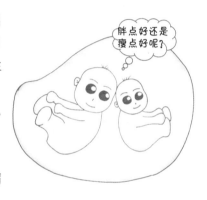

高龄孕妇生二孩时更易发生妊娠期高血压综合征，胎儿长期在缺氧的环境下发育，难以吸收到足够的营养，使得低出生体重儿增加，低于 2500g 的新生儿，其患病率与死亡率均较高，行为及应答能力也比正常体重儿差。

超重对婴儿生长发育也是不利的，是日后发生糖尿病、病态性肥胖和心血管疾病的一个诱因。我国婴儿出生体重控制在 3300g 左右是比较科学的。这样的体重对减少产妇剖宫产率、产妇均衡营养、产妇产后身体恢复以及婴儿得到健康成长等都非常有利。

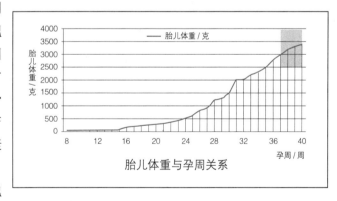

胎儿体重与孕周关系

而对于"二孩比一孩重"的说法是没有科学依据的，胎儿的体重主要与妈妈孕期饮食相关。如果第一孩宝宝出生体重低，准二孩妈妈也无需在孕期大补特补，合理饮食，避免摄入过多导致自身和胎儿的体重都猛增，甚至发生巨大儿。

11 是不是吃的越好宝宝发育的越好？

女性妊娠后，每天所进食物除了维持自身机体代谢和消耗所需外，还要给宝宝的生长

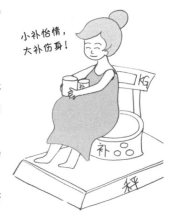

发育以充足的营养。胎儿的营养完全来源于母亲，因此孕期营养的好坏，不仅影响自身健康，也直接影响胎儿的生长和脑、心等组织器官的发育。具体饮食注意事项请参考孕期饮食建议。

有人认为吃得越多，对胎儿越好，大鱼大肉不停，昂贵保健品不断，体重飙升节节高。进入孕四月后，胎宝宝的发育确实比较快，需要的营养也较多，但准妈妈也不能因此过多进食，否则，过剩的营养会使体重快速增加；尤其对于高龄准二孩妈妈而言，本就是妊娠期高血压和糖尿病的易感人群，进食过多、体重过高会增加发病机会。孕妇的血糖升高也会引起胎儿血糖升高，为了消耗过剩的糖，胎儿容易发生缺氧、窒息甚至死亡。即使胎儿不缺氧，多余的糖会储存在胎儿体内，使胎儿长得特别大。这些巨大儿患先天畸形的比率较高，引起难产或产后大出血等不良后果增加。

因此孕期饮食要适量，只吃对的不追求贵的；体重增加要控制，运动锻炼要及时。

12 什么情况下不适合孕期运动？

怀孕期间，准妈妈进行适当的活动，如散步、瑜伽等运动可以促进血液循环，有助于胎宝宝的生长发育，同时还可以帮助控制孕期体重，锻炼腹部和盆底肌肉，有利于顺产分娩。但是并不是所有孕妇都适宜运动。

（1）患有心脏病、泌尿系统疾病的孕妇不适宜做运动。

（2）患有妊娠期高血压疾病者，由于运动会增加血压的波动，因此也不适宜做运动。

（3）曾经有过流产史，或是有流产先兆的孕妇不适宜做运动。

（4）胎盘前置状态或前置胎盘，阴道出现了不规则出血、提前出现宫缩等现象的孕妇不适宜做运动。

（5）怀双胞胎的孕妇也应减少运动。

（6）轻微活动就会引发子宫收缩的孕妇不适宜做运动。

13 孕期需要多吃水果吗？

水果中含有丰富的维生素，准妈妈适量摄入水果，对自己和胎儿的健康都是有益的；而且其特有的颜色和味道会增加孕妇的食欲。

但是吃水果也不是越多越好，尤其是不能把水果替代主食，这是因为水果中并不含有蔬菜、肉类和主食中的营养成分，如果长期拿水果代替主食、蔬菜，极易对孕妇、胎儿造成不良影响。另一方面，高糖水果要适量，譬如葡萄、香蕉等，摄入过多易

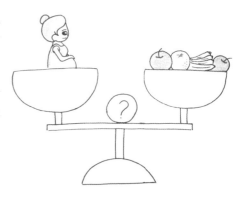

导致孕妇肥胖、妊娠期糖尿病等不良后果。

因此建议准妈妈每日的水果量控制在 500g 以内，可以把一天的量分配成两到三次摄入，并且要丰富多样，不要吃单一水果。

同时应尽量选择应季水果，避免一些催熟的化学药物对胎儿的影响，吃完水果要漱口，以免发酵的糖类物质引起龋齿。

14　乳头凹陷如何处理？

有些妈妈的乳头会存在过短、凹陷等问题，如果到产后才进行补救，而孕期未配合治疗的话收效不佳；不仅痛苦了妈妈，也饥饿了宝宝。

因此，有乳头过短或凹陷问题的准妈妈一定不要错过孕期矫正的时机，一般在怀孕第四个月便开始矫正。具体方法如下：

（1）乳头伸展练习：将两拇指分别平行放在乳头两侧，慢慢地由乳头向两侧外方拉开，牵拉乳晕皮肤及皮下组织。使乳头向外突出。以同样的方法由乳头向上，下纵行牵拉，每日两次，每次 5 分钟。

（2）乳头牵拉练习：用一手托住乳房，另一手拇指、中指和示指抓住乳头，轻轻地向外牵拉，并左右捻转乳头，每日两次，每次重复 10~20 下。

（3）抽吸法或佩戴乳头矫正器：严重的乳头凹陷采用吸奶器或去掉头部的 10ml 注射器吸出乳头。每日两次，每次 10 分钟。此外，如果您的乳头条件不好，也可在妊娠早期佩戴乳头罩矫正。

做上述练习时，一定是要避免对乳头的过度刺激，因为刺激乳头容易引起宫缩而导致流产。最近国内外研究发现，乳头扁平或凹陷会增加母乳喂养的困难，但并不是完全不能哺乳，为了避免乳头刺激引起的宫缩问题，建议最好不要进行按摩、牵拉和抽吸等刺激。因此各位妈妈们要视情况而定，如果你有过早产、流产史或者处在孕晚期就要慎重一点。但如果您的问题真的很严重，建议去医院寻求规范治疗。

15　孕期血压正常是多少？

孕妇的正常血压不应该超过 130/90mmHg，或与基础血压差不超过 30/15mmHg。高于这个范围就可能是高血压或临界高血压，就需要警惕妊娠期高血压疾病的发生；低于这个范围就可能是低血压，要注意加强营养。

但如果孕妇在孕前的基础血压就比较低，那么，在妊娠后期收缩压比妊娠早期高 30mmHg 以上，或者是舒张压高 15mmHg 以上也是不正常的。

所以，准二孩妈妈在备孕时就应该检测自己的基础血压，再根据上面所说的方式判断怀孕后期的血压是否正常。

16 什么是妊娠期高血压疾病?

妊娠期高血压疾病并不是妊娠期与高血压的简单相加,而是妊娠期特有的疾病,是一个疾病群,一种较为复杂且变化迅速的疾病,一般出现在妊娠 20 周以后并可延续到产后两周左右。其中包含妊娠期高血压、子痫前期、子痫、慢性高血压并发子痫前期、妊娠合并慢性高血压。这个疾病群的特点是:为妊娠特发,如果病情控制不好,结果严重,对母儿造成危害,甚至导致母儿死亡。

典型的妊娠期高血压疾病患者有蛋白尿、高血压和水肿三大症状;如果引起子痫还会出现抽搐、脑疝、凝血功能障碍等严重后果。同时,胎儿也会因母体血压升高,导致供氧减少,使胎儿宫内发育迟缓。此外还会增加早产、胎盘早剥、胎死宫内的风险。

高龄孕妇和有妊娠期高血压疾病既往史的准二孩妈妈都是该类疾病的高危人群,一定要提高警惕。首先应在孕早期测量 1 次血压,作为孕期的基础血压,之后要定期检查,尤其是在妊娠 36 周以后,观察血压及体重的变化、有无蛋白尿及头晕等自觉症状。一旦发现血压升高要及时就医,寻求专业治疗。

17 妊娠期高血压疾病的危害是什么?

妊娠期高血压疾病的危害取决于怀孕时段以及高血压的程度。一般来说,妊娠期高血压疾病发生的时间越早,血压越高,准妈妈所要面临的风险越大,常见的危害有:

(1)加重原有病情:在准妈妈当中大约有 1/4 的妊娠期高血压疾病患者会出现先兆子痫——在高血压、蛋白尿基础上,出现头痛、眼花、恶心、呕吐、上腹不适等症状,如果妊娠期高血压疾病出现在孕期的前 30 周内,先兆子痫的发病率会明显增加,另外,妊娠期高血压疾病的准妈妈发生其他并发症的风险会更高,这包括早产、胎盘早剥、胎死宫内等。

(2)妊娠期高血压疾病对准妈妈身体脏器的危害:此病是由于全身小动脉痉挛使各脏器产生病变。危害主要有:

1)脑:脑部动脉痉挛,引起脑组织缺血、水肿,出现头晕、头痛、恶心、呕吐和抽搐等症状,严重时脑部血管收缩伴有血管栓塞,出现点状出血,这些准妈妈常可引起昏迷。

2)肾脏:肾脏缺血,毛细血管血栓形成以致肾功能受损,可引起少尿、蛋白尿,严重者可出现肾功能衰竭。

3)心脏:心脏冠状动脉供血不足时,可使心肌缺血,水肿及点状出血与坏死。由于周围动脉痉挛,阻力增加,心脏负担加重,可出现左侧心脏衰竭。

4)肝脏:重度妊娠期高血压疾病时,可引起肝脏表面出血,而有上腹部不适,严重时形成血肿,甚至肝破裂出血。

5)眼:视网膜小动脉痉挛、缺血以及高度水肿时,出现眼花、视力模糊,严重时可引起暂时性失明。

(3)妊娠期高血压疾病对胎儿的影响:准妈妈患有妊娠期高血压疾病时,由于子宫血管痉挛所引起的胎盘供血不足、胎盘功能减退,可致胎儿窘迫、胎儿宫内发育迟缓、死胎、死产或新生儿死亡。准妈妈病情越重，对胎儿的不良影响越大。

（4）妊娠期高血压疾病后遗症：妊娠高血压疾病一般在分娩后即可自然痊愈，但如果在分娩1个月后，尿液中蛋白质的含量居高不下或者持续出现高血压症状，就应考虑是否为妊娠高血压疾病后遗症。

但是，妊娠高血压疾病后遗症没有自觉症状，很容易被准妈妈忽略。如果不接受治疗而放任不管，在下次妊娠时，患严重妊娠高血压疾病几率会大大增加，同时也会提高患高血压慢性肾盂肾炎的可能。因此，产后一个月进行健康检查时，如果查明患有妊娠高血压疾病，就应当接受治疗。

18 妊娠期高血压疾病该如何预防？

妊娠期高血压疾病是妊娠与血压升高并存的一组疾病，指女性妊娠20周以后出现高血压［收缩压≥140mmHg和（或）舒张压≥90mmHg］、水肿、蛋白尿等症状，呈一过性表现，一般于分娩后12周内恢复正常。该组疾病严重影响母婴健康，是目前孕产妇和围生儿病死率升高的主要原因。

妊娠期高血压疾病的原因有许多学说，一般认为是来自胎盘的某种物质进入母体血液后，引起孕妇机体的免疫因子改变，导致孕妇全身小动脉痉挛从而发生高血压，也有研究发现与遗传因素有关，但目前发病机制尚未阐明。因此尚缺乏针对病因和发病机制肯定的预防措施，国内外学者多年来从不同方面进行研究取得了一些进展，发现某些措施能起到一定的预防作用，具体措施如下：

（1）进行规律的产前检查，加强围生保健。准妈妈们在孕前检查或者妊娠早期应测量1次血压，以此作为孕期的基础血压，可以用于对照。之后定期检查，主要是测血压、查尿蛋白和测体重，尤其是在妊娠20～32周测血压和观察有无水肿，早期轻度的孕期高血压经过积极有效的治疗是可以治愈或控制病情发展的。在妊娠36周以后，应每周观察血压和体重的变化、有无蛋白尿、头晕等自觉症状。

（2）注意既往史。如果准妈妈们曾有肾炎史、高血压史，或者是此前怀孕时出现过妊娠期高血压疾病的话，应及时将详细情况告诉医生，以接受专业的指导。对于有妊娠期高血压疾病家族遗传因素的准妈妈，则属高危人群，就更应该增强对孕期血压的监护。

（3）注意休息和营养。休息和营养对于所有的准妈妈来说都是十分必要的，有高危因素者应该保证足够的休息，特别是增加左侧卧位休息。左侧卧位不仅能增加肾血流量，改善肾功能；同时还降低了机体对血管紧张素Ⅱ的敏感性而降低血压。关于孕妇日常的饮食要注意科学、营养，孕期要保持对蛋白质、多种维生素、叶酸、铁剂的补充；同时要注意饮食不要过咸，尽量避免食用腌制食品或者其他具有强烈刺激性的食物，以保证孕妇和胎儿的健康。

（4）调整生活习惯，养成良好的性格，保持心理健康。研究表明，A型性格是妊娠期高血压疾病的重要危险因素，发生妊娠期高血压疾病的风险是非A型性格孕产妇的4.841倍。A型性格的准妈妈在妊娠过程中，会表现出易紧张、急躁、易冲动、情绪变化大等特征，可能会使神经内分泌功能异常，从而导致妊娠期高血压疾病的发生。因此孕妇应保持愉快的心情，孕期可参加孕妇学校，克服对妊娠和分娩的恐惧及不必要的担心。此外，准妈妈们应该进行适当的体育锻炼，流行病学调查显示，职业或业余的体育活动者子痫前期发病率低。

（5）控制体重。孕前肥胖和孕期体重增长过快是发生子痫前期的高危因素，许多研究表明，孕妇孕前 BMI 及孕期 BMI 增加值与妊娠并发症及妊娠结局关系密切。体重指数（body mass index，BMI）因消除了身高因素对体重的影响，能更准确地反映体重增加情况。

（6）及时纠正妊娠期异常情况。如发现贫血，要及时补充铁质；若发现下肢水肿，要增加卧床时间，把脚抬高休息；血压偏高时要按时服药。妊娠近足月或虽未足月经治疗病情进展严重者，应根据病情适时终止妊娠。

（7）应用降压药物需谨慎，千万不要随便用药。因为有些降压药物可以通过胎盘进入胎儿或出现在乳汁中，对胎儿或婴儿产生毒副作用。另外，准妈妈采用中成药和中草药降压也要注意到这一点。

⑲ 怀孕后血压高什么时候需要看医生？

妊娠期高血压疾病指女性妊娠 20 周以后出现血压升高，收缩压≥140mmHg 和（或）舒张压≥90mmHg。主要临床表现有：①自觉症状：有无头痛、眼花，胸闷、恶心、呕吐等上腹不适症状；②高血压：同一手臂至少两次测量，收缩压≥140mmHg 和（或）舒张压≥90mmHg，才能做出诊断；③蛋白尿：应取中段尿进行检查，尿蛋白≥0.3g/24 小时或随机尿蛋白≥3.0g/L 或尿蛋白定性≥（+）定义为蛋白尿；④水肿；⑤抽搐与昏迷：抽搐与昏迷是本病发展到严重阶段的表现，应立即就医，根据病情适时终止妊娠。因此，怀孕后血压升高是否是病理性的，需要根据妊娠时间及血压升高程度综合评估。如有上述症状者，应及时就医，对症治疗。

另外，对于妊娠期高血压疾病的易患人群，从妊娠早期开始定期产检，出现血压升高及时就诊，例如：①年龄小于 20 岁的年轻初产妇以及年龄大于 35 岁的高龄初产妇；②体型矮胖者，尤其体重指数（BMI）大于 24 的人群；③已患有原发性高血压、慢性肾炎、糖尿病合并妊娠者，妊娠期高血压疾病发病率较高，病情可能更为复杂；④双胎妊娠、羊水过多及葡萄胎的孕妇；⑤营养不良，特别是伴有严重贫血者；⑥有家族史，如孕妇的母亲曾患有妊娠期高血压疾病病史者，孕妇发病的可能性较高。

除了易患人群外，准妈妈们还要注意自己的体重增加情况，在妊娠中后期每周不能超过 0.5kg。一般妊娠 8 个月以后，每天下午可能会出现双足部轻度水肿，休息后消失，如果水肿出现的时间过早（如妊娠 6 或 7 个月），持续时间长，休息后不消失，水肿加重延伸到小腿部均应立即到医院检测血压和尿常规，了解有无妊娠期高血压疾病。

20 你是妊娠期高血压疾病的高危人群吗？

妊娠期高血压疾病具体发病机制至今不明确，流行病学调查发现，妊娠期高血压疾病的高危人群包括：①精神过度紧张或受到精神刺激导致中枢神经功能紊乱；②孕妇年龄＜18岁或＞40岁，妊娠间隔时间≥10年，或妊娠间隔时间＜2年；③曾有子痫前期病史、高血压病史、肾脏病史、糖尿病史、孕前血甘油三酯升高、抗磷脂抗体阳性等；④子痫前期家族史（母亲或姐妹）；⑤多胎妊娠；⑥孕早期收缩压≥130mmHg或舒张压≥80mmHg，孕中期血压升高（平均动脉压≥85mmHg或收缩压≥120mmHg）；⑦营养不良，低蛋白血症；⑧体型矮胖，身体质量指数（BMI）＞24.0kg/m²，或初次产检时BMI≥28kg/m²，或孕期体重过度增加；⑨社会经济地位低，药物滥用（可卡因/甲基苯丙胺），辅助生殖技术妊娠。备孕准妈妈如果属于妊娠期高血压疾病的高危人群应加强孕期保健，积极主动进行产前检查，合理调配饮食，劳逸结合，并保持乐观情绪。

21 妊娠期贫血应看医生吗？

怀孕贫血不要先忙着补。应该先了解在孕期孕妇由于生理的变化，由于妊娠期血容量增加，且血浆多余红细胞的增加，血液呈稀释状态，又称"生理性贫血"。

非妊娠期正常女性的贫血诊断标准为外周血血红蛋白＜120g/L。考虑到生理性贫血的因素，世界卫生组织的标准为：孕妇外周血血红蛋白＜110g/L及血细胞比容＜0.33为妊娠期贫血。其中轻度贫血是指：血红蛋白介于100～109g/L；中度贫血指：血红蛋白介于70～99g/L；重度贫血是指：血红蛋白40～69g/L；极重度贫血（＜40g/L）。

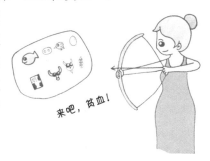

来吧，贫血！

因此，当孕妇拿到血常规化验单时，要首先明确自己是否达到了孕期贫血的诊断标准，切不可与非孕期女性标准混淆。如果确已发生妊娠期贫血，则需要及时就医。此外，对于非孕期有贫血病史以及第一次怀孕时发生过贫血的女性，在二孩备孕时就应做好全面检查，评估身体条件。

22 什么是前置胎盘？前置胎盘有什么危害？

正常的胎盘应附着于子宫体底部、前壁、后壁或侧壁，远离宫颈内口，前置胎盘是指妊娠28周后，胎盘附着于子宫下段，其下缘达到或覆盖宫颈内口，位置低于胎儿先露部。国内报道，前置胎盘发生率为0.24%～1.57%，国外报道为0.3%～0.5%。子宫内膜损伤（多次刮宫、产褥期感染）、胎盘异常（面积过大、副胎盘、膜状胎盘）、高龄产妇、吸烟等是前置胎盘发生的危险因素。按照胎盘边缘与宫颈内口的关系，前置胎盘包括完全性前置胎盘（胎盘组织完全覆盖宫颈内口）、部分性前置胎盘（胎盘组织部分覆盖宫颈内口）、边缘性前置胎盘（胎盘附着于子宫下段，边缘达到但未超越宫颈内口）、低置胎盘（胎盘附着于子宫下段，边缘距离宫颈内口＜2cm），前置胎盘的分类和程度可随着妊娠及产程的进展而发生变化。B超是诊断前置胎盘首选方法，孕妇应适当憋尿充盈膀胱后检查，中孕期如发现胎盘低置状态应在晚孕期复查。前置胎盘主要临床

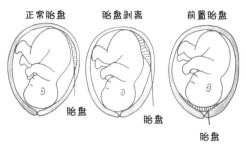

表现是孕中晚期无痛性反复阴道出血，阴道出血发生的时间、次数、出血量与前置胎盘的类型有关，完全性前置胎盘出血时间较早，且量多较为严重，边缘性前置胎盘出血时间较晚、血量少，如反复少量出血可导致孕妇贫血、大量出血者可导致失血性休克，危及母儿生命。

23 发现前置胎盘要注意什么？

（1）减少活动，卧床休息，以左侧卧位为宜，如有腹痛、出血等不适症状，立即就医。

（2）避免进行增加腹压的活动，如用力排便、频繁咳嗽、下蹲等，避免用手刺激腹部，变换体位时动作要轻缓。

（3）保持外阴清洁，会阴部垫卫生清洁垫，勤换内裤，预防感染。

（4）进行胎儿自我监护，自数胎动。

（5）饮食应营养丰富、全面，多食含铁较高食物，如枣、瘦肉、动物肝脏等预防贫血。长期卧床为避免便秘应增加蔬菜水果的摄入，养成定时排便的习惯。

（6）长期卧床者应适当肢体活动，亲属可协助给予下肢按摩，以预防肌肉萎缩，防止血栓形成。同时每日进行深呼吸练习，锻炼肺部功能，预防肺炎的发生。

24 什么是胎盘早剥？胎盘早剥有什么危害？

胎盘早剥是指在妊娠20周后或分娩时，正常位置的胎盘在胎儿娩出前，部分或全部从子宫壁剥离。导致胎盘早剥的原因有很多种：①孕妈妈在妊娠期患有高血压病，或孕前即合并慢性高血压、慢性肾脏疾病等，这种情况下由于孕妈妈体内的血管发生病变，则容易发生胎盘早剥；②孕妇腹部如果受到撞击，外伤，可以诱发胎盘早剥；③研究表明高龄孕妇、经产妇或者有不良生活习惯如吸烟、酗酒及吸食可卡因等都是胎盘早剥的危险因素。

绝大多数胎盘早剥发生在妊娠中晚期即妊娠34周后，典型的临床表现为阴道流血、腹痛、子宫强直性收缩（触摸时感子宫呈持续宫缩状态而无间歇期）、子宫压痛和胎儿胎心率的改变。因此，胎盘早剥的危害有：①因为出血导致的出血性休克，严重时导致全身凝血功能的障碍和脏器功能的受损，可威胁母亲生命。②胎儿的氧气及营养供应受阻，导致胎死宫内、死产。所以，胎盘早剥是一个出手快的致命杀手，孕妈妈们如果有上述发生胎盘早剥的高危因素，在孕期要格外注意，并改正不良生活方式，一旦出现腹痛并伴有阴道流血，及时就医，尽最大努力保证孕妈妈和胎宝宝的安全。

发现胎盘早剥要注意什么？

胎盘早剥对妈妈和宝宝的危害极大。对于妈妈来说，剖宫产率、贫血、产后出血率、DIC 发生率均升高。由于胎盘早剥出血引起宝宝宫内急性缺氧，新生儿窒息率、早产率、宫内死亡率明显升高，围生儿死亡率约为 11.9%。尤其重要的是，胎盘早剥新生儿还可遗留显著神经系统发育缺陷、脑性麻痹等严重后遗症。总之，胎盘早剥严重危及妈妈和宝宝的生命，且预后取决于是否得到及时恰当的处理。

因此，二孩妈妈们要注意以下几点：①妊娠期高血压疾病时，胎盘附着部位的底蜕膜螺旋小动脉痉挛，急性动脉粥样硬化，引起远端毛细血管缺血、坏死、破裂而出血，形成血肿。血肿逐渐增大，使胎盘与子宫壁剥离而导致胎盘早剥。若二孩妈妈原来就有血管病变，则血管病变加剧，发生胎盘早剥的机会更多。值得注意的是，虽然妊娠合并高血压疾病的严重程度与胎盘早剥的发生有一定关系，但在临床上，轻、中度血压增高亦可导致胎盘早剥，应高度警惕。合并高血压的妈妈孕期要严格监测血压，定期产检，控制血压至理想水平。②妊娠期肝内胆汁淤积症患者血清高水平的胆汁酸导致内皮细胞分泌血管内皮因子减少，造成胎盘毛细血管减少，胎盘功能减退。故患有妊娠期肝内胆汁淤积症的二孩妈妈，应积极治疗，有腹痛及阴道出血时及时就诊。③妊娠晚期妈妈们应适量活动，避免长时间仰卧，避免腹部外伤，对于有胎盘早剥史的妈妈再次发生胎盘早剥的风险比无胎盘早剥史者高 10 倍。④其他仍需要二孩妈妈注意的是，吸烟、滥用可卡因等不良嗜好也是引起胎盘早剥的高危因素。

胎盘早剥是威胁妈妈和宝宝生命的一种产科急症，一旦二孩妈妈们妊娠中期及中期后出现阴道出血伴或不伴下腹痛，应立即就诊于有条件的医疗场所。

什么是子宫破裂？

子宫破裂是指妊娠晚期或分娩期子宫体部或子宫下段发生裂开，是直接危及二孩妈妈及二孩宝宝生命的严重并发症。

主要病因如下：①瘢痕子宫是近年来导致子宫破裂的常见原因，如剖宫产术、子宫肌瘤剔除术、宫角切除术、子宫成形术后。在妊娠晚期或分娩期由于宫腔内压力增高使瘢痕部位破裂。前次手术后伴感染、切口愈合不良、剖宫产后间隔时间过短再次妊娠者，临产后发生子宫破裂的危险性更大。②梗阻性难产，即骨盆狭窄、头盆不称、软产道阻塞、宫颈瘢痕、胎位异常、胎儿畸形等均可因为胎先露下降受阻，为克服阻力子宫会强烈收缩，从而导致子宫下段过分伸展变薄发生子宫破裂。③使用促宫缩药物导致子宫收缩过强，加之瘢痕子宫或产道梗阻时可造成子宫破裂。④医疗操作过程中引起的子宫损伤，导致子宫破裂。⑤当子宫发育异常或多次宫腔操作，如多次人工流产后，局部肌层菲薄，也可导致子宫破裂。

子宫破裂多发生于分娩期，部分发生于妊娠晚期。值得二孩妈妈注意的是：如系瘢痕子宫，在孕育二孩的过程中要监测超声，及时了解子宫瘢痕部位的肌层厚度。必要时提前住院待产，以免宫缩引起宫腔压力升高造成子宫破裂，危及生命。有产道异常者也是同样，应提前入院待产，减少因子宫破裂引起的母儿不良结局。

27 什么情况下易出现子宫破裂？

在妊娠期或分娩期子宫体部或子宫下段发生的裂伤叫子宫破裂。导致准二孩妈妈子宫破裂的常见因素如下：

（1）子宫肌层薄弱：如果准二孩妈妈有前次剖宫产史，愈合后的子宫瘢痕部位弹性较差，而在孕晚期胎儿增长快，宫腔压力增大，一般认为在孕 39 周后子宫破裂的风险会显著增加。但孕晚期如果出现了子宫瘢痕部位的压痛或宫缩痛，则随时有可能发生子宫破裂，此时需要及时就医。目前剖宫产后的瘢痕子宫已成为二孩妈妈孕期子宫破裂的最大威胁。

（2）分娩梗阻：在骨盆狭窄、头盆不称、胎位不正（特别是忽略性横位）、胎儿或软产道畸形等情况下，胎儿下降受阻，宫缩亢进过强，子宫上段肌层因收缩和缩复而愈来愈厚，下段被动伸长撑薄，此时如不处理，或处理不当（如暴力行阴道助产手术、内倒转术或毁胎术等），也会造成子宫破裂。

（3）分娩时滥用催产素：不注意使用催产素的适应证和使用的方法，致产生强烈宫缩，而宫口一时不能扩大或先露下降受阻，亦可造成子宫破裂。

28 子宫破裂有哪些先兆？

子宫破裂的先兆主要见于产程长，有梗阻性难产因素的产妇，典型表现为以下四点：

（1）临产后，由于宫缩强烈而频繁，表现为下腹剧痛、拒按并出现少量阴道流血，烦躁不安、呼叫、呼吸脉搏加快。

（2）病理性缩复环：由于强烈的宫缩和胎先露的下降受阻，使得子宫上段肌层缩短增厚，子宫下段肌层伸拉延长变薄，在子宫上下段之间出现一个凹陷，医学上称之为病理

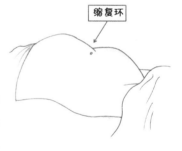

缩复环，此环可随着产程的延长而逐渐上升达到脐部或脐以上；子宫下段有明显的压痛。

（3）血尿：由于胎先露长时间压迫膀胱充血，产妇排尿困难，如果导尿可见血尿。

（4）胎儿窘迫：因宫缩过强、过频，胎儿触不清楚，胎心率加快、减慢或听不清楚。

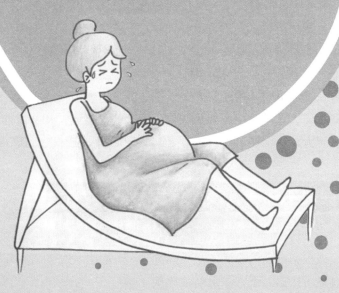

第四篇

准备和二孩宝宝
见面啦

一　预产期须知

1　预产期该如何算？

预产期是预计胎儿分娩的日子，其计算方法有末次月经法、B超检查法和基础体温测定法等较为准确的方法，以及根据胎动、孕吐时间、子宫底高度等粗略估计的方法。

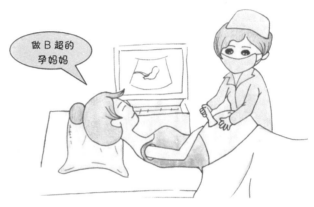

做B超的孕妈妈

末次月经法，最为常用。以28天的月经周期为例，末次月经来潮第一天的日期，在月数上加9或减3，日子数加7。如果用农历计算，月份的计算方法相同，日子数上改为加15。例如，末次月经是2016年10月23日，那么月份10-3=7，日期23+7=30，那您的预产期为2017年7月30日。同样，若末次月经为农历的2016年10月1日，那么预产期为2017年7月16日。

B超检查法，最为准确。利用20周前B超测得的胎头双顶间径、12～20周内测得的股骨长度、5～12周内测得头臀长度来估算胎龄，并推算出预产期。当用末次月经法算得的预产期与B超估算预产期出入较大时，以有经验医师多次20周前B超结果提示的预产期为准，因为在妊娠早期，胎儿的大小不受外界及内在因素的影响，与孕周基本相符。

基础体温测定法，在备孕期间如用测量基础体温法监测排卵，排卵日则为基础体温曲线低温段的最后一天，从排卵日向后推算264～268天，或加38周，即为预产期。

2　我的例假不规律，该如何算预产期？

例假不规律的妈妈，可根据B超检查结果推算预产期，或根据基础体温测定法来确定排卵日期，同时也可根据以下方法粗略估计预产期。

孕周与宫底高度

胎动：经产妇初觉胎动多在16周末至18周末。

孕吐：即早孕反应，一般出现在怀孕6周末。

宫底高度：见表4-1。

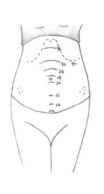
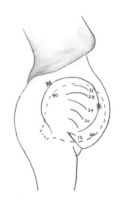

表 4-1　不同妊娠周数的宫底高度与子宫长度

妊娠周数	手测宫底高度	尺测耻上子宫长度（cm）	妊娠周数	手测宫底高度	尺测耻上子宫长度（cm）
12 周末	耻骨联合上 2～3 横指		28 周末	脐上 3 横指	26 （22.4～29.0）
16 周末	脐耻之间		32 周末	脐与剑突之间	29 （25.3～32.0）
20 周末	脐下 1 横指	18 （15.3～21.4）	36 周末	剑突下 2 横指	32 （29.8～34.5）
24 周末	脐上 1 横指	24 （22.0～25.1）	40 周末	脐与剑突之间或略高	33 （30.0～35.3）

③ 预产期准吗？

　　预产期，顾名思义是预计分娩的日期，胎儿在宫内的年龄是以周为单位计算的。根据孕周可以判断胎儿成熟与否。从末次月经的第 1 天以后的 280 天（即 40 周）为胎儿在宫内的生长发育期。

　　正如前文所说，预产期的计算方法有末次月经法、B 超检查法、基础体温测定法以及根据胎动、孕吐时间、子宫底高度等计算估计的方法。因为估计计算的方法不同，得到的预产期也不同。

　　使用末次月经法，因为每位女性月经周期长短不一，排卵的时间多在两次月经中间，当然也有额外排卵的，所以推测的预产期与实际预产期有 1～2 周的出入。

　　使用基础体温法，因为进行体温测量会受到一些干扰因素，例如药物、睡眠、环境等，对于排卵日的估计存在一定的误差，所以，推测的预产期与实际预产期也有出入。

　　根据胎动估计预产期，每个妈妈对胎动的感知不同，经产妇和初产妇感觉胎动的时间也不同，根据胎动来粗估孕周，从而估算预产期也是存在误差的。

　　所以即使预产期可以提醒你二孩宝贝安全出生的时间范围，但不要把预产期这一天看得那么精确。临床统计表明，大约只有 50% 的孕妈妈在预产期那一天分娩。到了孕 37 周你应随时做好分娩的准备，但不要过于焦虑，听其自然，如到了孕 41 周还没有分娩征兆出现，孕妈妈最好住院观察或适时引产。

④ 预产期的范围有多长？

　　平时月经周期规律孕妇，其预产期一般为末次月经算起，妊娠 40 周时的日期，但分娩发动不一定是预产期这一天，往往提前或推迟。一般来说，在预产期前 3 周后 2 周内分娩都是正常的情况，属足月分娩。小于 37 周娩出者为早产儿，大于 42 周娩出者为过期产儿。

预产期仅是医学上依据末次月经估算的一个参考日期，与受孕日期，胎儿宫内环境，胎儿发育情况，孕妇身体条件和现实环境等因素相关，出生时间不能准确预计。就受孕日期来说，预产期是根据平均妊娠期限为 280 天（从末次月经算起）来推算可能的分娩日期，如果月经周期不是 28 天，则应结合临床与辅助检查予以校正。比如月经周期为 56 天，比标准月经周期 28 天推后 4 周，则实际预产期也要比根据末次月经推算出来的预产期顺延 4 周。预产期是分娩的大概时间，并不代表分娩的具体日期，实际分娩日期与推算的预产期可以相差数周。

5 过了预产期还没有分娩要注意什么？

临近预产期，孕妇要做好随时生产的准备，当超过预产期还没有生产时，首先考虑预产期计算是否存在误差，尤其是既往月经不规律的孕妇（一般预产期是以 28 天月经周期计算的）。明确预产期计算有误时，孕妇可不必焦急，正常生活，自数胎动（胎动相关内容见前述），若胎动出现异常，应立即求医。

过预产期未生产孕妇每三天要去医院做产检，当超过预产期 1 周还未生产时，医生会根据胎儿大小、羊水量、胎盘功能、胎儿成熟度或者通过 B 超来诊断妊娠是否过期，来决定是否人工干预。

一般来说，妊娠满 41 周孕妇，符合引产指征。

6 接近预产期要怎么吃？

接近预产期，孕妇难免会有些紧张情绪，此时要注意调整心情，合理饮食，等待迎接新生命的到来。

在产前 3~4 天，待产妇应食用易消化、清淡的食物，以增加母乳、促进胃肠道蠕动，如胡萝卜、芹菜等膳食纤维丰富的食品，同时要适量补充一些蛋白质、糖类，来保证分娩需要的能量。孕晚期孕妇应严格控制热量，以免出现营养过剩、运动缺乏的情况使孕期妇女能量消耗远小于能量摄入，致使宝宝过大而影响顺利分娩。

7 什么征兆证明自己要生了？

在分娩发动前，往往会出现一些预示即将临产的症状。

（1）胎儿下降感：孕妇自觉上腹部舒适，进食增多，呼吸轻快；但由于胎儿先露部位的下降会对孕妇的结缔组织、膀胱、直肠等造成压迫，所以孕妇还可能会出现尿频、便频、腰酸等表现。

（2）不规律宫缩：表现为持续时间短、间歇时间长，且不规律的宫缩。强度不大，只引起轻微胀痛且局限于下腹部。

（3）见红：阴道流出茶褐色、粉红色或红色，质地较为黏稠的液体，量少于月经。

（4）孕妇在分娩前的 24 小时内，其阴道会突然流出清亮的液体，有时含有胎脂或胎粪，这就是胎膜破裂。孕妇如果出现了胎膜破裂的现象，应立即去医院待产，以免发生脐带脱垂或继发性宫内感染。

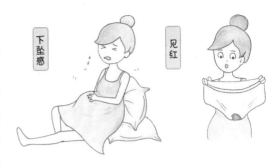

对于准二孩妈妈来说，一旦出现上述症状就要立刻去医院待产，尤其是前次剖宫产的孕妈，要尽快去医院，以防子宫破裂。

8 什么是见红？

见红是分娩即将开始的比较可靠的征象，对于初产妇来说，多发生在分娩发动前 24～48 小时，是由于成熟的子宫下段及宫颈不能承受宫腔内压力而被迫扩张，使宫颈内口附着的胎膜与该处的子宫壁分离，毛细血管破裂而少量出血，与宫颈管内的黏液相混合而排出，即为见红，先兆临产的症状之一。

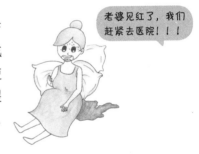

9 准二孩妈妈见红了怎么办？

准二孩妈妈如出现见红等先兆临产症状应立刻去医院，前次顺产的准二孩妈妈，宫颈口松弛，此次产程进展较快，见红时宫口可能已经打开，不能按照前次生产的经验，有所耽搁。前次剖宫产的准二孩妈妈一般要在孕 39 周的时候入院行二次剖宫产迎接新生命，但如若在住院前出现见红，则要立刻去医院，因临产后的宫缩可能会引起子宫破裂，要尽可能在宫缩发动前取出宝宝，或有阴道分娩指征时，严密监护下试产。

10 什么是规律宫缩？

规律宫缩是产妇在分娩前的一种现象，表现为宫缩逐渐频繁并增强，两次宫缩的间隔也越来越短。开始时宫缩持续时间较短（约 30 秒）且弱，间歇时间较长（5～6 分钟）；随着产程的进展，持续时间长达（50～60 秒）且强度增加，间歇期逐渐缩短（约 2～3 分钟）；当宫口接近全开时，宫缩持续时间可达 1 分钟或更长，间歇期仅为 1 分钟或稍长。同时，腰痛明显加重，腰骶部出现酸痛，伴随宫缩宫口逐渐开大，胎头下降，这种宫缩称为"规律性宫缩"。

11 什么情况下要住院了？

对初产妇来说，规律宫缩是临产可靠的征象，此时孕妈妈就可以住院待产了。但对于经产妇来说，当孕妇出现先兆临产的表现宫口多已打开，应入院待产，不必再等待。对于前次剖宫产的准二孩妈妈，一般要在孕39周入院，行二次剖宫产术的可能性大。

当出现妊娠合并症，如：①孕妇患有内科疾病：如心脏病、肺结核、高血压、重度贫血等，应提前住院，尤其是当病情有变化时应及时就诊，确保母儿安全；②有前置胎盘、过期妊娠者等，应提前入院待产，加强监护；③有急产史的经产妇，应提前入院，以防再次出现急产；④需要剖宫产的孕妇，包括：骨盆及软产道有明显异常者，胎位不正，如臀位、横位，多胎妊娠等，需提前住院，随时做好剖宫产准备。

注意在待产过程中，发生任何危及母婴健康的意外，都要随时去医院检查，以确保母婴安全，如：①胎动消失或胎动异常，12小时胎动<20次，或每小时胎动<3次；②孕妇妊娠并发的内科疾病加重，如出现严重水肿或体重增加过快，出现头痛、头晕、眼花、视物不清，或咳嗽、恶心、呕吐等自觉症状；③异常腹痛及阴道多量流血，大于等于月经量等。

12 住院需准备什么？

为了减少您住院生产的忙乱，请将以下物品准备好，分成两个包：妈妈包和宝宝包，其应涵盖产妇住院分娩前后的必需品。

妈妈用品：①衣服类：开襟外套、出院时当季衣服，哺乳文胸、哺乳衣，产后恢复束腹带；②生活用品：产妇卫生巾，湿巾，洗漱用品，可微波炉加热饭盒；③产妇必备：防溢乳垫，开奶器。

宝宝用品：奶粉（以备母乳不足），奶瓶、奶嘴、奶瓶刷，屁屁霜，宝宝月子服、袜，新生儿尿片，洗脸盆、屁股盆，宝宝专用洗脸、洗屁股毛巾，宝宝湿巾，当季包被。

入院重要物品：父母身份证件、母子健康手册。

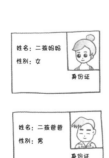
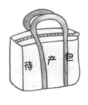
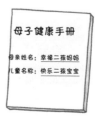

二 **二孩分娩**

1 什么是正常顺产？

顺产即宝宝自然经阴道分娩出。其中怀孕满 28 周至不满 37 足周之间分娩者称早产；怀孕满 37 足周至不满 42 足周之间分娩者称足月产；怀孕满 42 足周及以后分娩者称过期产。

分娩是指规律宫缩开始至胎儿胎盘娩出为止，分为第一产程、第二产程和第三产程 3 个阶段。正常分娩是人类生存繁殖中一自然过程，所谓正常顺产即单胎足月产时生产过程中不需借助外力而自然生产。要做到顺产有三基本条件①有足够产力；②正常骨盆；③正常胎位以及适当大小胎儿，其中任何一条件不具备都不能顺产。

2 我能顺产吗？

一般对于前次顺产的准二孩妈妈来讲，由于有第一胎成功阴道分娩的经验及骨盆基础条件，在胎心正常、胎儿体重适宜的情况下，产科医生都是鼓励经阴道顺产的。但是由于阴道分娩成功与否受到产力、产道、胎儿及精神心理因素等多方面因素的共同影响，因此每一个准二孩妈妈需要根据自身个体情况具体分析。

值得注意的是，对于前次剖宫分娩的准二孩妈妈来讲，由于子宫瘢痕的存在，阴道试产过程中可能出现先兆子宫破裂、子宫破裂等风险，因此一般情况下都是建议择期剖宫产终止妊娠。

此外，当准二孩妈妈患有严重的内外科疾病或者妊娠相关疾病时，比如严重的先天性心脏病、妊娠期高血压疾病（子痫前期重度）或者其他不能耐受阴道分娩的准妈妈来讲，剖宫产无疑是比较安全的终止妊娠方式。

另外，如果在分娩的过程中出现胎儿窘迫、先露下降停滞、产程不进展等特殊情况时，产科医生需要立即做出剖宫产的决定以确保母儿安全。

总而言之，在保证母亲及胎儿安全的前提下，每一个准二孩妈妈应该充分与产科医生沟通，选择最适宜的分娩方式。

3 产前吃什么有助于分娩？

自然分娩前的进食要采用"灵活战术"：由于阵阵发作的宫缩疼痛，极大的影响了准妈妈的胃口，要学会宫缩间歇期进食，饮食以富于糖分、蛋白质、维生素，而且容易消化吸收、少渣、可口味鲜的食物为好。孕妇可以根据自己喜好，选择蛋汤、面汤、稀饭、肉粥、点心、牛奶、藕粉、苹果、西瓜、果汁等多样食品。每天进食 4~5 次，少吃多餐，吃饱吃好，为分娩储备能量。

另外，巧克力是分娩最佳食品，它营养丰富，体积小，热量多，临产前吃几块，可望缩短产程，分娩顺利，美国产科医生称它为"最佳分娩食品"。

4 什么是第一产程？

第一产程又称为宫颈扩张期，指临产开始直至宫口完全扩张即开全（10cm）为止。初产妇的宫颈较紧，宫口扩张缓慢，需 11~12 小时；经产妇的宫颈较松，宫口扩张较快，需 6~8 小时。主要表现如下：

（1）规律宫缩：产程开始时，子宫收缩力弱，持续时间较短（约 30 秒），间隔时间较长（约 5~6 分钟）。随着产程的进展，子宫收缩强度不断增加，持续时间不断延长（约 40~50 秒），间隔时间逐渐缩短（约 2~3 分钟），当宫口近开全时，宫缩持续时间可长达 60 秒，间歇时间仅 1 分钟或稍长。

（2）宫口扩张：当宫缩渐频并增强时，宫颈管逐渐短缩至消失，宫口逐渐扩张。宫口扩张规律是：潜伏期扩张速度较慢，进入活跃期后加快，当宫口开全时，宫颈边缘消失，子宫下段及阴道形成宽阔筒腔，有利于胎儿通过。

（3）胎头下降：伴随着宫缩和宫颈扩张，胎先露逐渐下降。第一产程结束时，可降至坐骨棘平面下 2~3cm，并完成了衔接、下降、俯屈、内旋转的过程。

（4）胎膜破裂：简称破膜，胎儿先露部衔接后，将羊水阻断为前后两部分，在胎儿先露部前面的羊水，称为前羊水，约 100ml，形成前羊水囊称为胎胞，宫缩时胎胞楔入宫颈管内，有助于扩张宫口，当羊膜腔的压力增高到一定程度时胎膜自然破裂。

5 第一产程时准二孩妈妈该如何应对？

首先，保持良好的精神状态，产妇的精神状态影响宫缩及产程进展，保持轻松，避免产生焦虑、紧张和急躁情绪，与助产人员密切合作，以便顺利分娩。不应在宫缩时因为疼痛而叫喊不安，而应在宫缩时进行深呼吸，同时可用双手轻揉下腹部。其次，为保证精力和体力充沛，应鼓励产妇少量多次进食，多吃高热量易消化食物，注意摄入足够水分，以维持产妇体力。宫缩不强且未破膜，产妇可在病室内走动，有助于加速产程进展。再次，产妇每 2~4 小时应排尿一次，以免膀胱充盈影响宫缩及胎头下降。

呼吸法：宫缩时产妇保持身体完全放松状态，宫缩时尽量睁开眼睛，避免因闭上眼睛不易转移注意力加重疼痛，使用胸式呼吸用鼻孔深吸气用嘴巴缓慢呼气，保持腹部放松，同时可顺时针方向按摩子宫，或从子宫中线用手掌向两侧平推，还可用手指或手掌按压腰骶部酸胀处，以减轻痛觉宫缩；千万不要屏气，屏气或者浅快的呼吸都会引起周身的紧张，减少母体和胎儿的供氧量，导致能量供应的下降，以及疼痛感、恐惧感的加剧；避免呼吸急促呼吸，通气过度会导致产妇身体虚弱，引起恐惧感。

6 什么是第二产程？

第二产程，又称胎儿娩出期，指从子宫口开全到胎儿娩出的全过程。

初产妇约需 1~2 小时，最多不超过 3 小时，若行分娩镇痛，则不应超过 4 小时；经产妇多会在 1 小时内胎儿娩出，多不超过 2 小时，若行分娩镇痛，不超过 3 小时。宫口开全后，胎膜多已破裂。当胎头降至骨盆出口并压迫盆底组织时，使产妇有排便感和不自主的向下用力屏气的动作。

随着产程的进展，会阴逐渐膨隆并变薄，肛门被压开、松弛并逐渐在阴道口可见胎头。开始时，宫缩时胎头露出于阴道口外，间歇期又缩回，称为胎头拨露。随着产程继续进展，胎头露出在宫缩间歇时也不缩回，称胎头着冠。此时，会阴极度扩张变薄，应注意保护会阴。当胎儿枕骨到达耻骨弓下方后，宫缩时胎头仰伸，依次将额、鼻、口和颏部相继娩出。胎头娩出后发生复位和外旋转，此时胎肩到达阴道口处，随之前肩和后肩以及胎体也相继娩出，后羊水跟着涌出。

7 第二产程时准二孩妈妈该如何应对？

准二孩妈妈正确使用腹压是第二产程的关键。产妇的两脚蹬在产床或腿架上，两手握住产床上的扶手，分娩过程交互进行用力及放松，配合阵痛，有意识地施加腹压，正确用力。

（1）产妇取仰卧的姿势做深呼吸，空气吸入胸部后，暂时憋住，然后像排便时一样，向肛门的方向用力；无法再继续憋气时，便开始吐气，接着马上再吸气、用力。这样腹内压增高促进宫缩，能加快胎儿的娩出。

（2）在宫缩间歇时，胎儿可以得到更多的氧气，进行能量储存，此时孕妇应该安静休息，越放松越好，以恢复体力，如果腹压和宫缩力配合得当，胎儿娩出的时间便会明显缩短，还可以减轻分娩痛，但如果用力不当则起不到应有的作用，比如产妇拼命喊叫哭闹，不但消耗体力造成疲劳，而且还会导致子宫收缩乏力，影响产程进展。

（3）当胎头下降时，如宫缩强烈，产妇不要再向下用力，应稍屏气向下用力，使胎头缓缓娩出。同时应张口呼吸，解除过高腹压，以免造成会阴严重裂伤，甚至造成肛门撕裂导致产后尿失禁等。

8 什么是第三产程？

第三产程又称为胎儿娩出期，从胎儿娩出后到胎盘胎膜娩出，即胎盘剥离和娩出全过程，需 5~15 分钟，不应超过 30 分钟。胎儿娩出后，宫底降至脐平面，产妇略感轻松感，宫缩暂停数分钟后再次出现。由于宫腔容积突然明显缩小，胎盘不能相应的缩小与子宫壁发生错位而剥离，剥离面出血形成胎盘后血肿，子宫继续收缩，

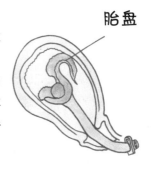

胎盘

胎盘娩出

剥离面继续扩大，直至胎盘完全剥离而娩出。

9　第三产程还需要二孩妈妈配合吗？

随着婴儿的第一声啼哭，标志着进入第三产程。

但此时产妇不能大意，因为胎盘没有娩出前，分娩的全过程并没结束。产妇在第三产程应该如何配合：首先在胎盘娩出前，产妇不要用手摸肚子，如果用手摸或按一下腹部，子宫受刺激会提前收缩，很容易引起子宫口闭合，胎盘滞留，造成大出血。其次，胎盘在婴儿生下来大约10分钟后才娩出，在医生帮助下，正确使用腹压，使胎盘和脐带同时娩出，胎盘娩出时又会出现微弱的阵痛并有少量出血，此时应配合医生进行产后处理。

最后胎盘娩出后，医生要根据实际情况进行产后处理，如有会阴切开的需要缝合，或为预防大出血，促使子宫收缩而用一些药物，产妇要配合医生做相应的处理。

产后2小时应在产房度过，以便观察身体的情况。

10　生产时何种体位最好？

产妇分娩的体位有多种，如仰卧位、坐位、蹲位、站位、侧卧位、跪位及自由体位等。不同的体位有其不同的特点，在分娩过程中发挥着不同的作用。

仰卧位是目前大多数医院普遍采用的分娩体位。产妇平卧在床上，两腿屈曲分开放在脚蹬上，这种分娩体位最早出现于法国。在产科历史上，仰卧位分娩可能并不是主要的体位，只是在近代产科特别是各种手术器械助产出现以后，才以仰卧位为主要的体位。这种体位使得助产士容易观察产程、听胎心音和操作接生。其不足为：①仰卧位分娩时胎儿纵轴与产轴不在一条直线上，使胎儿重力对宫颈的压迫作用减弱，宫颈不能有效地扩张，第一产程时间长；②仰卧位骨盆的可塑性受到限制，骨盆相对狭窄，从而增加了难产机会和会阴侧切率，增加产妇的不安和产痛。

坐位分娩的优点：①产妇取坐位时，子宫离开脊柱趋向于腹壁，胎儿纵轴与产轴相一致，胎先露下降顺利，可缩短产程；②坐位使肛提肌向下及两侧扩展，使胎儿容易娩出；③减少骨盆倾斜度，有利于胎头入盆和分娩机转顺利完成。缺点：①坐式分娩不便于接生，且由于胎头娩出速度过快易造成会阴裂伤；②若坐位分娩时间过长，产床压迫外阴局部，静脉压升高，易致外阴水肿。

蹲位分娩的优点：①可使骨盆扩张，盆底肌肉松弛，阴道扩张，用子宫收缩、腹肌和肛提肌的收缩力使胎儿娩出。与仰卧位比较，在第一产程中使用蹲位的初产妇可以使第一产程缩短；②最符合生理，人处于蹲位能更好的使用腹压。蹲位时所测得的宫腔内压力最大；③蹲位肌肉收缩力较仰卧位强，应激状态下肌肉收缩爆发力更为突出，可增加腹肌和盆底肌的收缩力（产力）以及四肢肌群收缩力。缺点：①产妇蹲在床上，不便于助产士操作；②蹲位分娩易造成急产，常使接生人员来不及准备而造成无准备的分娩，增加了产褥感染率和新生儿坠落伤亡率；③过频而强烈的宫缩，使产道来不及充分扩张，容易造成软产道的损伤。

　　侧卧位使胎儿重力方向正好与产道平面垂直，减轻了胎头对宫颈的压迫，可使进展过快的分娩速度降低。另外，侧卧位可纠正持续性枕横位或枕后位。临产过程中，让枕横位或枕后位的孕妇取对侧卧位，能使已入盆的胎头退出骨盆，再随着有效的宫缩，重新以正常的胎方位入盆。但是长时间的侧卧位也易致产妇疲劳，使产程延长。

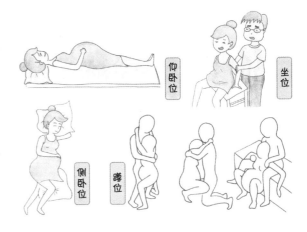

　　自由体位即卧、走、立、坐、跪、趴、蹲，任孕妇自由选择。体位的改变能影响宫缩间歇期的宫内压力，当产妇由平卧到站立或坐位时，引起子宫静止期压力的增加，较高的宫缩间歇期的宫内压作用于宫颈，可导致分娩过程加速。

　　国内第一产程中多鼓励产妇下床活动，采用自由体位帮助胎头下降，使产妇减轻疼痛。在第二产程多数产妇分娩取仰卧位，这主要是适合医护人员便于助产的需要。

11　正确呼吸可以减轻分娩痛？

　　分娩时，正确的呼吸技巧能将疼痛注意力转移至呼吸控制上，明显减轻子宫强烈收缩、放松肌肉和神经，有效缓解疼痛，促进宫口的扩张，显著缩短产程时间。

　　拉梅兹分娩呼吸法，也称心理预防式的分娩准备法。这种分娩呼吸方法能有效地让产妇在分娩时将注意力集中在对自己的呼吸控制上，转移疼痛，适度放松肌肉，分娩中保持镇定，从而加快产程使婴儿顺利出生。

　　拉梅兹呼吸减痛分娩法的具体步骤：①在子宫收缩初期完全放松，胸式呼吸，用鼻孔吸气、嘴巴吐气，每次呼吸周期保持在 1 分钟左右；②宫口开至 3~7cm，子宫收缩 2~4 分 / 次时，随宫缩的强或弱而采取较快或浅慢变速呼吸；③宫口开 7~10cm，子宫收缩 1~1.5 分 / 次时，微微张开嘴巴，进行吸气吐气，采用浅呼吸，注意吸气与吐气的气量保持一致，连续进行 5 个快速吸吐后再进行一次大力的吐气；④宫口开 10cm 时采用闭气用力运动，用力吸气后进行憋气 30 秒后吐气，然后立刻憋气，用力向下直至宫缩结束；⑤产程中如出现疲劳，可采用哈气运动，使自己完全放松，补充体力，增强勇气与信心，分娩全过程均在助产士、丈夫或家属的鼓励下进行。

12　胎头吸引器安全吗？

　　胎头吸引器由吸头器、橡皮导管及抽气装置三部分组成，主要在头先露产妇行胎头吸引助产术的器具，它和产钳助产术都属于阴道助产手术，能使胎儿及孕妇迅

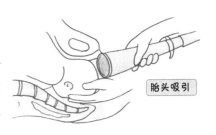

胎头吸引

速脱离危险情况。

13 什么情况需要使用胎头吸引器?

阴道助产术的适应证包括: ①第二产程延长者: 初产妇为 3 小时, 经产妇为 2 小时, 对于实施分娩镇痛者, 初产妇可延长至 4 小时, 经产妇则为 3 小时, 期间内产程无进展, 了解胎头与骨盆是否相称, 可行阴道助产术纠正胎头不良姿势协助胎头俯屈; ②产妇因素: 因产妇有合并症或并发症, 如产妇合并心脏病、妊娠高血压疾病、肺结核、严重贫血或哮喘等并发症, 或患有产科疾病, 如重度子痫前期或子痫, 需减少产程用力并缩短第二产程; ③胎儿因素: 第二产程中的胎儿窘迫, 胎儿心率及羊水状况异常; 或出现持续性枕后位或者持续性枕横位, 徒手旋转胎头不成功者; ④对于前次有剖宫产史或子宫有瘢痕的产妇, 易引起瘢痕撕裂者, 不宜过分用力者。此时应由医生进行评估选择合适的助产方式。

医生经过评估后, 满足下列条件, 可考虑用胎头吸引器: ①无头盆不称, 顶先露, 胎儿存活; ②胎膜已破, 宫口已开全, 阴道检查扪不到宫颈边缘, 宫缩协调; ③胎头先露, 双顶径已经达棘下 3cm 者, 可实施胎头吸引术。

相比产钳术, 胎头吸引术操作相对简单, 易于掌握, 但任何手术操作都存在风险, 当其使用不当尤其是反复牵引, 会造成母儿损伤, 如产妇产道裂伤、新生儿头皮擦伤、头皮下血肿、颅内出血、新生儿黄疸等。同时要注意, 持续负压吸引不应过长, 若牵引困难或者牵引时滑脱两次, 应立即改用产钳助产术或剖宫产术。

14 什么是产钳术?

产钳术指的是在第二产程中, 当胎头娩出困  难时, 医生将产钳分别置于胎头两侧, 产钳两叶扣合后, 医生用臂力并借助产妇子宫收缩和腹压之力, 牵引产钳协助产妇娩出胎头, 完成分娩过程。产钳术牵引确切, 力量可靠, 能够迅速结束分娩, 因此适合紧急情况使用, 以避免产伤, 防止胎儿窘迫, 在一定程度上产钳术可减少剖宫产率。

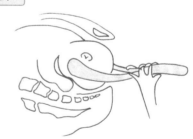

产钳助产术的适应证与胎头吸引术相仿, 但不完全一样。首先, 产钳可用于顶先露、面先露的颏前位以及臀位后出头者, 而胎头吸引助产只能用于顶先露。其次, 产钳对胎头夺力和牵引力大, 娩出胎头快, 对胎儿窘迫等需及时娩出胎儿者, 有条件应首选产钳助产, 胎头吸引术阴道助产失败可行产钳助产。

15 产钳对新生儿有什么影响?

由于产钳在产道中占据一定空间, 在牵拉过程中易损伤软产道, 甚至造成严重的产道撕裂。产钳助产可引起新生儿面部暂时性的擦伤、面神经麻痹、颅骨骨折、高胆红素血症和视网膜出血等损伤，但如果反复牵引，可能造成胎儿头皮擦伤、颅内血肿、帽状腱膜下血肿、颅内出血等少见的严重的损伤。因而产钳术对手术医生的要求较高，需经过一定的培训，要求检查判断正确、产钳放置牵引恰当，尽量做到一次牵引成功，避免反复牵拉，才能减少对母儿的危害。

16　什么是无痛分娩？

无痛分娩在医学上称为"分娩镇痛"，是在不影响产程和胎儿安全的原则下使用各种方法让分娩时的疼痛减轻甚至消失，以减少分娩时孕妇的恐惧和产后的疲倦，减少剖宫产率。包括非药物性镇痛法和药物性阵痛法2种，非药物性镇痛法：精神安慰法、呼吸法、水中分娩法等；药物性镇痛法：笑气吸入法、肌注镇痛药物法、椎管内分娩镇痛法等。

通常所说的无痛分娩多指硬膜外阻滞分娩镇痛法，其是目前临床上应用最广泛，技术最成熟的分娩镇痛方法，镇痛效率达97%。

17　无痛分娩的好处是什么？

无痛分娩是时代发展的产物，是现代文明产科的标志，是每一位满足条件的产妇和胎儿的权利。其优点有：①椎管内镇痛药物较少进入血液循环，通过胎盘屏障的更少，因而药物对产妇及新生儿基本无毒副作用，反而会降低新生儿酸中毒的发生率；②药物镇痛效果好，避免阻滞运动神经，不影响宫缩和产程，相反，麻药会使宫颈松弛，宫颈扩张的速度增加，缩短产程，减少产妇体力消耗，增强顺产的自信；③不影响分娩方式，不增加产后出血量，分娩安全；④产妇始终保持清醒，能主动配合完成分娩。

但当药物选择和剂量不当时，可能发生以下情况：①对宫缩的感觉消失，下腹部以下镇痛区域麻木，腹肌收缩无力；②低血压，恶心呕吐，尿潴留，寒战（局麻药的中枢毒性反应）；③局麻药中毒、穿刺失败或损伤等，但发生率均低。

18　什么情况下需要会阴侧切？

会阴侧切术，即会阴切开缝合术，指在自然分娩过程中将产妇会阴侧向切开，是分娩期第二产程中防止产道的严重撕裂伤及减少婴儿胎头受压进行的简便的小手术。

在生产过程中，遇到如下情况需要进行会阴侧切：①产妇分娩时会阴弹性较差，会阴部有炎症、水肿，或遇急产时会阴未能充分扩张，估计胎头娩出时将发生Ⅱ度以上裂伤者；②各种原因

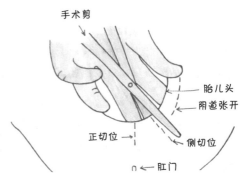

手术剪
胎儿头
阴道张开
正切位
侧切位
肛门

（如巨大儿、胎头位置不正）所致头盆不称者（头盆不称时胎头在产妇的会阴处受阻而无法娩出，胎头停留在产道的时间过长，会致使产妇骨盆底肌肉出现损伤，还会使胎儿出现缺氧甚至颅内出血等现象）；③产妇临产时出现异常，需实施产钳助产，胎头吸引产者；④因早产、胎儿宫内发育迟缓或胎儿宫内窘迫（如胎心异常、羊水浑浊）需减轻胎头受压并尽快分娩者；⑤ 35 岁以上高龄或产妇患心脏病或高血压等疾病需缩短第二产程者。通常对于瘢痕子宫会适当放宽会阴侧切的指征，尽快结束分娩，保证母儿的健康。

头胎时顺产的准二孩妈妈，其产道多较为松弛，会阴弹性和可塑性较好，一般不需要行侧切术，除外以下情况：①产妇软产道弹性差妨碍胎儿下降；②经产妇原会阴侧切术后瘢痕较大影响会阴扩展；③分娩过程出现异常需尽快结束分娩，如肩难产助产需要。

19 水中分娩对宝宝好吗？

水中分娩是分娩镇痛的方法之一，指产妇在分娩启动后，使其浸入特制的分娩池中，在水中待产及分娩。目前认为水中分娩的优点如下：①由于水的浮力支撑，产妇可以在水中采取舒适合理的姿势，使身体放松，减少围生期疼痛，增加产妇舒适度和控制感；②温水有助于消除紧张和疲劳，减少应激，降低焦虑程度；③温水可促使血管外液重吸收，促进静脉回流消除水肿，增加子宫血流灌注，有利于宫颈扩张，进而加速产程进展；④水中分娩能有效降低会阴侧切率；⑤水中分娩使得新生儿从子宫内到子宫外环境一个"温和"的适应过渡，同时水中较低的压力梯度可以减少胎儿脑细胞的损害。

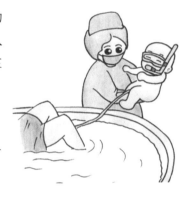

针对上述优点，2014 年美国妇产科医师学会委员会意见认为：①分娩的第一阶段（即待产阶段）浸没在水中可以减低疼痛，降低相关麻醉的使用率，缩短产程；②分娩的第二阶段浸没在水中（即水中分娩）对胎儿和产妇的好处、安全性和有效性均缺乏足够的临床证据支持；③水中分娩可能导致产妇感染、阴道及会阴撕裂，引发新生儿出现少见而严重的、甚至是致命性的并发症，如：新生儿的感染、新生儿体温调节障碍、脐带撕脱和脐带断裂所致出血甚至休克、浴缸内水吸入和呼吸窘迫、围生期窒息、低钠血症等；④水中分娩方式目前仅仅认为是做一项可供研究的临床试验，不应该作为一项常规的医疗干预被推广开来。

综上，鉴于水中分娩还处于试验阶段，其潜在而严重的风险对母婴的影响远远大于其待产期的阵痛作用，因而对于高龄二胎妈妈，我们并不建议尝试。如产妇有强烈的水中分娩意愿，需注意，水中分娩对于医院硬件条件要求高，要有足够的场地、有确定消毒水池的方式和足够的人手等。对于产妇，首先要满足顺产的条件，其次要排除以下疾病：①妊娠期心脏病、妊娠高血压疾病或前置胎盘；②产妇过于肥胖；③双胎或多胞胎、低体重儿或巨大儿；④患有乙肝、疱疹等感染性疾病。高龄准二孩妈妈的水中分娩需在具有相当技术条件的医院开展，做到知情选择，减少和避免并发症发生。

20 高龄产妇分娩要注意什么？

分娩是高龄产妇必须要面对的又一个挑战，产妇对能否安全分娩往往顾虑多心理负担重，尤其是高龄经产妇，年龄大、胎儿宝贵、过往分娩经历等增加了心理压力，但精神过度紧张会使大脑皮层功能紊乱，增加生产的困难，对此孕妇应正确对待：①产前做好孕期的监护，及时发现和处理妊娠并发症与合并症，确保宝宝健康生长；②保持情绪稳定，避免不良刺激；③饮食上既要保证充足的营养，又不能吃得过多过饱，坚持适度运动，避免营养过剩形成巨大儿，增加生产困难；④为确保母婴安全，高龄孕妇要比一般孕妇提前入院待产，以保证分娩顺利。

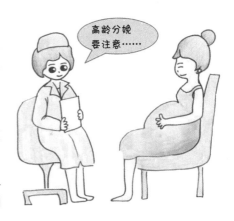

其次，①高龄产妇骨盆比较坚硬，生殖器官功能衰退，软产道弹性缩小，子宫收缩能力下降，易拖长分娩时间引起胎儿窒息、难产、新生儿窒息等状况；②既往多次孕产造成子宫肌纤维缩复功能减退，产时引起宫缩乏力继而导致产后出血；③多次的妊娠容易对子宫造成创伤，导致子宫壁变薄、早产、胎膜早破、前置胎盘的发生率及其所致的产妇产前出血的风险均增加；④高龄产妇由于年龄较大，在妊娠期间出现并发症，如妊娠期高血压疾病、妊娠期糖尿病、妊娠期甲状腺疾病等。

因此要求医生：①临产后要对胎儿宫内情况及大小、是否存在头盆不称、宫颈评分及会阴坚韧度和弹性应仔细进行评估，如无产科手术指征则鼓励选择阴道分娩，但要告诉高龄产妇阴道分娩的风险；②在分娩过程中，严密观察产程进展及胎心变化，发现异常及时处理，必要时行剖宫产术；③产后采取措施防止产后出血；④值得注意的是阴道分娩的不确定因素较多，产科医生对高龄产妇可适当放宽剖宫产指征，确保生产顺利。同时产妇应对生产中可能出现的问题有一定的了解，避免不必要的惊慌，积极配合医生，迎接宝宝的来临。

21 什么情况下要催生？

催产是指产妇临产后，自然宫缩不能使宫口扩张或胎头下降，产力弱、产程进展缓慢，而采取相应措施刺激宫缩，尽快结束分娩，确保母婴安全的方法。当宫缩的频率小于每10分钟3次时，或宫缩强度比基线增加小于25mmHg，或二者皆有时才能考虑催产。

引产是指产妇不能自行发动临产或需要提前分娩，以人为干预诱导宫缩，使其进入正常产程并完成分娩，称为引产。引产包括妊娠中期引产（妊娠第13～27周末引产）和妊娠晚期引产（妊娠28周后引产）。妊娠中期引产的孕妇多属计划外妊娠，妊娠晚期引产是产科处理高危妊娠常用的手段之一。

医生评估后，妊娠晚期二胎妈妈出现以下状况，且排除禁忌证后就需要行引产术：

①过期妊娠：妊娠已达 41 周或过期妊娠的孕妇应予引产，以降低围生儿死亡率、剖宫产率等；②妊娠期高血压疾病：妊娠期高血压、轻度子痫前期患者妊娠满 37 周，重度子痫前期妊娠满 34 周或经保守治疗效果不明显或病情恶化，子痫控制后无产兆，并具备阴道分娩条件者；③母体合并严重疾病需要提前终止妊娠：如糖尿病、慢性高血压、肾病等内科疾病患者并能够耐受阴道分娩者；④胎膜早破：足月妊娠胎膜早破 2 小时以上未临产者；⑤胎儿及其附属物因素：包括胎儿自身因素，如严重胎儿生长受限（FGR）、死胎及胎儿严重畸形；附属物因素如羊水过少、生化或生物物理监测指标提示胎盘功能不良，但胎儿尚能耐受宫缩者。

同时，引产要排除以下禁忌证：

（1）绝对禁忌证：①孕妇有严重合并症或并发症，不能耐受阴道分娩或不能阴道分娩者（如心功能衰竭、重型肝肾疾病、重度子痫前期并发器官功能损害者等）；②子宫手术史，主要是指古典式剖宫产术、未知子宫切口的剖宫产术、穿透子宫内膜的肌瘤剔除术、子宫破裂史等；③完全性及部分性前置胎盘和前置血管；④明显头盆不称，不能经阴道分娩者；⑤胎位异常，如横位、初产臀位估计经阴道分娩困难者；⑥子宫颈癌；⑦某些生殖道感染性疾病，如未经治疗的单纯疱疹病毒感染活动期等；⑧未经治疗的 HIV 感染者；⑨对引产药物过敏者；⑩生殖道畸形或有手术史，软产道异常，产道阻塞，估计经阴道分娩困难者；⑪严重胎盘功能不良，胎儿不能耐受阴道分娩；⑫脐带先露或脐带隐性脱垂。

（2）相对禁忌证：①臀位（符合阴道分娩条件者）；②羊水过多；③双胎或多胎妊娠；④经产妇分娩次数≥5 次者。

22 什么是急产？

急产是指在短时间内结束分娩，即从规律宫缩至胎盘娩出的总产程＜3 小时，可发生于宫口扩张速度≥5cm/h（初产妇）或 10cm/h（经产妇），且以经产妇多见。

一方面，由于宫缩过强、过频、产程过快，可致初产妇宫颈、阴道以及会阴撕裂，若胎儿先露下降受阻，有发生子宫破裂可能；过强的宫缩使宫腔内压力增高，发生羊水栓塞的风险也随之增加，胎儿娩出后由于子宫肌纤维缩复欠佳，有发生胎盘滞留或者产后出血的风险；另一方面，过强、过频的宫缩会影响子宫胎盘的血液循环，易发生胎儿缺氧、新生儿窒息甚至死亡。胎儿娩出过快，胎头在阴道内受到的压力的突然解除有发生新生儿颅内出血的风险，同时，对于急产的准妈妈，由于没有充足的时间来准备接生，新生儿感染的机会增加，若来不及接生而使新生儿坠地，可致新生儿骨折及外伤。

因此，应以预防为主，对于有急产史的二孩准妈妈，应提前住院待产做好分娩的准备，严密观察产妇的产程进展及胎心情况，有异常情况随时处理，以确保母儿安全。

23 准二孩妈妈容易急产吗？

初产妇全部产程约需 13～18 小时，经产妇需 7～10 小时。如果分娩过快，在产道无阻力的情况下，宫口迅速开全，分娩在短时间内结束，初产妇总产程不足3小时，经产妇不超过2小时者；或初产妇，每小时子宫颈扩张速度大于5cm；经产妇子宫颈每小时扩张速度大于10cm，医学上称为急产，占正常分娩的3%。

造成急产的原因不清，可能与以下因素有关：①产道阻力小，盆底肌肉松弛，或先天性子宫颈闭锁不全所致产道的软组织不正常的低阻力状态；②持续或高频的强烈宫缩；③镇静、解痉药的应用，或过量使用催产素。

以下几种情况下，孕妇较易发生急产：①经产妇，子宫颈有撑开过的自然产产妇；②有早产征兆，宫缩频率密集者，以18岁以下和40岁以上的孕妇居多；③患有甲亢、高血压及贫血的产妇；④未经过常规产前检查，胎儿过小、胎位异常情况；⑤产妇在临产前活动量过大，身体过度劳累等；⑥曾有过急产史的产妇。

经产妇确实是急产的高危因素，但并非产妇自己所认为的生得快就是急产，造成不必要的恐慌，真正急产的发生率仅为占正常分娩的3%。前次顺产的准二孩妈妈，因宫颈口松弛，此次可能在不规则宫缩的时候宫口就已经开了，同时经产妇对宫缩痛感觉较为迟缓，虽然已经进入规则阵痛，而产妇却全然不知，多在未入院时已经进入产程，所以会生的比较快，但这并非是急产。同时，随着年龄的增大子宫收缩力降低，急产的可能性也降低。

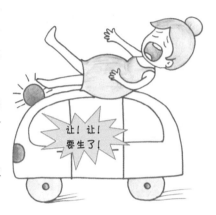

让！让！要生了！

24 什么是难产？

难产是指在分娩过程中，因胎儿问题（如横位、臀位、胎头额位、胎头高直位、胎头颏后等）或母亲问题（子宫或阴道结构异常、骨盆腔狭窄、子宫收缩无力或异常等，造成胎儿分娩困难，需要助产或剖宫产来结束分娩的情况。临床上表现为分娩过程缓慢，甚至停止。胎儿经阴道顺利分娩取决于产力、产道、胎儿和心理四大因素，如果其中一个或一个以上的因素出现异常，即可导致难产。

（1）产力：将胎儿及其妊娠的附属物从子宫内逼出的力量称为产力，由腹壁肌及膈肌收缩力和肛提肌的收缩力这三种力量共同形成了产力，如果产力不足，可导致难产。

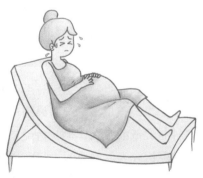

（2）产道：产道是胎儿娩出的通道，分为骨产道和软产道。骨盆的大小、形状都与分娩关系密切。当胎儿过大或是胎头的位置异常造成的骨盆与胎儿不相称，即"头盆不称"，即可致使难产。

（3）胎儿：体重大于4000克的胎儿称为巨大儿。在分娩过程中，胎儿过大导致胎头径线大时，尽管骨盆及产道正常，也可能会因为胎头和骨盆不相称而导致骨盆相对性狭窄造成难产；有时胎儿体重并不是很大，但胎头的位置异常同样可以导致难产。

25　难产包括哪些？

难产的本名叫做"异常分娩"，想要知道难产都包括哪些内容，先让我们了解一下它的定义：由于产力、产道、胎儿及孕妇精神心理状态发生异常或相互影响，而造成分娩过程受阻碍，胎儿娩出困难，称为异常分娩，俗称难产。

难产包括的具体内容如下图所示：

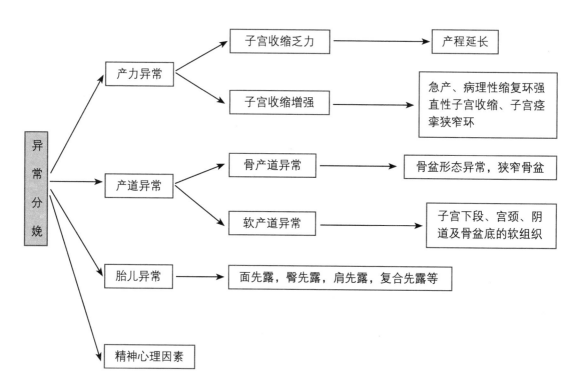

一切不能顺利"走"出子宫的小孩儿，对妈妈都是一场磨难。难产，不管对母亲还是胎儿，都存在比较大的危害。

26　准二孩妈妈容易发生难产吗？

生一孩时难产，二孩时是否发生难产要视情况而定。

如果一孩是由于产道原因造成的难产，例如骨盆畸形，骨盆狭窄，那么在生二孩时，这种状况依旧存在，也就是说二孩宝宝难产的影响因素依旧同前，此时二孩宝宝难产的可能性就比较大，必要时进行剖宫产。如果一孩是由于产力，胎儿异常或产妇精神心理原因造成的难产，而与骨盆大小无关，那么在分娩前及分娩时进行详细评估，排除本次分娩时上述相关异常因素，二孩宝宝可进行顺产。

一般情况下，有过生产经历的人，宫颈口就容易扩张，产程也就明显缩短，生二孩时顺产占大多数。所以，二孩妈妈不必有太多的担心。

27　什么是胎位不正？

胎儿在子宫内的位置叫胎位，正常时胎体纵轴与母体纵轴平行，胎头在骨盆入口处，并俯屈，颏部贴近胸壁，四肢屈曲交叉于胸腹前，称为枕前位。胎位不正包括：

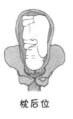   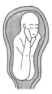

枕后位　　胎头高直前位　　胎头高直后位　　完全臀先露　　单臀先露

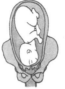 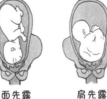 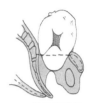

面先露　　肩先露　　复合先露　　前不均倾位

（1）持续性枕后位、枕横位：凡正式临产后，经过充分试产（积极处理后产程仍无进展），当分娩以任何形式结束时，无论胎头在骨盆的哪个平面上，只要其枕部仍位于母体骨盆后方者，即称为持续性枕后位。

（2）胎头高直位：胎头高直位是指胎头以不屈不伸的姿态进入骨盆入口平面，即胎头的矢状缝落在骨盆入口平面的前后径上，大囟门及小囟门分别位于前后径两侧。

（3）前不均倾位：枕横位入盆的胎头前顶骨先入盆。

（4）面先露：胎头以面部为先露部时称为面先露。

（5）臀先露：臀先露是最常见的异常胎位，臀先露以骶骨为指示点，共有骶左前、骶左横、骶左后，骶右前、骶右横、骶右后6种胎位。

（6）肩先露：肩先露是指胎体纵轴与母体纵轴相垂直，胎儿横卧在骨盆入口之上，先露部为宝宝肩部称肩先露。

（7）复合先露：胎先露部伴有肢体同时进入骨盆入口，称复合先露。

28　胎位不正能自己分娩吗？

凡有先兆子宫破裂、骨盆明显狭窄或明显畸形、肩先露、颏后位、高直后位、前不均倾位、初产妇混合臀位或足位、臀位伴有骨盆狭窄、巨大胎儿、联体胎儿等情况发生，均考虑剖宫产手术。

如果轻度头盆不称，特别是骨盆入口平面临界狭窄、要结合胎位、产力及胎儿大小等条件、给予产妇充分试产机会。对于中骨盆及出口平面的头盆不称及有妊娠合并症的二孩妈妈试产要谨慎。

如果有明显头盆不称，颏后位及前不均倾位均应行剖宫产术。如果发生持续性枕横位或枕后位，可考虑徒手旋转胎头至枕前位，若胎头继续下降，当S≥+3，可自然分娩。

29 臀位能顺产吗？

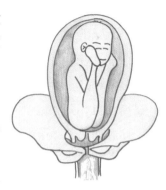

二孩妈妈是否能够顺产，应该根据二孩妈妈的年龄、骨盆类型、胎儿大小、胎儿是否存活、臀先露类型以及有无合并症综合分析，在临产初期做出正确判断。

足月臀先露伴有如下情况下应当选择剖宫产：狭窄骨盆、胎儿窘迫、胎儿体重大于3500g、软产道异常、妊娠合并症、不完全臀先露、B型超声见胎头过度仰伸、有难产史、有脐带先露或膝先露、瘢痕子宫等；当二孩妈妈有臀先露且符合下列条件时可以选择顺产：孕龄≥36周；骨盆大小正常；胎儿体重2500~3500g；无胎头仰伸；单臀先露；无其他剖宫产指征。

30 什么是巨大儿？如何诊断是巨大儿？

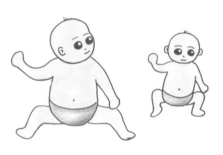

新生儿出生后体重等于或大于4000g者，就可以称为巨大儿。

巨大儿的产前诊断：①腹围（AC）≥35cm；②宝宝B超下双顶径（BPD）≥9.8cm；③宝宝B超下股骨（FL）≥7.8cm；④孕妇临产后宫高＋腹围＞140cm；⑤孕妇孕期增重超过20kg，其①~③只要有两项符合再加上④和⑤，即诊断为巨大儿。

31 胎儿体重大好吗？

（1）对母体的影响：①妈妈在分娩过程中由于宝宝过大造成阴道过度伸张甚至撕裂，易造成子宫脱垂；②头盆不称发生率上升，增加剖宫产几率，其中最主要危险是肩难产，发生率与胎儿体重成正比；③处理措施不当可能会造成阴道和会阴损伤，重者甚至发生子宫和膀胱破裂；④剖宫术后引发的腹腔粘连、伤口感染、子宫内膜异位症等，都有可能直接或间接导致产妇及新生儿的死亡；⑤胎先露长期压迫产道，容易发生尿瘘或粪瘘。

（2）对胎儿影响：①巨大儿在分娩时由于身体过大、肩部过宽，通常会卡在骨盆里，可能会引发骨骼损伤甚至死亡；②巨大儿身体过大可能会引起新生儿面神经麻痹、臂丛神经麻痹、肩丛神经麻痹等，从而造成终生残疾甚至死亡。

32 巨大儿如何分娩？

（1）妊娠期：对于有巨大儿分娩史或妊娠期疑为巨大儿者，应监测血糖，排除糖尿病，如果确诊为糖尿病应当积极治疗。

（2）分娩期：①估计胎儿体重≥4000g且合并糖尿病者，建议行剖宫产术终止妊娠；②估计胎儿体重≥4000g而无糖尿病的二孩妈妈，可以经阴道试产，但是需要放宽剖宫产指征。产时应充分评估身体功能，必要时产钳助产，同时做好处理肩难产的准备工作。

分娩后应行宫颈及阴道检查，观察是否造成软产道损伤，并积极预防产后出血。

33 乙肝妈妈必须剖宫产吗？

乙型肝炎母婴传播的机制尚不清楚，不同分娩方式对母婴HBV产时传播的影响存在争议。既往认为剖宫产可减少母婴传播，自然分娩可能因子宫收缩使胎盘绒毛血管破裂，导致母血渗漏入胎儿血液循环引起感染，且渗漏几率与产程长短关系密切。

然而近期多研究表明，HBV阳性母亲在不同感染状态下不同分娩方式对HBV从母亲血液渗透到婴儿体内状况无明显影响，不同生产方式长大后儿童HBV感染率差异无显著的统计学意义。同时，研究指出，母体乙肝病毒载量越高，新生儿出现宫内感染及产时感染的可能性越大，因而，在孕期检测病毒载量，必要时给予抗病毒药物母婴阻断以减少胎儿感染率。

对于乙肝妈妈来说，目前有效的母婴阻断措施是新生儿出生后尽早注射乙肝免疫球蛋白和乙肝疫苗，即新生儿出生后12小时内肌注一支乙肝免疫球蛋白并按照"0-1-6方案"进行乙肝免疫疫苗接种，联合免疫能实现80%~95%的保护率。而真正的阻断失败者，多为妊娠末期为高病毒载量的孕妇所生的新生儿。相反，如果不对新生儿进行联合免疫阻断，乙肝表面抗原（HBsAg）阳性母亲所分娩的新生儿感染乙肝的概率约为90%。

总的来说，乙肝母亲的分娩方式需产科医生根据母婴情况及产妇、产妇家属意愿评估后决定，而不能以阻断HBV母婴传播为目的而选择剖宫产。无其他明确产科剖宫产指征时，乙型肝炎不是剖宫产指征。

34 什么情况需剖宫产？

（1）难产：①头盆不称：是指骨盆入口平面狭窄，也就是指胎儿相对于产妇的骨盆入口过大以至于不能顺利通过产道。②骨产道或软产道异常：骨产道异常，如尾骨骨折过的孕妇，可能会导致尾骨上翘，使有效的产道变狭窄。软产道异常，如患有较严重的阴道发育畸形、瘢痕狭窄等患者，或者患有妊娠合并直肠或盆腔良、恶性肿瘤导致梗阻产道的患者。③胎儿或胎位异常：比如有些横位、臀位、异常头位（额位、高直位、颏后位等）均不适宜进行顺产。此外在双胎、多胎时，双胎第一胎为臀位、横位，或联体双胎等情况发生，也不适宜阴式分娩。④脐带脱垂：一些胎膜已破的孕妇，胎儿脐带可能会越过胎儿先露部而先脱出，称为脐带脱垂。⑤胎儿窘迫：指胎儿在宫内缺氧造成胎儿酸中毒，导致神经系统受损，严重

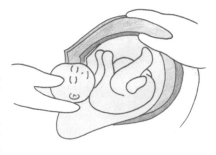

时可留有后遗症，甚至胎儿在宫内死亡，是一种产科常见合并症。⑥剖宫产史：有剖宫产史容易发生子宫破裂或先兆子宫破裂。

（2）妊娠并发症：如前置胎盘、胎盘早剥、子痫前期重度、子痫等。

（3）妊娠合并症：如卵巢肿瘤、子宫肌瘤。患有较重的内外科疾病，如糖尿病、心脏病、肾病等。妊娠合并淋病或尖锐湿疣传染病等。

35　高龄二孩妈妈哪些情况需要剖宫产？

高龄二孩妈妈需要剖宫产的指征尚无明确的医学报道，一般认为，除具有剖宫产指征的二孩妈妈必须行剖宫产术，其他非明确指征的情况应该根据妈妈的身体功能行综合判断来决定生产方式。

剖宫产医学指征：①头盆不称；②骨产道或软产道异常；③胎儿或胎位异常；④脐带脱垂；⑤胎儿窘迫；⑥剖宫产史；⑦妊娠并发症：如前置胎盘、胎盘早剥、子痫前期重度等。

剖宫产非医学指征：①脐带绕颈，担心阴道试产胎儿出现危险；②胎膜早破，担心阴道试产会对胎儿造成伤害危险；③超过预产期，担心阴道试产会对胎儿造成伤害危险；④羊水偏少，担心阴道试产会对胎儿造成伤害危险；⑤双胎妊娠，妈妈不愿意阴道试产；⑥阴道有感染，担心试产过程中造成胎儿感染等。

36　美容缝合有意义吗？

近年来，随着微创手术的开展和人们生活水平的提高，手术切口的美观愈合，越来越受到医患双方的共同关注。高龄准二孩妈妈生产中可能会产生剖宫产伤口或出现侧切伤口，便也面临着是否选择美容缝合的问题。通常美容缝合所用缝线分为可吸收和不可吸收两种，产科腹部及侧切伤口多采用可吸收缝线。产科腹部切口可吸收线美容缝合法，操作简单，设备低廉；切口局部反应少，瘢痕小，由于缝合线不穿透皮肤，对切口血液循环干扰少，甲级愈合率高，术后无需拆线；外貌上明显优于普通缝合，改善了曝露部位手术伤口的美观，具有美容意义，同时减轻了患者的心理负担、缩短往院时间、减少住院费用，同时加快了床位周转率，顺应了产科医生和患者的需求。因而，在身体及经济条件允许的情况，准二孩妈妈可以选择美容缝合。

但当准二孩妈妈的伤口张力较大或可能存在愈合不良的情况则不能行美容缝合，如心衰、低蛋白血症、大量腹水形成患者，发热、咳嗽全身感染状态患者，肥胖伤口易液化的患者。

37　胎盘应该如何处理？

胎盘本归属于产妇，医生会在分娩前让孕产妇及家属选择产后胎盘的处置方式，少部分产妇会选择将胎盘带回家中，烹食或者掩埋，大部分产妇还是放弃胎盘所有，交由医院处置。

胎盘属于人体组织，里面含有大量的血液，将其掩埋的话，有可能导致疾病的传播，不推荐选择掩埋。现代科学已经证明胎盘具有活跃的合成代谢物质的能力，经过正规加工后具有提高免疫力及治疗某些疾病的药用价值。但是普通加工可能存在未能杀死病原体，食用胎盘便会导致疾病传播，乙型肝炎产妇、HIV 感染产妇等有明确感染性疾病的产妇胎盘更不能食用或者药用加工。

如果产妇选择将胎盘带回食用，就要注意：①最好是剖宫产后的胎盘，如果是顺产，胎盘经过产道时，如若有妇科疾病，会导致胎盘被污染，则不宜食用；②胎盘一定要热加工并持续足够长的时间，确保能够杀死各种病原体；③一定要将胎盘中的组织液和血液洗净，减少疾病传播的可能。

但值得注意的是，网上流传的"胎盘料理"，或非正规加工而成的胎盘粉，会导致胎盘中的蛋白质类营养成分变性或降解，无法产生特殊的药物作用。即使有一些侥幸残留的"活性物质"，口服下去后，经过肠胃里的胃酸、各种蛋白水解酶的消化后，和吃普通的肉没有本质区别，并没有所谓的神奇功效。同时胎盘可能残存的小分子雌孕激素可能会被机体直接吸收，但随意补充激素可

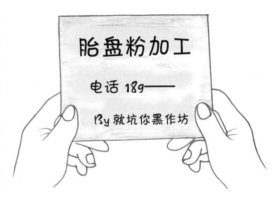

能会导致严重后果，如雌激素过多会增加女性的乳腺癌风险，而男性则会增加前列腺癌的风险。目前的研究结果对于食用胎盘的功效尚不清楚，因而我们并不建议孕妇或其他正常人食用胎盘。

38 什么是羊水栓塞？

羊水栓塞是指在分娩过程中羊水通过胎盘附着处的子宫壁静脉窦、子宫颈静脉或病理性开放的子宫血管进入母体血液循环引起肺栓塞，继而发生休克、弥散性血管内凝血和急性肾衰竭等一系列严重症状的综合征。羊水栓塞起病急，病情凶险，死亡率高，是一种又不可预料且极其凶险的产科并发症，需引起孕产妇及医务人员的极大关注。

导致或诱发羊水栓塞的因素有：①宫缩过强或强直性宫缩；②羊水浑浊，尤其是胎便污染；③胎死宫内；④腹部外伤；⑤巨大胎儿；⑥经产妇或产妇年龄偏大。

39 如何预防羊水栓塞？

预防羊水栓塞，孕产妇要注意行定期胎心监护等常规检查，如有异常，及时干预。要求医者做到以下几点：

（1）严格掌握医疗指征而不能盲目凭经验去干预产程的自然进展：包括人工破膜、

静脉滴注缩宫素等。

（2）在监护下使用缩宫素或前列腺素，避免子宫收缩过强，减少羊水被挤入破损微血管几率。

（3）早期识别羊水栓塞的前期症状，迅速抗过敏治疗和正压供氧改善低氧血症，快速阻止病情的发展。

（4）在宫缩间歇期行人工破膜术，应避开子宫收缩期。

（5）严格掌握剖宫产指征，手术时要规范轻柔，减少羊水进入开放血窦的机会。

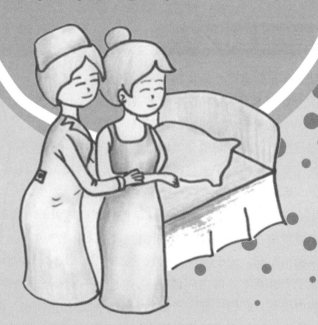

第五篇

二孩产后恢复
注意事项

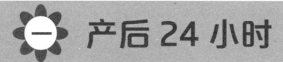

一 产后 24 小时

1 顺产后要注意什么？

顺产是指妊娠满 28 周及以上，胎儿及其附属物自临产开始到由母体阴道娩出的全过程。在我国，若无特殊情况，鼓励二孩妈妈顺产。二孩妈妈顺产后要注意几点：

（1）产后 24 小时内，恶露是血性的，血性恶露会持续 2~3 日，二孩妈妈应注意恶露的量和性质，不应多于月经量，如若量多应及时就医。

（2）产后 4 小时内尽量早的排尿，一是有利于子宫恢复，二是预防产后尿潴留。

（3）注意子宫的复旧，正常产后 24 小时内，子宫底应该在脐下一指，且圆而硬。

（4）产后一小时可进流食或清淡半流食，以后可进普通饮食。

（5）二孩妈妈应该保持愉快的心情，由于产后体内激素发生很大变化，心理压力增大，可能导致产后抑郁，所以产妇周围要保持愉悦的氛围，家人要从生活和精神上给予帮助。

（6）会阴处理尽量保持清洁和干燥。

（7）尽早哺乳。

2 剖宫产后要注意什么？

二孩妈妈有可能需要剖宫产，尤其是第一次行剖宫产术后再孕的妈妈，第二次分娩有 80% 的可能性需要做剖宫产。凡妊娠 28 周及以上，经剖腹、切开子宫、取出胎儿及其附属物的手术，称为剖宫产术。剖宫产是解决经阴道分娩困难、某些孕期并发症和合并症的一种快速有效、相对安全的常规手术。剖宫产属于异常分娩中的一种，产后应该注意以下几点：

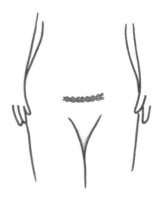

（1）产妇回到病房后头转向一侧，去枕平卧，以防呕吐物的误吸；腹部可放置沙袋，减少腹部伤口的渗血；6 小时后产妇可以垫枕头，将床稍稍抬高，便于恶露排出。

（2）产妇在剖宫产术后 6 小时内应该禁食，这是由于手术及麻醉使肠道功能受到抑制，肠蠕动减慢，肠腔内积气。产妇在剖宫产术后 6 个小时也禁止饮水，即使产妇感觉极其口干，也不应该直接饮水，可以用棉签蘸温开水擦拭干裂的嘴唇。剖宫产术 6 小时后产妇可进食少量流食，饮用少量萝卜汤、菜汤等。肛门排气后产妇就可以开始进食稀饭、面条等半流食。

（3）产妇剖宫产术后要注意阴道出血情况，并应注意子宫复旧，子宫底应平脐且硬成球形，保持会阴清洁，勤换卫生巾。由于产后出汗较多，产妇应该多准备几套睡衣，衣服被汗浸湿应该马上换洗，避免着凉。

（4）产妇在剖宫产术后应该尽量排尿：产妇行剖宫产术前会放置导尿管，一般在术后 24 小时拔除，长期保留导尿管容易引起尿路细菌感染，因此，产妇在拔除导尿管后，应尽力自行排尿。

（5）尽早哺乳，以利子宫复旧及母婴接触。

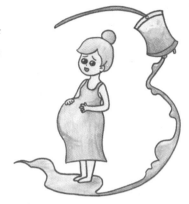

③ 如何预防产后大出血？

产后出血是指胎儿娩出后 24 小时内失血超过 500ml，剖宫产是超过 1000ml，晚期产后出血是指分娩 24 小时以后，在产褥期内发生的子宫大量出血。产后出血是分娩期的严重并发症，居我国产妇死亡原因首位。产后出血是可以预防的，作为准二孩妈妈，可以从以下几个方面入手，降低产后出血发生率：

（1）准二孩妈妈需要做好围生保健，有产后出血高危因素的产妇，应提前入院待产给予相对应的治疗。

（2）准二孩妈妈产前应该学习分娩相关知识，产时可与医护人员交流来消除过度的紧张、恐惧，从而促进各项身体功能的正常运转；产时应该遵守助产士的指导，正确的使用腹压。

（3）体质虚弱、合并慢性疾病的准二孩妈妈应加强营养，保证充足的休息时间，根据身体恢复程度，适量增加运动量，调整身体状态。

（4）鼓励二孩妈妈在产后与新生宝宝早接触、早吮吸，以便能反射性引起子宫收缩，减少出血量。

（5）二孩妈妈在产后 2 小时内应该减少动作的幅度，避免大幅度动作。

④ 产后如何正确按摩子宫？

产后按摩子宫是将中医经络学说与现代医学有机结合在一起，针对产妇这一特殊人群进行的康复按摩手法。子宫是一个由较厚的肌肉组成的器官，在怀孕期间，子宫会随着宝宝生长不断的增大变薄，产后子宫会逐渐恢复到原来的大小。在子宫恢复的过程中，子宫内的血管受到肌肉的压迫而止血，但是如果血块积在子宫腔内，就会造成子宫肌肉的收缩变差，出血情况会很严重，因此建议二孩妈妈进行适当的按摩，就能大大减少这类情况的发生，促进子宫的恢复。

产后（剖宫产和阴道分娩后）经常规处理病情稳定后，二孩妈妈自己或家属（最好是丈夫）把手放在产妇肚脐周围，触摸寻找子宫（腹部圆形硬块），如果触摸不到，就需要做子宫环形按摩（双手相叠放于小腹中间，紧压腹部，慢慢按摩腹部，以 10 次／分左右的频率进行，直至小腹

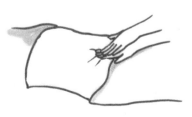

内有热感为宜。共操作5分钟），借此加强子宫的收缩。当感觉子宫变硬时表示收缩情况良好。子宫收缩的同时，恶露也会随之排出体外。产妇在产后24小时内，可随时按摩，从而加速子宫恢复。

5 会阴侧切后如何护理？

由于会阴部毗邻尿道、肛门，因此容易发生侧切伤口的感染，影响愈合。会阴侧切术后二孩妈妈可以进行以下几个方面护理：

（1）二孩妈妈在术后4小时内应该健侧卧位，即伤口在左侧时二孩妈妈右侧卧，伤口在右侧时二孩妈妈左侧卧，使伤口向上，避免恶露刺激切口。

（2）二孩妈妈产后24小时后用碘伏消毒液或皮肤康洗液稀释液冲洗会阴部，每日2次；每次大小便后，二孩妈妈应该用生理盐水或碘伏消毒液擦洗外阴，并更换会阴垫，保持外阴清洁、干燥。

（3）早期下床活动有利于子宫复旧，恶露排出，促进切口的愈合。在拆线2天内，二孩妈妈下蹲的幅度和抬腿的动作不要太大，避免伤口裂开。

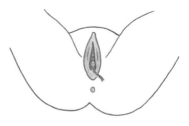

（4）如果二孩妈妈的侧切伤口局部有肿胀、硬结，可用50%硫酸镁湿热敷外阴消肿，产后24小时后可用红外线照射外阴，分娩10天后，恶露量已明显减少时，也可以用1：5000高锰酸钾溶液坐浴，浸泡会阴15分钟，每天2次，以促进会阴伤口愈合、消肿、缓解局部肿胀不适。

（5）饮食：二孩妈妈应注意营养调配，应该摄取高蛋白、高维生素和高矿物质为主的均衡饮食，避免油腻、刺激性和易产气的食物。

（6）出院指导：二孩妈妈在出院后应保持伤口干燥，勿提重物，切忌用力，以免造成伤口裂开；1个月内禁止性生活，不洗盆浴（淋浴为好）。

6 腹式呼吸有助于产后恢复吗？

腹式呼吸又分为两种：①仰卧式腹式呼吸：取仰卧位，两腿分开，膝盖轻弯曲，两手拇指张开，其余四指并拢，放于肚脐下方围成三角形，吸气时使下腹部隆起，呼气时使下腹部凹陷；②侧卧式腹式呼吸：取侧卧位，两腿稍弯曲，身体下方的手臂也弯曲，深呼吸方法同仰卧位。

剖宫产手术时麻醉和手术操作的刺激，引起交感神经兴奋，使胃肠道功能抑制，加之术后疼痛限制二孩妈妈的活动，会出现不同程度的腹痛、腹胀、肛门排气及排便延迟等症状。

二孩妈妈行腹式呼吸，横膈的下移可使胸腔扩大，心脏充分舒张，加速血液循环，保证对体内重要脏器的氧供，同时也加速机体代谢产物的排出，对全身器官组织功能的恢复起到促进作用；由于腹部肌肉交替收缩和舒张，膈肌和腹壁肌肉的不断运动及腹腔内压力不断变化，使腹腔内脏器得到按摩，可以有效促进胃肠运动，有利于防止习惯性便秘，因此产后腹式呼吸对剖宫产术后胃肠功能恢复有促进作用。

此外，深而缓的腹式呼吸与产妇日常的胸式呼吸相比，需集中注意力才能完成，因此二孩妈妈要多多练习，有利于产后恢复。

7 产后什么时候开始活动？

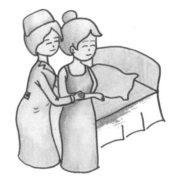

二孩妈妈卧床时，血液积存在子宫内不易流出，影响子宫收缩，从而使血窦闭合延缓，出血量相对增加。当二孩妈妈进行体位改变和明显的活动后，积存在子宫中的血液由于重力或挤压的作用更易排出，从而减少积存于子宫中的血液。此外，二孩妈妈进行体位改变和活动，可加快肠蠕动恢复，减轻腹胀，预防下肢静脉血栓的发生，从而促进身体功能的恢复。

在产后 48 小时内，活动量的多少对出血量的影响不明显，因此临床上应该鼓励二孩妈妈在麻醉情况和疼痛等一般状况允许的情况下尽量早下床活动，具体时间应根据麻醉种类及手术时出血的情况而定。正常顺产的二孩妈妈，建议可以在体力恢复后 6～8 小时坐起，24 小时后可逐渐下床活动。剖宫产的二孩妈妈术后取平卧位，头偏向一侧以防呕吐物误吸入气管内引起吸入性肺炎。在医护人员的指导下，家属术后 6 小时内帮助二孩妈妈进行双下肢活动，可有效预防静脉血栓的发生。术后 24 小时拔出导尿管后，二孩妈妈可以逐渐下床活动。鼓励产妇术后床上多活动肢体，勤翻身，可增加肠蠕动有利于尽早排气，促进胃肠道功能的恢复。

8 什么是血栓？

血栓是血液在心血管系统的血管内面剥落处或修补处的表面所形成的小凝块，由不溶性纤维蛋白，沉积的血小板，积聚的白细胞和陷入的红细胞组成。

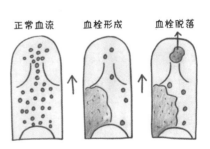

正常血流　　血栓形成　　血栓脱落

9 为什么产后易发生血栓？

产后血栓的发生与孕妇血液高凝状态密切相关，产后子宫内胎盘剥离能在短期内迅速止血，不致发生产后大出血，除子宫本身收缩外，还与血液高凝状态直接相关。妊娠时胎盘会产生大量雌激素，宝宝足月时达高峰，体内雌三醇的量可增加到非孕时的 1000 倍，雌激素可以促进肝脏产生各种凝血因子。与此同时，妊娠末期妈妈体内的纤维蛋白原会大量增加，加重血液高凝状态。分娩时产生的伤口或剖宫产手术易使血管内膜受损，激活血液中的XII因子，发动内源性凝血系统，最终导致血栓的形成。加之各种妊娠与分娩并发症如妊娠期高血压疾病、前置胎盘、羊水栓塞等均可促使血栓栓塞性疾病的发生。

阴道助产操作或剖宫产手术创伤，以及分娩时脱水及分娩后液体补充不足使血液浓缩等，都会增加血栓发生的危险。静脉血栓栓塞是产后危及产妇生命的主要并发症之一，若不及时观察治疗，可能导致患肢部分或完全功能丧失而致残，严重时甚至发生致命的肺栓塞。

10 如何预防血栓形成？

预防血栓的发生可以采取下列措施：

（1）二孩妈妈应该多进食新鲜蔬菜和水果，采用清淡饮食为主，尽量补充水分，少食动物肉类、蛋黄等高胆固醇和脂肪的食物，禁食辛辣食物，并且戒烟戒酒。

（2）最为重要的是家属应在护理人员指导下活动二孩妈妈的下肢，做伸展运动，进行内外翻及环转运动，从而促进血液循环，根据二孩妈妈的身体状态适当增加活动次数和频率。适当的活动将血栓发生的可能性极大的降低，是最有效的预防措施。

（3）家属应该给予二孩妈妈最大的理解和配合，尽量满足二孩妈妈心理需求，积极消除或减轻其负面情绪的产生，保证二孩妈妈充足的休息，使其保持积极乐观的心态。

（4）二孩妈妈若有下肢不适甚至疼痛，及时告知医护人员。

11 产后饮食需要注意什么？

二孩妈妈由于分娩消耗极大的能量，产后应通过饮食来逐渐恢复调整身体的功能，饮食应遵循以下原则：

（1）饮食应缓慢逐渐过渡：在产后，二孩妈妈应该先逐渐饮水，进而流食，适应后再进半流食及普通饮食。若不经过渡，胃肠道功能尚未恢复，过早过快的进食不但会造成胃肠道不适，也会对胃肠道功能造成一定的损伤，影响产后的恢复。

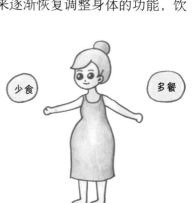

（2）饮食要容易消化，不要盲目进补，切忌大鱼大肉。此外，食物要尽可能的清淡，少放盐，可加入适量的花椒和葱姜蒜，有助于血液循环。

（3）少吃多餐：产后二孩妈妈的身体功能有所下降，肠胃运动达不到正常水平，所以每次进食量不宜过大，每天可分四次进食，这样既能保证产妇的营养摄入，又不会增加肠胃负担。

（4）合理搭配膳食结构：不应偏食，保证充足的蔬菜、水果，荤素搭配合理才能真正保证孕妇的饮食营养。

（5）补充足量水分，禁食生冷硬的食物。

12 产后需要锻炼盆底肌吗？

随着分娩次数的增多，女性盆底功能障碍的发生率将会升高，因此，二孩妈妈非常需要盆底肌的锻炼来预防盆底功能障碍。女性盆底功能障碍是一种常见的影响女性日常生活的疾病，大约 1/3 成年女性存在盆底功能障碍。盆底功能障碍主要包括压力性尿失禁、大便失禁、便秘和盆腔器官脱垂等。尿失禁是女性常见的排尿功能障碍，主要表现为腹压突然升高（咳嗽、运动等）时发生不自主尿液溢出。

造成盆底功能障碍的主要原因有：①怀孕时随着胎儿的增大，子宫重量的增加，子宫长期压迫骨盆底部，盆底肌肉受压，肌纤维变形，肌张力减退，造成盆底功能障碍；②妊娠时高雌孕激素和分娩时产道扩张，造成骨盆不稳定、关节脱位，分娩过程可能会有产道损伤及会阴侧切等情况的发生。由于盆底组织、膀胱颈部和尿道等器官可能会因为妊娠和分娩受损伤，因此妊娠与分娩已被公认为是导致盆底功能障碍的高危因素，二孩妈妈盆底肌肉损伤的风险增加。

产后锻炼盆底肌可以有效预防和缓解盆底功能障碍的发生。盆底肌锻炼治疗距今已有 70 年历史，产妇通过有意识、有节律地收缩尿道口、阴道、肛门周围的肌肉，使盆底肌肉被动运动，来增加盆底肌群及筋膜的张力；通过锻炼耻骨尾骨肌，可以提高该肌的收缩力和紧张度，促进盆底肌张力的恢复；盆底肌锻炼可以激发盆

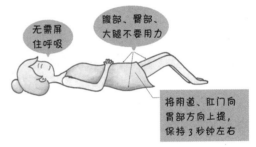

无需屏住呼吸

腹部、臀部、大腿不要用力

将阴道、肛门向胃部方向上提，保持 3 秒钟左右

底神经，促进代偿机制的形成，对二孩妈妈的产后康复具有明显的积极作用。

13 如何正确开奶？

开奶通常是指产后给新生儿进行首次哺乳。以下是有关开奶的相关建议：

（1）早开奶，勤喂奶：一般来说，出生后 30 分钟之内就让二孩吸吮妈妈的乳头，最迟不可超过 6 个小时，这样不但能够让孩子早点适应妈妈的乳头，同时可以促进乳汁的分泌和子宫的收缩。

（2）保护乳头：开奶的时候，妈妈的乳头是很娇嫩的，宝宝吸吮时可能会损伤到乳头。因此在喂奶时，要让宝宝含住整个乳晕而不仅仅是含住乳头，同时要控制好时间。

（3）以食开奶：妈妈应当坚持多喝牛奶、多吃新鲜蔬菜水果的习惯。应适当营养但切忌大补，传统的猪蹄汤、鸡汤、鲫鱼汤中含有高脂肪，过多食用会堵塞乳腺管，不利于母乳分泌。

（4）怀孕时要提前做好开奶的准备：在怀孕的后期，即从怀孕的第 33 周起，准二孩妈妈可以用手指挤压乳晕的周围，使乳腺导管里的初乳流出，这样有利于乳腺导管开通，

避免产后发生乳汁淤滞。

14 产后何时第一次喂奶？

世界卫生组织和联合国儿童基金会制定的"成功母乳喂养十项措施"中第四点明确指出：帮助母亲在产后半小时内开始母乳喂养。

那么产后半个小时内开奶的好处有哪些呢：

（1）新生儿早开奶可得到母亲的初乳，初乳所含的营养成分和免疫物质，能为婴儿提供营养和第一次免疫保护。此外，初乳还是天然的泻剂，可以帮助富含胆红素的胎便排出。

（2）婴儿的吸吮反射通常在出生半个小时内最强，此时利用婴儿的吸吮反射，可以帮助婴儿建立正确的乳头含接方式。孩子吸吮乳头还有利于促进母亲乳汁的分泌。

（3）婴儿的吸吮可使母亲体内产生更多的催产素和泌乳素，可增强母亲的子宫收缩，减少产后出血。

（4）尽早哺乳，还可以为婴儿提供其最需要的皮肤接触和温暖，尤其是早产儿和低体重儿。

所以，各位妈妈们，早早哺乳不是医生的刻意要求哦，是对妈妈和宝宝互利的举措。

15 首选母乳还是奶粉？

母乳完全能满足出生 4~6 个月婴儿生长发育所需的全部营养，不但营养丰富，而且可以增强婴儿抗病能力（母乳喂养的优点将在下一章节详述）。奶粉及代乳品不具备母乳营养丰富等优点，并且因为婴儿吸吮橡胶奶头，可能会对橡胶奶头过敏或被橡胶奶头（无菌不严格时）带来的细菌感染，此外，人工喂养中的部分营养物质不易吸收，使婴儿发生贫血、消化吸收不良等现象。

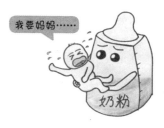

16 产后如何护理乳房？

哺乳早期，二孩妈妈可能由于未掌握乳房护理知识而出现乳房胀痛、乳头皲裂等问题，严重影响正常的母乳喂养，为防止上诉情况的发生，二孩妈妈对乳房的护理应做到以下几点：

（1）心理护理：母乳喂养既不会影响二孩妈妈的体形，又能促进子宫早日恢复，减少阴道出血。二孩妈妈应该消除哺乳会影响形体的顾虑，保持愉悦的心情。

（2）正确的喂养方式：宝宝饥饿时应该先吸吮平或凹陷侧的乳房，因此时吸吮有力，容易吸住乳头及大部分乳晕。再给宝宝哺乳时，妈妈可以环抱式或侧卧位，以便较好地控制宝宝的头部和固定吸吮部位。哺乳前可捻转乳头，使乳头立起来，有利于宝宝含接，如果宝宝不能做到有效的吸吮，妈妈应该挤出乳汁，用小杯子喂养，不能使用橡皮乳头，以免造成乳头错觉，给宝宝吸吮带来更大的困难。

（3）乳头伸展练习：二孩妈妈将两拇指平放在乳头左右两侧，慢慢由乳头向两侧方拉伸，牵拉乳晕皮肤及皮下组织，使乳头突出；再将拇指放在乳头上下两侧，由乳头向上下纵向拉伸，重复进行多次，每次持续 5 分钟以上，使乳头突出；再用拇指和食指将乳头轻轻向外牵拉数次，拉伸与内陷乳头相关的纤维，从而达到乳头伸出的目的。

17　正确的宝宝哺乳姿势？

良好的哺乳姿势是母乳喂养成功的开端，选择母乳喂养的正确姿势首先应选择好乳母的舒适姿势。

母亲可以坐在沙发、床上或椅子上，选择舒服的姿势，放松心情，肘下、腰后和腹部垫哺乳枕、抱枕等，用枕头垫在膝盖下面。如果坐椅子上，一只脚踩一只脚蹬，抬高膝盖。二孩妈妈要将孩子拥抱在乳房前面，而不是前倾身体将乳头送入孩子嘴里。二孩妈妈要将宝宝抱起，肘部抬高 45°，将宝宝枕部放

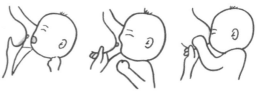

用乳头刺激孩子的口周，使孩子建立觅食反射，当孩子的嘴巴张到足够大时，将乳头及大部分乳晕含在新生儿嘴中

在肘弯处，再让宝宝吮吸乳汁。人工喂养用奶瓶也应该用上述姿势。哺乳过程中，二孩妈妈一定要将宝宝头部抬高 45°，防止乳汁流入耳内引起中耳炎等。

二孩妈妈一手拇指在乳房上方，另外 4 个指头捧在乳房下方，形成一个 "C" 字包住乳房，注意手指应离开乳晕一段距离；两个手指可以轻压乳房，改善乳房的形态，使孩子更易含住乳房。

二孩妈妈可用乳头刺激婴儿的口周围，当宝宝建立觅食反射，嘴巴张得很大时，将乳头和大部分乳晕放入宝宝口腔，但是一定要注意宝宝必须含住大部分乳晕和乳头，而不是仅仅只含住乳头，因为只含住乳头不能挤压到乳晕下的乳窦和输乳管从而产生射乳反射，此外只含住乳头会让乳头皲裂，导致乳腺炎的发生，二孩妈妈感到十分疼痛。宝宝下唇向外翻，舌头呈勺状环绕乳晕，面颊鼓起。

不正确的含接姿势包括：①婴儿只含接着乳头、未将乳晕放在口中；②下颏未接触母亲乳房、妈妈会感到乳头疼痛等。若发生上述情况，二孩妈妈应该停止婴儿吸吮，但是不要强行用力拉出乳头，应该让宝宝张口使乳头自然从口中脱出。

18　乙肝妈妈母婴阻断是什么？

乙肝是由于感染乙型肝炎病毒（HBV）引起的一种肝脏慢性疾病，乙型肝炎患者和乙型肝炎病毒携带者是本病的主要传染源。乙型肝炎病毒可通过母婴、血和血液制品、破损的皮肤黏膜及性接触等方式进行传播。乙型肝炎的发病率在我国居高不下，对患者的生

命健康造成了严重威胁，其中母婴传播是引起乙肝病毒感染的重要途径之一。

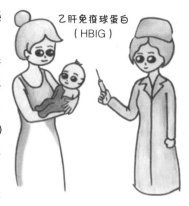

乙肝免疫球蛋白（HBIG）

在妊娠和分娩的过程中，乙肝妈妈可能会将乙肝病毒传播给胎儿或新生儿，从而引起婴儿乙肝病毒感染，母婴阻断就是防止上述过程的发生。早期注射乙肝免疫球蛋白（HBIg）能减少宫内感染的发生，乙肝免疫球蛋白（HBIg）可作为预防宫内感染的主要方法之一。为了提高乙肝母婴阻断的成功率，应注重强调乙肝免疫球蛋白在妈妈孕中、产时、产后的联合应用。婴儿出生时，应当立即注射乙肝免疫球蛋白，通过提高婴儿乙型肝炎表面抗体浓度，不仅可以起到抗感染的作用，还可以通过抗体与乙型肝炎表面抗原结合，消除乙肝病毒对机体的破坏作用，可以有效阻止乙肝病毒的蔓延传播。

1　什么是产褥期？

产褥期是指胎儿和胎盘娩出后、产妇身体和心理方面调整复原的一段时间，一般需要6~8周左右。在这段时间内，二孩妈妈应该以休息为主，尤其是产后两周内应以卧床休息为主，调养身体功能，促进全身各系统器官尤其是生殖器官的尽快恢复，但应注意的是，一定要适当活动，以防止下肢静脉血栓形成。为了适应胎儿的发育并为分娩进行准备，二孩妈妈的生殖器官及全身发生了很大变化，分娩后则需调整生殖器官及全身（除乳房外）恢复到非孕状态，这种生理变化约需6周左右才能完成。

在胎盘娩出后，二孩妈妈便进入产褥期，在这段时间里，二孩妈妈的乳房要泌乳，子宫需要恢复至未孕状态，身体的其他系统也要逐渐恢复正常，如通过增加排汗、排尿来减少过多的血容量；增加胃酸，恢复胃肠道张力及蠕动，使消化能力恢复正常状态等。

总之，产褥期是全身各个系统逐渐复原的一段时期。

2　二孩妈妈的产褥期和一孩时有差别吗？

从生理学上来看二孩的产褥期跟第一孩时一样的，但因为二孩时产妇的年龄较第一孩时大，且不少为高龄二孩产妇，她们的体力与精力要比一胎时差许多，身体较为虚弱，产后的恢复也较初产慢些。

然而，我们无需因为二孩妈妈的体力精力的虚弱而过早的对其大补，适当营养饮食逐渐恢复即可；高龄二孩产妇剖宫产的比率较高，术后无需一直卧床休息，建议尽早下地活动，有助于产后恢复，同时也建议适当的运功；产后心理健康问题近年来也引起大家的重视，我们应注意关心产妇心情变化，让其保持心情愉悦；与此同时，安静、干净、卫生的环境也有利于产褥期恢复。

3　产褥期可以有性生活吗？

产妇分娩过后进入产褥期，此时不应过早恢复性生活。首先，分娩过后产妇身体较为虚弱，机体抵抗力有所下降，阴道、宫颈黏膜和子宫创面尚未愈合，过早性生活会增加细菌侵入的几率，增加产褥感染的风险，造成恶露淋漓不净。其次，有会阴侧切或者剖宫产的产妇产褥期伤口还未愈合，同房时会增加创面的疼痛感，严重影响生活质量，不利于伤口的恢复，易造成伤口撕裂。再次，产褥期阴道不断有恶露流出，此为坏死的子宫蜕膜组织和血液，也会影响性生活的质量。

因此，建议顺产产妇产后 42 天机体恢复正常、完成产后检查，经医生允许后再恢复性生活。对于剖宫产的产妇，子宫及腹壁伤口恢复较慢，建议产后 3 个月再恢复性生活为宜。

4 恶露是什么？

产后恶露是指产后脱落的子宫蜕膜、血液和黏液等组织经阴道排出体外，这些排出物称为恶露，这是产妇在产褥期特有的临床表现，属于生理性变化。恶露略有血腥味，但无臭味，其颜色及内容物随时间的变化而变化，一般持续 4～6 周左右，总量约为 250～500ml。

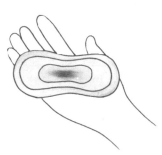

产后恶露分为血性恶露，浆液恶露和白色恶露三种类型：血性恶露含有大量血液得名，颜色鲜红，量较多，有时会伴有小血块，血性恶露持续约 3～4 日，血液成分逐渐减少，浆液增加，转变为浆液恶露；浆液恶露含有大量浆液，颜色为淡红，镜下见较多坏死蜕膜组织、宫腔渗出液、宫颈黏液，少量红细胞及白细胞等，浆液恶露持续 10 日左右，浆液成分逐渐减少，白细胞增多，转变为白色恶露；白色恶露含有大量白细胞，颜色较白，质地黏稠，白色恶露约持续 3 周。

5 正常产后恶露多长时间干净？

二孩妈妈在产后都会有恶露，一般持续 4～6 周左右，其中血性恶露持续时间约为 3 天，浆液恶露大概持续 10 天，白色恶露一般会持续 3 周左右。但随着生活环境以及分娩方式的改变，恶露时间可能会延长，临床上将其定义为子宫复旧不全，这表明二孩妈妈的产后恢复并不理想，必要时需要到医院进行咨询。另外，恶露时间长短还受产妇年龄的影响，年龄小于 20 岁和年龄大于 35 岁的产妇恶露延长的发生率明显高于 20～35 岁的产妇。

6 剖宫产恶露时间会延长吗？

近些年来，我国剖宫产率呈不断上升地趋势，已远远高于世界平均水平，根据文献统计，血性恶露持续时间大于 20 天的产妇在剖宫产中约占 90%，阴道分娩中约占 60%，说明剖宫产是使恶露时间延长的重要影响因素，剖宫产会使恶露时间延长，可能与以下几个方面有关：

（1）在宫缩前行剖宫产术，宫口未开使血性恶露排出不畅，导致恶露时间延长。

（2）术前因胎膜早破、滞产、羊水浑浊、宫腔感染等影响子宫复旧，导致血性恶露时间延长。

（3）在术中由于用纱布反复擦洗宫腔，去除蜕膜的同时损伤了基底层，影响术后子宫复旧。

（4）在术中切开子宫的方式、切口位置和缝合切口的方法不正确，可能会影响子宫切口愈合，除引起血性恶露时间延长外，还可能会造成晚期产后大出血。

7 产后为什么出汗多？

分娩过后，产妇会出现出汗增多，尤其在饭后及睡眠时，常表现为醒后大汗淋漓。一般在产后1～3天较为明显，产后1周可恢复正常，俗称为"褥汗"，是机体自我调节的表现，属于生理现象。主要是由于怀孕期间，孕妇血容量增加，分娩过后产妇所需要的循环血量较孕期明显减少，因此产后需要将孕期潴留的多余水分排出体外，以减少心脏负担。这些多余的水分通过皮肤排泄就产生了"褥汗"。

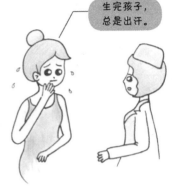

生完孩子，总是出汗。

虽然褥汗属于生理现象，但其与乳汁分泌有着密切的关系。在每日产妇液体出入量一定的情况下，大量褥汗造成体液丢失过多，便会导致乳汁分泌量减少，同时还严重影响产妇的睡眠与情绪。因此产后应当避免过度穿盖，不能像传统观念一样，"月子"期间盲目的"捂"，应保持室内温度适宜，同时要注意房间通风换气。

8 什么是"坐月子"？

中国自古就有"坐月子"的习俗，而且至今也一直遵循这样的习俗。"月子"只是一个通俗概念，它的医学术语叫"产褥期"；是指胎儿、胎盘娩出产妇身体和生殖器官复原的一段时间，通常为6～8周，即42～56天。所谓坐月子就是产妇通过产褥期的休息和调养实现身体和生殖器官复原。

传统观念，月子里不能出门、不能下地、不能沾水、不能刷牙、不能洗澡、不能吃蔬菜、不能吃水果、不能看电视、不能用电脑用手机等等，百般禁忌。从科学角度来看这些禁忌并无确切的依据，产妇应该科学的坐月子，注意营养饮食，适当活动，注意卫生，保持心情愉悦，科学健康地度过产褥期，实现身体和生殖器官的恢复。

9 为什么要"坐月子"？

以上所述的产褥期，一般为6周左右，俗称"坐月子"。"坐月子"是中国汉族的传统习俗，国际医学界并没有产妇需要"坐月子"的说法。从中医的角度来讲，产妇由于分娩时出血过多以及在孕育宝宝的过程中体质发生变化，身体非常虚弱，所以要通过"坐月子"来尽快使身体功能恢复。

现代观念认为，产褥期是生殖器官及全身其他器官（乳腺除外）恢复正常的过程，需要休息调养，但是应采用科学的方法恢复。

10　月子期间饮食要注意什么？

（1）适当饮用红糖水。红糖的铁含量很高，还含有多种微量元素和矿物质，对于恶露排出，防治尿失禁都有一定的作用。但是，饮用过多的红糖水会导致新妈妈出汗增多，体内盐分流失，饮用时间不宜过长过多。

（2）最好以天然食物为主，切忌过多服用营养品。

（3）多食用富含植物纤维的蔬菜和水果，如葡萄、桃子、苹果等。避免辛辣和容易产生胀气的食物。

（4）产妇在月子里出汗较多，乳腺分泌也很旺盛，体内容易发生缺水。因此，应该在菜里适量加盐，以保证体内足够的盐分。

（5）建议少食多餐，不可贪吃。月子期间孕妇大部分时间都是躺在床上，胃肠道功能减弱，因此每顿饭不宜吃太多，可以等有饥饿感后再吃，一天可进食四到五次。

（6）流食慢慢过渡到正常的饮食。在产后，消化系统的功能还需要一段时间才能恢复，因此产后几天可以选择一些比较容易消化的食物。可以从菜汤过渡到稀饭，然后再开始吃米饭和面食，越难以消化的食物越晚开始食用。

11　什么是月子餐？

月子餐就是二孩妈妈在坐月子期间的饮食，月子期是产妇身体恢复的关键时期，食补非常重要，但是必须补得科学、合理，才能对身体有益。一般情况下食补需要分阶段、分个体情况来进行。

产后第一周，产妇的身体非常虚弱，胃口相对较差，不仅需要排出恶露及各种体内代谢物，还要使分娩过程中造成的各种损伤尽快愈合，在此时期的食物应以清淡为主。

产后第二周，大部分产妇的恶露已逐渐减少，颜色也逐渐变得淡，分娩时的伤口也已基本愈合，胃口也逐渐好转。这个时期可增加猪蹄、排骨、枸杞、山药、苹果、梨、香蕉等补血、补充维生素的食物，但应注意适度。

生宝宝二周后，也要进行有效地调理，可以多补充各种汤类，以保证给宝宝充足的营养供给，并要多吃蔬菜水果，既能保证充足的奶量，还能保持营养的均衡；此外，月子里要多吃富含蛋白质的食物，可促进伤口尽快愈合，加快体力恢复，并保证产妇分泌充足的母乳。蛋白质分为动物蛋白和植物蛋白，氨基酸是其基本单位。如禽、畜及鱼类等的肉、蛋、奶是动物蛋白的主要来源，而且含人体所需要的氨基酸种类齐全，比例较为合理，人体易吸收并消化，因此饮食应以动物蛋白为主。

12　月子期间奶水不足怎么办？

坐月子期间奶水不足可通过以下几点来改善：

（1）树立母乳喂养意识，学习母乳喂养知识，掌握母乳喂养的正确姿势，产后与宝宝早接触、早吸吮、按需哺乳，哺乳时间每次不少于 30 分钟，如果婴儿睡眠时间超过 3 小时，应叫醒宝宝进行喂奶。在夜间哺乳有助于二孩妈妈保持奶量。

（2）二孩妈妈应做好乳头的护理，穿软布料衣衫，不宜穿化纤、粗糙的内衣，以防其对乳头的不良刺激。

（3）二孩妈妈要保证足够的营养，尤其应多吃富含蛋白质的食品，如牛奶、豆浆、鸡蛋、鱼肉类、猪蹄汤、鲫鱼汤等。

（4）二孩妈妈要保持稳定愉快的情绪和精神状态，要注意劳逸结合，与婴儿同步睡眠，坚持夜间哺乳。

（5）抱宝宝时应该胸贴胸、腹贴腹、下颏贴乳房，婴儿要将乳头及大部分乳晕充分含在嘴里，以免出现乳头皲裂的情况，母亲因疼痛感而减少或停止让婴儿吸吮，会影响乳汁分泌。

13 月子期间便秘怎么办？

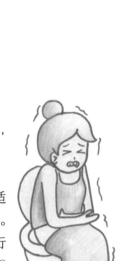

月子期间便秘可以通过以下几个方面来改善：

（1）保持心理健康：保持心情愉悦，消除不必要的恐惧和紧张情绪，坦然地接受治疗与护理。

（2）饮食护理：二孩妈妈应该多吃清淡且易消化富营养的食物，注意增加膳食纤维的摄入，每天食用新鲜水果，如香蕉、火龙果等，适量增加饮水量，不但可以增加粪便容积，又可软化大便，刺激肠道蠕动。

（3）运动：顺产的产妇可在产后 2 小时在护理人员的指导下进行一些翻身活动，依据产妇自身舒适程度采取多种不同的睡姿或坐姿。6 小时后可在护士协助下逐渐下床，在室内逐渐开始少量走动，以不疲劳为宜，避免突然下蹲、长时间站立等大幅度耗体力动作。对于剖宫产无并发症的二孩妈妈，在术后 24 小时后可逐渐尝试下床活动，在室内少量走动，如有并发症则要遵医嘱，不可自行下床活动。更为重要的是，有规律的提肛运动能有效锻炼盆底肌肉，保证肛门排便功能。

（4）腹部按摩：二孩妈妈可每天在腹部做环形按摩 5 分钟左右，促进肠道蠕动，帮助排便。

（5）穴位按压：按压脐旁两寸的天枢穴，脐上中脘穴及下肢的足三里、上巨虚等穴位，每穴按压 3 分钟左右。

14 月子期间可能怀孕吗？

已有文献报道，产后非哺乳妇女首次排卵平均发生在分娩后 45 天，最早可发生在

28天，只要有排卵就有怀孕的可能，因此，非哺乳妇女在月子期间存在怀孕的可能。母乳喂养和婴儿对乳头的吮吸会干扰到促性腺激素脉冲式分泌的频率和幅度，在这时候，虽然可能有卵泡发育，但通常并无排卵，妇女没有排卵就不会怀孕。多数学者认为，哺乳妇女产后6周（42天）是生理性不孕阶段，哺乳妇女在月子期间怀孕的可能性比较小。

月子期间怀孕的可能性是十分低的，但月子期间妈妈身体正在恢复中，同房对其身体功能有伤害，一般不建议产后42天内同房。

15 月子期间可以刷牙吗？

二孩妈妈在坐月子期间限制刷牙是有害的。

首先，产后妈妈体内各种与妊娠有关的激素水平下降，可能会导致产后牙病，需要十分重视牙齿卫生才能预防此病的发生。

其次，若长时间不刷牙，二孩妈妈会感觉口腔内不适，清洁的口腔可以增强食欲，有利于保持二孩妈妈良好的精神状态和愉悦的心情，不但可以防止产后抑郁的发生，而且可以加快产妇身体功能的恢复。因此，保持口腔卫生与刷牙十分重要，尤其在产后一个月。

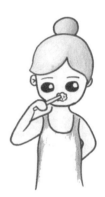

此外，坐月子期间只是漱口或用棉签清洁而不刷牙，不可避免会使食物残渣滞留在口腔牙齿间，引起细菌繁殖，这样是不可行的。所以，月子期间应该正常的刷牙。

16 月子期间可以坐浴吗？

在月子期间坐浴主要是针对于行会阴侧切术的二孩妈妈。虽然手术比较小，但由于产妇抵抗力下降，且解剖位置特殊（前近尿道后邻肛门），并且受恶露附着，因而容易引起感染。宝宝出生10天以后，子宫颈口已经闭合，对于会阴部愈合不良、局部肿痛的二孩妈妈来说是可以坐浴的。

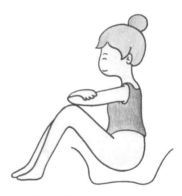

坐浴方法：二孩妈妈用1：5000高锰酸钾溶液坐浴，2次/天，20分/次，以达到消除水肿、灭菌、消毒作用，而且还可增加局部血液流量，改善局部循环。但是使用高锰酸钾时一定要掌握好浓度、使用方法以及坐浴的时间，否则，会起反作用。

17 月子期间可以洗头洗澡吗？

根据我国传统习惯和观念，分娩后产妇在一个月内往往不能洗澡、洗头，因为产妇及其家人持有如下信念：产妇刚经历分娩过程，体质比较虚弱，月子期间洗头洗澡容易使寒气进入身体内。常见的说法有："水汽进去，对身体不好，年纪大了身体痛""水汽会渗到毛细孔里头，到骨头、关节，怕关节会痛"，上述这些观念都是不正确的。

产妇的新陈代谢十分旺盛，不洗头、不洗澡不但会影响舒适、影响休息，从而影响产妇的心情，还会因这种错误的行为对健康产生一定的影响。一般来说：洗头、洗澡可以促进头皮及全身血液循环，有益健康，还可以使产妇在月子期身体舒适，心情愉悦。建议至少每周洗2次，并把该建议编入孕前健康教育宣传资料里，向二孩妈妈及其家属宣传。

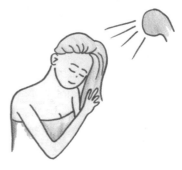

随着现在生活条件的不断提高，家里的洗浴设施更加完善，在月子期间洗头、洗澡早已不是问题。但要注意水温适宜，最好在37℃左右；不要用太刺激的洗浴用品；洗完后要立即将头发和身体擦干，再用浴巾将身体和头发包住，避免挥发大量的热量；但在冬季不建议过于频繁洗澡、洗头。

18 月子期间如何护理会阴侧切伤口？

侧切伤口的护理：①多摄取高纤食物，养成规律的排便习惯，多补充水分，以避免便秘。采用坐式大便，切忌用力解便，避免缝合的伤口裂开；②产妇采用切口对侧卧位，以利用体位引流，防止恶露流入伤口，增加感染机会。侧卧位也有利于子宫复旧，有利于血液循环，有利于切口愈合；③伤口疼痛严重的二孩妈妈应该及时报告医生；④二孩妈妈应该适当活动，产后1个月内不提举重物，不宜进行动作过大的锻炼。产后6周内避免性行为。

发现如下情况，应及时报告医生处理，以免影响切口愈合：①体温变化：术后密切体温变化，如果发现体温在38℃以上的二孩妈妈应及时就医；②伤口血肿：在缝合1~2小时后，切口部位硬肿，轻压有少量鲜血流出，自感疼痛并加重，甚至出现肛门坠胀感；③伤口感染：在产后2~3天出现切口局部红、肿、热、痛等，挤压有脓性分泌物。发现以上情况应及时报告医生处理，以免影响切口愈合。

19 月子期间如何护理剖宫产腹部伤口？

剖宫产切口分为2种：纵切口与横切口。剖宫产的切口愈合需一周左右的时间，通常术后第7天左右即可拆线，但是如果切口较大，发生感染的概率也会相应增高，肥胖的二孩妈妈由于皮下脂肪较厚，也容易发生切口感染，所以肥胖或者患有糖尿病等其他影响切口愈合的疾病的二孩妈妈要拆线时间需要延长。切口需定期换药，换药时应检查切口有无渗血及红肿，如果发现应及时告知主管医生。切口完全恢复需要5~6周，由于刚分娩的二孩妈妈身体抵抗力弱，容易发生切口感染，故应悉心呵护。术后切口尽量避免沾水，可以用干净的毛巾对身体进行擦拭，切勿盆浴，以避免切口与阴道感染。如果切口发生红肿热痛症状，切忌随便挤压或抓挠，应该及时就医，以免发生感染。

产后还要注意什么

1 产后什么时候需要去医院复诊？

产后 6 周（即 42 天），产妇机体除了乳腺以外其他各器官的形态及功能均恢复到孕前水平，称为产褥期。产褥期里子宫复旧，宫颈、阴道、会阴等损伤也修复完全，因此对于正常分娩产妇及剖宫产产妇而言，产后复诊时间均定为分娩后 42 天。

对于分娩 6 周恶露仍未干净者，仍然需要在医院进行常规产后妇科检查，检查时严格消毒就可减少感染风险。

产后复诊的项目主要包括：①常规妇科检查：包括对外阴、阴道、宫颈黏膜的检查，通过双合诊粗略判断子宫复旧及双附件情况；②阴道分泌物检查（即白带常规）；③宫颈刮片检查；④腹部 B 超或阴道 B 超，准确了解子宫复旧情况；⑤乳腺检查；⑥盆底功能检测等。

产后复诊的目的有：①了解会阴伤口恢复情况；②了解分娩时阴道、宫颈黏膜损伤的修复情况；③了解子宫复旧情况；④了解恶露干净情况；⑤排除可能存在的产后感染及宫颈、附件区疾病；⑥了解有无胎盘、胎膜组织残留，子宫胎盘附着处创面的恢复情况；⑦对于剖宫产者，了解子宫及腹壁伤口恢复情况，排除子宫内膜异位症、伤口粘连等问题；⑧了解乳腺分泌情况，排除可能存在的乳腺疾病，同时针对哺乳期存在的问题，对产妇进行帮助。

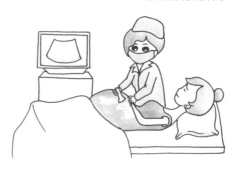

2 产后什么时候做妇科检查？

产后 6 周（即 42 天），产妇机体除了乳腺以外其他各器官的形态及功能均恢复到孕前水平，称为产褥期。产褥期里子宫复旧，宫颈、阴道、会阴等损伤也修复完全，因此对于正常分娩产妇及剖宫产产妇而言，产后妇科检查时间均定为分娩后 42 天。

产后妇科检查项目主要包括：①妇科常规检查：包括对外阴、阴道、宫颈黏膜的检查；②阴道分泌物检查；③宫颈刮片检查；④腹部 B 超或阴道 B 超，了解子宫复旧情况；⑤乳腺检查；⑥盆底功能检测等。

对于子宫复旧不良、产后恶露时间延长及其他不适的情况，应随时去医院就诊。

3 产后做妇科检查的目的是什么？

产后妇科检查的目的有：①了解会阴伤口恢复情况；②了解分娩时阴道、宫颈黏膜损伤的修复情况；③了解子宫复旧情况；④了解恶露干净情况；⑤排除可能存在的产后感染及宫颈、附件区疾病；⑥了解有无胎盘、胎膜组织残留，子宫胎盘附着处创面的恢复情况；⑦对于剖宫产者，了解子宫及腹壁伤口恢复情况，排除子宫内膜异位症、伤口粘连等问题；⑧了解乳腺分泌情况，排除可能存在的乳腺疾病，同时针对哺乳期存在的问题，对产妇进行帮助。

4 产后多久会来月经？

产后月经恢复时间与是否哺乳有关。产后 1 周，产妇血清中的雌、孕激素水平会恢复到孕前状态，产后 6 周卵泡刺激素（FSH）和黄体生成素（LH）逐渐恢复至正常水平。产褥期卵巢即有新的卵泡发育，不哺乳的产妇一般产后 6~10 周左右恢复排卵，随后恢复月经。

5 产后哺乳多久会来月经？

对于哺乳期妇女，高催乳素（PRL）会抑制卵泡刺激素（FSH）和黄体生成素（LH）的分泌，从而起到抑制排卵的作用，因而哺乳妇女一般月经会推迟至 4~5 个月以后，甚至哺乳期（指产妇产后用乳汁喂养婴儿的时期，一般长约 10 个月至 1 年左右）不来月经，1 年内恢复月经均属于正常现象。然而，需要注意的是哺乳期虽无月经来潮但可以有排卵，因此存在怀孕风险，需要采取避孕措施。

对于产后血性恶露淋漓不净，各种原因无法确定月经来潮，或哺乳期结束（产后 1 年）仍未恢复月经者应当及时就医诊治，可通过定期检测体内激素水平、体温变化及卵巢排卵情况来了解卵巢功能，掌握月经恢复情况，必要时可人为恢复月经周期。

6 会阴侧切会影响性生活吗？

有研究表明，会阴侧切对盆底肌功能、结构均会产生显著影响，部分产妇分娩后近期即可发生盆底功能障碍性疾病。经阴道分娩的产妇在行会阴侧切术后 42 天内出现的盆底功能障碍主要表现为性生活的感觉障碍或性交痛，这对产妇、家庭及社会均造成一定负担。因而分娩时应积极处理产程，严格掌握会阴侧切术的指征，避免不必要的会阴损伤。

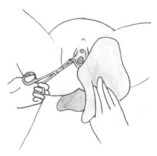

会阴侧切术，即会阴侧位切开缝合术，是指在自然分娩过程中将产妇会阴侧向切开，是分娩期第二产程中进行的小手术。会阴切开术的指征：①会

阴过紧或胎儿过大，估计分娩时会造成会阴撕裂者；②母儿发生病理情况，需要尽快结束分娩者。

会阴侧切口完全愈合，一般需要 42 天左右，故产后 6 周内，会阴侧切会影响性生活。

7 产后什么时候可以再怀孕？

理论上，产后月经周期恢复、卵巢恢复排卵就具备了再次受孕的能力，但是建议顺产的产妇分娩 6 个月以后再孕，对于剖宫产的产妇由于子宫伤口生长及瘢痕的恢复需要一定时间，2 年后再孕较为合适。

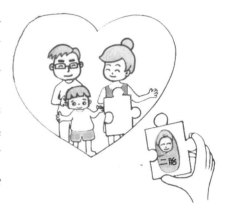

研究证实，产妇两次生育间隔时间过短会严重影响母婴的健康状况，此时母体内钙、铁和叶酸等营养物质还未储备充足，生殖系统还未完全恢复，一方面易导致流产可能，另一方面胎儿产出后产妇乳汁分泌不足会影响胎儿的营养均衡。对于剖宫产的孕妇而言，除了以上风险外，还可能导致子宫破裂、子宫切口妊娠等疾病发生，甚至威胁产妇生命。

妇产专家建议，两次分娩的时间最好间隔 3 ~ 5 年。因此对于打算生二孩的家庭应当合理计划，避免高龄妊娠的同时健康孕育二孩。

8 产后避孕何时开始？

产妇可根据排卵恢复时间来确定产后何时开始避孕。如果产妇产后不哺乳，则平均产后 45 天恢复排卵，随后月经来潮。对于哺乳的产妇而言，体内存在脉冲释放的促性腺激素释放激素和下丘脑释放的催乳素，这两种激素可以抑制体内雌二醇水平，从而抑制排卵，使得哺乳期可无月经来潮，但这抑制作用有限，产后仍可出现排卵，最早可在产后 36 ~ 42 天发生，因此哺乳期也有怀孕可能。

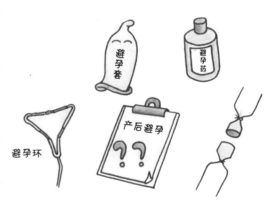

根据排卵时间，建议不哺乳的妇女恢复性生活后就应立即开始避孕。哺乳的产妇，可在产后 6 周完成相关产后检查，由医生指导采取相应避孕措施。

9 产后避孕方式的选择？

产后排卵功能的恢复，通常很难预料，有可能发生在哺乳期闭经期间，产妇往往毫无察觉，因此必须认真落实避孕措施，避免意外妊娠。WHO 建议：分娩后尽早开始避孕。

哺乳与否对产妇产后避孕方式的选择有一定影响。

（1）无论哺乳与否，产后避孕首选的是宫内节育器避孕：宫内节育器（IUD）是长效、高效的避孕方法，分为带铜IUD和释放左炔诺孕酮的宫内甾体激素缓释系统（LNG-IUD，商品名为曼月乐）。带铜IUD不影响女性的血凝系统和产后哺乳，可作为产后避孕首选的方法。关于带铜IUD的使用，国内指南建议：对于顺产的产妇可在分娩6~8周后恶露干净、会阴伤口愈合、子宫恢复正常、无产褥感染者，或者推后至产后3个月放置宫内节育器避孕。产后子宫大小合适且无明显不适的产妇，也可在胎盘娩出后立即放置。对于剖宫产的产妇产后6个月使用宫内节育器避孕为最佳选择，如果存在产褥期感染，则需等到感染治愈后再行放置。

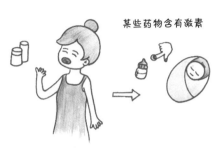

某些药物含有激素

（2）无论产后何时，产妇哺乳与否，安全套均是较适宜的避孕方法：对产后不久便恢复性生活的、不愿放置节育器的妇女尤其适用。但其避孕效果与配偶能否坚持和正确使用相关，且避孕套存在破损情况，往往不易及时发现，因此存在一定避孕失败的风险。

（3）产后哺乳期间大多数时间内无月经来潮，一般先有排卵后出现月经，因此不能准确计算安全期，安全期法作为产后避孕方法不建议使用。

（4）对于不哺乳或者哺乳期结束的产妇可选用口服避孕药避孕：临床常用的避孕药为单纯孕激素避孕药和雌孕激素联合避孕药。单纯孕激素避孕药对凝血因子、血压的影响均较小，使用较为安全，不哺乳的产妇产后3周即可开始使用。联合激素避孕药可以提升血液高凝状态，增加静脉血栓发生风险，其风险在产后6周后下降至基线，WHO建议：雌孕激素避孕药的使用应不早于产后21天，因此通常建议使用联合激素避孕药应在分娩6周后。

（5）针对哺乳期产妇，存在一种特殊的避孕方法，称为"哺乳闭经避孕法"。母乳喂养的女性存在脉冲释放促性腺激素释放激素和下丘脑释放的催乳素，这两种激素可以抑制体内雌二醇水平，从而抑制排卵。但是机体排卵受很多因素同时影响，因此该方法必须满足3个条件才能起到一定避孕效果：①完全母乳喂养；②闭经；③<产后6个月。此时哺乳闭经避孕效果可达到98%。但因人而异，哺乳期虽有雌二醇抑制作用，仍可有排卵发生，因此此方法不建议使用。

（6）对于二孩的产妇，尤其是剖宫产或合并有子宫、卵巢疾病者，无生育需求可行输卵管结扎术，以达到永久避孕效果。

10 哺乳期可以服用避孕药吗？

根据孕激素成分分类，避孕药可大致分为5类：睾酮衍生物、孕激素衍生物、雌激素衍生物、螺旋内酯类及复合制剂。目前临床上常用单纯孕激素避孕药和雌孕激素联合避孕药。

单纯孕激素避孕方法是唯一不影响泌乳、不对婴儿产生不良影响的荷尔蒙避孕法，但其起始使用时间仍无定论，且远期影响未知，因此通常不建议哺乳期妇女使用。

对于联合激素避孕药，不建议哺乳期产妇使用，因为药物中含有的激素成分会通过乳汁进入乳儿身体，从而作用于婴儿，存在影响其性腺发育的可能性，同时避孕药中的雌激素成分会抑制乳汁分泌，会影响乳汁质量，虽然目前其影响未被证实，但为安全起见，应当慎用。

哺乳期妇女应优先采取放置宫内节育器的方法避孕，次者选用避孕套避孕。

11 什么是产褥感染？

产褥感染是病原体在产妇分娩时及（或）产褥期侵袭生殖道而引发的疾病，可为生殖道局部或全身炎症反应，可能引发相关并发症。近些年来，产褥感染具有较高的发病率，产褥感染治疗不当会危害产妇的健康，严重甚至会导致产妇死亡。

影响产褥感染的因素有：①分娩前病变因素：产前营养不良、贫血、体质较差的孕妇，其机体免疫力大多低下，经妊娠、分娩及产褥期后，免疫力更低下，从而增加感染率。怀孕期间患有阴道炎的二孩妈妈，其阴道防御及自洁功能较弱，分娩时阴道再次受创，使感染的几率增加。患有妊娠并发症的二孩妈妈，如糖尿病、高血压等，因用药期延长及病变损害等，机体自身抵抗疾病的能力低下，也会增加感染概率。②分娩因素：产妇分娩过程不但会对生殖道的正常菌群有一定的干扰，而且在分娩过程中的宫腔检查、胎盘残留等，均难免会使细菌进入宫腔，引发产褥感染。③产后因素：产后因素主要为产后出血，而产后出血的主要诱因为宫缩乏力、胎膜早破等，这些疾病会使产妇免疫力下降，诱发产褥感染。

产褥感染以预防为主，应该从妊娠开始到产褥期综合预防才可达到理想的效果。①产前措施：二孩妈妈应该做好产前检查工作，对于贫血和营养不良的二孩妈妈，应该加强营养，补充蛋白质、微量元素和低脂肪食物，多吃蔬菜水果，贫血仍没有改善甚至加重的患者应给予中药或铁剂等治疗。对于怀孕期间阴道炎产妇及产前合并基础病变的二孩妈妈，如高血压、糖尿病、子痫前期等，均应早期积极治疗。②产后措施：二孩妈妈在产后注意产褥期恶露尚未干净前禁止性交，应该注意个人卫生，保持每日清洁外阴。避免憋尿、注意休息、加强营养、保持心态健康。

12 如何预防产褥感染？

产褥感染有两个主要感染途径：①女性生殖道内的常驻菌群造成的内源性感染；②外源性因素（如临产前性行为、医疗操作等）引起的外源性感染。女性生殖道对病原微生物入侵有一定的抵御能力，当机体抵抗力下降、生殖道损伤时会增加产褥感染的发生率，因而其诱因可能与孕期卫生不良、胎膜早破、严重贫血、产科手术操作、产后出血等因素有关。针对可能的诱因，可采取以下措施来预防产褥感染的发生。

（1）妊娠期：①加强产前检查、孕期保健和卫生宣传教育工作；②调整饮食，保证维生素及营养物质摄入，注意休息，适量运动，积极纠正孕期贫血，提高产妇机体抵抗力；

③分娩前2个月内避免盆浴和性生活；④孕期发现阴道炎、盆腔炎等并发症时，及早就医诊治。

（2）分娩期：①选择正规的医院和适合的分娩方式，尽可能减少病理产，降低剖宫产率；②注意避免胎膜早破，正确处理产程中出现的问题；③分娩过程应保证严格消毒及无菌操作；④分娩过程中注意保护会阴及产道，严格掌握会阴侧切术的指征，避免不必要的产道损伤。

（3）产褥期：①加强产妇的卫生护理，保持会阴清洁，最好保证每日擦洗会阴部2次；②鼓励产妇尽早下床活动，适当加强营养，增强抵抗力，促进伤口愈合；③产褥期间避免性生活；④产褥期间密切观察伤口恢复情况、体温及恶露情况，发现异常及早就医诊治；⑤对于易发生产褥感染的高危二孩妈妈而言，可以在医生的指导下使用抗生素，进行预防感染治疗。

13 什么是乳腺炎？

乳腺炎是指发生于乳腺的感染性疾病，可分为急性乳腺炎和慢性乳腺炎。乳腺炎的病因有3点：①乳汁淤积；②细菌感染：哺乳时婴儿吮吸、乳头皲裂等原因出现乳头损伤时，细菌从破损处沿淋巴管入侵，引发感染；③机体免疫力下降。

临床上以急性乳腺炎较为多见，其发病初期即为急性化脓性感染表现，多见于哺乳期女性，初产妇更多见，好发于产后3~4周，是产妇产后发热的主要原因之一。主要症状：①全身症状：发热、寒战、乏力等全身感染症状；②局部症状：早期仅表现为乳腺表面局部发红、皮温升高、肿胀合并疼痛，有时可触及硬结。随着病情进展，出现化脓表现，继而脓肿形成，发展为乳腺脓肿，此时疼痛常呈波动性，局部肿块增大，严重时出现表面破溃，可见脓液从破溃口流出。

慢性乳腺炎多由急性乳腺炎治疗不当转变而来，或发病开始便呈慢性炎症表现，起病慢，病程长，以肿块、硬结为主要表现，肿块可与周围皮肤形成粘连，经久难消，乳腺表面无明显"红、肿、热、痛"、破溃流脓等表现，全身症状亦较轻。

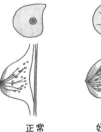

14 不哺乳会得乳腺炎吗？

对于不哺乳的二孩妈妈而言，乳头没有婴儿的吮吸，祛除了哺乳时细菌入侵造成感染的这一危险因素；当产妇有先天性或继发性乳管开放不良时，发生乳管阻塞时，或者乳汁分泌旺盛，排空不佳或回奶失败时，乳汁会淤积于乳腺及乳管内，乳汁是细菌等病原微生物理想的培养基，有利于细菌的生长繁殖，此时若有

正常　　　妊娠期　　　哺乳期

细菌等病原微生物侵入乳腺，就很容易在淤积的乳汁中生长繁殖，就会发生乳腺炎。

因而从病因上分析，不哺乳的二孩妈妈也会患乳腺炎。

15 得了乳腺炎还能喂宝宝吗？

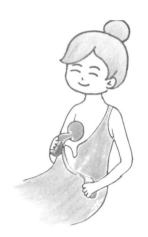

答案是可以的，目前研究显示，吮吸患乳腺炎一侧分泌的乳汁对宝宝健康不会产生不利影响，但是疾病本身会造成患侧乳汁味道改变，有时宝宝会不易接受而拒绝吮吸。

患乳腺炎的哺乳期二孩妈妈其哺乳方法根据疾病发展及症状的不同有所区别：①应当依据宝宝饥饿情况，频繁哺乳，增加哺乳次数。哺乳后乳汁仍有剩余时，应当及时使用吸乳器排空乳汁，防止乳汁淤积。②对于早期症状不重、疼痛感较轻的患者，建议哺乳时先让宝宝吮吸患侧，及时排空患侧乳汁。③对于症状较重、疼痛难忍的患者，建议先让宝宝吮吸健侧乳汁，从而促进患侧排乳反射，待患侧乳汁溢出时再让宝宝吮吸患侧，排空患侧乳汁。④对于脓肿较大需要切开引流，或者乳头皲裂严重的患者，建议暂停患侧哺乳，用吸乳器排空患侧乳汁，同时积极处理乳头损伤问题。

16 乳腺炎如何处理？

乳腺炎发病 48 小时以内可以局部冷敷表面红肿部位，起到止痛及阻止炎症扩散作用，48 小时以后可使用蒲公英、25% 硫酸镁等清热解毒药物进行热敷。

疾病初期可以使用手法按摩，促进乳管开放，利于乳汁排空。

疾病早期局部红肿疼痛较轻时可继续哺乳，后期疼痛较重或局部脓肿形成时则要停止患侧哺乳，使用吸乳器吸尽乳汁，防止乳汁淤积。

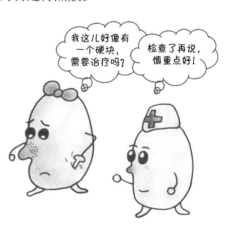

全身使用抗生素抗感染治疗：首选青霉素配合抗厌氧菌抗生素如甲硝唑联合治疗，对青霉素过敏者可选用红霉素等其他抗生素，脓肿形成后可以穿刺抽出脓液，进行细菌培养及药物敏感实验，选择有效的抗生素。

局部封闭：使用青霉素等抗生素 + 普鲁卡因等止痛剂 + 生理盐水进行局部封闭治疗。

脓肿较大，局部疼痛肿胀明显者，可以在脓肿压痛最明显处及脓肿最低位分别切开，行对口引流，以利于脓液排空，促进愈合。

17　乳腺炎需要手术吗？

早期乳腺蜂窝织炎不需要手术治疗，只用局部热敷、全身使用抗生素，配合手法按摩及吸乳器排空乳汁即可。

晚期乳腺炎发展为乳腺脓肿时，需要行脓肿切开术，切断脓肿分隔，使用对口引流方法，以保证通畅引流，尽快排空脓液。

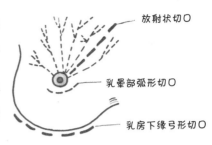

18　什么是晚期产后出血？

产后出血是指胎儿娩出后24小时内，阴道分娩者出血量≥500ml，剖宫产分娩者出血量≥1000ml；晚期产后出血是指分娩结束24小时后，在产褥期内发生的子宫大量出血，出血量超过500ml，多见于产后1~2周，亦可迟至产后2月左右发生，主要表现为持续或间断阴道出血，有时可为突然的阴道大量出血，严重时可引起失血性休克，多伴有寒战、低热。

晚期产后出血的常见病因有：①胎盘、胎膜残留；②蜕膜残留；③子宫胎盘附着面感染或复旧不全；④感染；⑤剖宫产术后子宫切口裂开；⑥其他：产后滋养细胞肿瘤、子宫黏膜下肌瘤等。

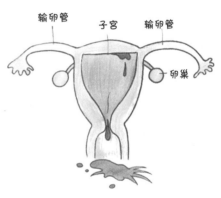

根据晚期产后出血发生的病因，分娩出现胎盘滞留、胎盘植入及残留，或者巨大儿、胎位不正及头盆不称造成难产，以及曾经接受过人工流产、清宫等妇科手术，或患有妊娠合并症的产妇均属于晚期产后出血的高危人群。

对于首胎剖宫产的二孩产妇而言，由于首胎分娩时造成的子宫切口修复形成子宫瘢痕，分娩二孩时造成瘢痕处子宫收缩不良，影响产后子宫复旧，使晚期产后出血的概率大大增加。

产妇发生晚期产后出血时，应当及早就医诊治。

19　产后如何防止子宫复旧不良？

子宫复旧是指胎儿及其附属物娩出后，子宫肌纤维的收缩与缩复作用，使子宫体积及胎盘附着部位的子宫内膜逐渐恢复到孕前状态的过程，大约需时6周左右。

宫缩乏力是导致子宫复旧不良的主要原因之一，尤其是首胎剖宫产的二孩产妇，瘢痕部位的子宫收缩较弱，更容易造成子宫复旧不良。因此及时、有效地采取促进子宫复旧的措施是预防和治疗子宫复旧不良的关键。尤其是对二孩的产妇而言，若发生子宫收缩乏力，恶露增多、有异味或血性恶露持续时间超过 4 周，应当及时祛除可能的诱因或病因，如检查胎盘、胎膜有无残留，有无子宫肌瘤、子宫瘢痕，有无子宫肌炎、内膜炎等。同时按摩子宫，或在专业医生指导下使用子宫收缩剂促进子宫收缩，以免造成晚期产后出血、感染等并发症的发生。

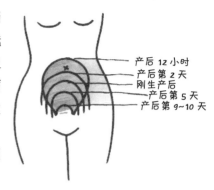

产后 12 小时
产后第 2 天
刚生产后
产后第 5 天
产后第 9～10 天

正常情况下，胎盘娩出后，子宫收缩呈圆形，宫底降至脐下一横指，产后 1 日可略上升至脐平，以后每日下降 1～2cm，产后 10 日降至盆腔内。

产后 1 周内产妇应每日相同时间排尿后手测宫底高度，以了解子宫复旧情况。

母乳喂养时胎儿吮吸可以反射性的引起缩宫素分泌增加，促进子宫收缩，因此提倡产后母乳喂养。

20 产后如何防止子宫脱垂？

子宫从正常位置沿阴道下降，宫颈外口达坐骨棘水平以下，甚至子宫全部脱出阴道口以外，称为子宫脱垂。产程时间过长、产后过早参加体力劳动、长期腹压增加等因素可导致子宫周围韧带、盆底筋膜和肌肉长时间受压和过度伸展，弹性降低，甚至发生断裂，使子宫失去承托与固定，造成子宫脱垂。

轻度子宫脱垂者一般无不适症状，重者可表现为腰骶部酸胀或下坠感、白带增多、压力性尿失禁、排便排尿困难等不同症状。

因此，各种原因造成产程延长、体力劳动者、产后营养不良的产妇及生二孩的高龄产妇（盆底组织曾受到分娩的牵拉，功能较初产妇差，且产后恢复差）均属于子宫脱垂的高发人群，此类人群应积极采取以下措施预防子宫脱垂。

（1）产后刺激乳头帮助子宫收缩：刺激乳头会促进机体合成及分泌缩宫素，除了产后母乳喂养外，还可以通过按摩或热敷乳房的方法达到刺激乳头的效果，从而促进子宫收缩。

（2）产后注意适当休息：产后产妇可参与一般的日常活动，应避免过多的体力劳动，以免影响盆底组织恢复，导致未复旧的子宫发生不同程度的下移，造成子宫脱垂。

（3）减少长期腹压增加的因素：产后产妇应避免长时间走路、站立、下蹲、频繁的举重等增加腹压的因素，同时避免慢性咳嗽、便秘等疾病因素。

（4）产后在医生指导下进行产后保健，适当锻炼，加强盆底肌肉力量，促进盆底功能恢复。

已经出现子宫脱垂症状者，应积极就医，放置子宫托，必要时手术治疗。

21 剖宫产一定会引起子宫内膜异位症吗?

子宫内膜异位症(内异症)是指具有生长功能的子宫内膜组织在子宫腔被覆内膜及子宫以外的部位出现、生长、浸润,跟随月经周期反复出血,继而引发疼痛、不孕、结节或包块等症状。多见于育龄期妇女,其发展依赖于雌激素的作用,因此降低体内雌激素水平可使异位内膜萎缩、退化、坏死,从而达到治疗目的。

子宫内膜异位症的发病机制至今仍未完全阐述,目前有多种学说被人们所接受,其中以Sampson 经血逆流种植为主导理论。医源性种植这一观点是指剖宫产术后继发腹壁切口或阴道分娩后会阴切口处的内膜异位症,可能是术中将子宫内膜带至切口直接种植所致,同时术中脱落

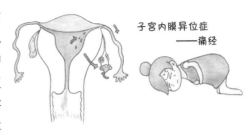

子宫内膜异位症
——痛经

的子宫内膜还可以经血、静脉、淋巴等途径种植。其他机制还包括体腔上皮化生学说、血管及淋巴转移学说、干细胞理论等。由于机制的不确定性,因此不能说剖宫产一定会引起内异症。

虽然两者之间没有绝对的因果关系,但医源性种植仍然是产后发生子宫内膜异位症的一大危险因素,应当采取一定的预防措施。例如,月经期间避免性交及妇科检查;避免多次的宫腔手术操作;手术过程中严格保护切口周围等。同时具有子宫内膜异位症家族史的女性可口服避孕药降低内膜异位症的发生风险。

22 产后抑郁有什么表现?

产妇在产褥期内出现的抑郁症状称为产褥期抑郁症,其病因尚不明确,可能与神经-内分泌、遗传、社会、家庭等多种因素有关。

产褥期抑郁症的主要表现是抑郁,也可表现为躁狂与抑郁的双相心境障碍,多发生于产后2周以内,4~6周时症状明显。产妇主要表现为情绪抑郁、感情淡漠、不愿与他人交流,对家庭失去信心,无故的担心或焦虑,对周围活动明显缺乏兴趣或愉悦感,食欲下降或暴饮暴食、体重显著下降或异常增加,失眠或嗜睡,精神沮丧,易疲劳乏力,思维减弱,注意力涣散,对婴儿表现出过度担忧或异常不关心,有时感觉孩子是一个负担,感觉生活没有意义或有自罪感,严重时可有自杀行为。

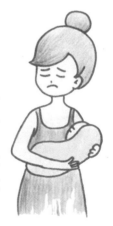

23 产后便秘怎么办?

产后便秘可能与以下原因有关:①分娩时胎儿压迫损伤盆底神经,影响排便反射;②产后盆底肌肉松弛、功能减弱,影响排便功能;③产后体力、体液损失,造成肠道失去滋润,胃肠蠕动功能减弱;④产妇产后饮食过于单一,过度补充高能量、高营养食物,忽

略维生素、纤维素等营养物质的补充。

当产后发生便秘时可采取以下方法：①调整饮食习惯：产后饮食应清淡而富有营养，注意多饮水，多食水果、蔬菜，增加维生素、纤维素等营养物质的摄入；②积极进行盆底功能的相关恢复训练：积极接受产后保健，进行适当锻炼和功能恢复治疗。如鼓励产妇腹式呼吸，练习排便动作（吸气时鼓腹并放松肛门、会阴，呼气时收腹并紧缩肛门、会阴），此运动可锻炼盆底肌肉，促进盆底功能恢复；③对于便秘严重、机体出现明显不适症状、调整食物及适当运动均不能改善便秘症状者，可给予乳果糖、双歧杆菌、滋阴润肠等轻泻剂缓解症状。

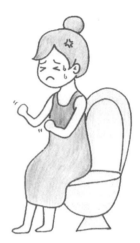

24 产后回奶该如何做？

回奶是指让乳房不再分泌乳汁。二孩妈妈产后因多种原因不宜哺乳，或宝宝已满周岁不需继续哺乳时，可进行回奶。

回奶应做到：

首先，饮食上注意少喝汤，避免过多食用富含蛋白质和促进乳汁分泌的食物如肉类、骨头汤等，控制每日蛋白摄入量；可适当多食用富含雌激素的食物，如豆制品和坚果类等。

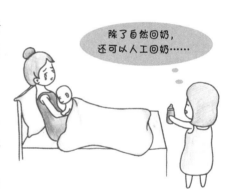

其次，减少每日哺乳、吸乳次数和单次哺乳时间，加长哺乳间隔，避免刺激乳头、乳房，一定时间后乳汁分泌可自然减少，称为自然回奶。

当产妇哺乳期过后无法自然回奶时，可采取以下常用方法达到人工回奶（须有专业医师指导用药）：

（1）口服大剂量维生素 B_6 200 毫克/次，3 次/日，连用 5~7 天。

（2）对于乳汁分泌大量者，口服溴隐亭 2.5 毫克/次，2 次/日，连用 14 天。

（3）中药内服：炒麦芽 60~100g，水煎服，可加入红糖，1 次/日。

（4）中药外敷：芒硝 250g 分两袋，敷于乳房两侧。

（5）中医针灸：针刺足临泣、悬钟等穴位。

25 产后如何防止乳房下垂？

（1）正确哺乳，适当断奶：母乳喂养可以避免产后乳房回缩过快，减少乳房下垂的发生。同时，应养成正确的哺乳姿势与习惯，两侧乳房交替哺乳，避免婴儿过度牵拉乳头。

（2）产后清洁护理乳房，适当运动：每次哺乳后应用温水将乳房及乳头擦拭干净，避免使用肥皂等刺激性化学品擦拭乳头，防止乳头皲裂。同时，日常可以适当进行扩胸运动，从轻微活动开始，循序渐进。

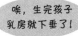

（3）按摩：配合适当手法按摩可以对乳房下垂起到预防作用。

（4）避免产后过度减肥：减肥过度可造成乳房脂肪组织疏松，可增加乳房下垂的发生。多食富含维生素、雌激素类的食物有利于预防乳房下垂。

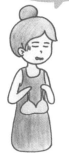

掌握正确的哺乳姿势

26 二孩时乳头还会皲裂吗？

乳头皲裂主要表现为乳头表面皮肤出现较小裂口和溃疡，造成出血，它是哺乳期的常见问题之一。常在哺乳后第1周发生，好发于初产妇。

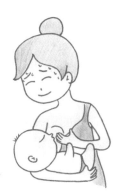

造成乳头皲裂的常见原因是：①婴儿因素：哺乳早期乳汁量少，婴儿吮吸时间过长、用力过大，或哺乳时婴儿不含乳晕的吮吸，使乳头受力过大，可造成乳头水泡形成，破裂后形成小溃疡，造成乳头皲裂；②产妇因素：哺乳姿势及哺乳习惯错误（如让婴儿含着乳头睡觉），哺乳时不注意乳头卫生或使用刺激性洗剂清洁乳头等；③乳头因素：产妇乳头长度过短、乳头凹陷或扁平、乳晕直径过大等。

因此，对于经产妇，具有上述危险因素者或者乳头皮肤比较稚嫩者均可能发生产后乳头皲裂。

27 二孩后减肥困难吗？

高龄或二孩产妇产后身体恢复的速度及程度都较年轻产妇及初产妇差，减肥也更困难，因此意愿生二孩的女性应选择合适的生育时间，尽量在身体各方面功能都"年轻"的情况下完成二孩的孕育。

产后恢复的不仅是体重，机体各方面也都逐渐恢复到孕前状态。产妇可以通过以下方式让产后瘦身变得简单、健康。

（1）注意减肥时间：产褥期不宜过度节食减肥，生产后产妇身体虚弱应注意饮食的逐渐恢复，不可产后立即使用过多补品，更不可因为减肥而过度节食，从而影响产妇身体恢复及乳汁的分泌，此时应当从清淡易消化食物开始，少盐少油腻，注重营养均衡。

（2）产后要适当控制饮食：避免过多地摄入主食及高热量食物，多食用优质蛋白质、维生素、纤维素及微量元素，例如多食新鲜瓜果蔬菜、蛋类、豆制品及优质肉类等，可以减少脂肪生成，促进肠道代谢及蠕动，防止产后便秘的发生。

（3）适当运动，循序渐进：适当锻炼，避免久坐，建立规律的运动习惯，运动强度由弱到强逐渐增加，避免急功近利。机体基本恢复到孕前水平时可加大运动量，多进行有

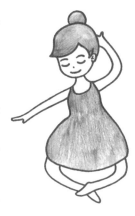

氧运动，如瑜伽、游泳、慢跑等。一般建议自然分娩、无异常出血的产妇产后应尽早下床活动，产后2周可以开始伸展运动。对于剖宫产的产妇，应当根据伤口恢复情况来安排运动强度，一般来说，产后1个月可以开始伸展运动，产后6~8周可以增加腹肌锻炼。

（4）母乳喂养：有研究证实，母乳喂养对婴儿及产妇均有很大益处。母乳喂养有助于控制产妇体内激素逐渐恢复至孕前水平，减少内分泌功能紊乱的发生，产妇通过哺乳可以促进子宫复旧，有助于产妇身体状况恢复到孕前状态。同时随着乳汁的分泌，除了带走母亲体内一部分营养素以外，还能促进产妇体内脂肪消耗，提供热量，促进产妇体型恢复。

（5）积极进行产褥期及产后保健：最好在专业人员的指导下进行产后恢复训练。

28 产后如何恢复美臀？

首先，合理控制饮食，配合产后护理及适当运动，将体重逐渐恢复到孕前状态。其次，产后定期检测盆底功能，积极进行盆底功能的恢复训练，使盆底功能较好的恢复到孕前状态。再者，待产后机体基本恢复、盆底功能基本正常后，可加强针对于臀部塑形、塑造臀部线条的相关运动，例如健身操、瑜伽、游泳等锻炼。以下几个简单的动作适用于产妇在家中进行日常锻炼，有助于臀部线条的塑性。

（1）臀部肌肉拉伸（两侧交替进行）：①单腿弓步向前，保持腰背部平直，重心前移，抬起一侧手臂向对侧倾斜；②取盘腿坐位，双手支撑地面，单腿屈向前，用外侧支撑地面，对侧腿伸直伸向后方，腰背部保持平直，缓慢前倾上身至有拉伸感为止；③仰卧，一侧腿屈曲后抬起，双手抱住该侧腿，尽量使大腿面紧贴胸前，另一侧腿保持伸直，持续几秒钟后交替进行。

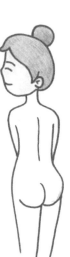

（2）活动臀部肌肉（两侧交替进行）：①仰卧屈膝，背部贴近地面，后脚跟发力使臀部抬高，再缓慢原路返回，过程中应感觉臀肌收缩用力；②自然站立，抬高双臂，腰部平直，向下垂直深蹲至大腿面与地面夹角90°后快速站起；③自然站立，一侧腿向对侧腿后方撤步并下蹲，快速站立；④双手支撑躯干，双膝跪于地面，向后抬高一侧腿，保持腿面向下，持续数秒钟后缓慢收回，换另一侧；⑤单腿后撤，起跑姿势，垂直下蹲，后前腿发力后呈伸直状态，带动后腿由后向前屈曲。

（3）活动臀部肌肉后按照第一组动作再次拉伸、放松肌肉。

29 产后又要哺乳又想减肥怎么办？

产后减肥与哺乳可以同步进行，即产后应避免过多摄入主食，多喝营养汤，多补充微量元素、维生素、纤维素、优质蛋白质等，避免进食过多辛辣、刺激、油腻性食物。同时配合产后恢复锻炼，这样既可以保证乳汁分泌充足、营养丰富，也可防止产后肥胖的发生，对产后体重恢复起到很大帮助。

注意不可因产后减肥而过度控制饮食，甚至节食，这不仅会大大降低乳汁的营养，还会引起哺乳期妇女缺乏微量元素，严重者可引起缺钙、贫血等疾病的发生。

30 产后脱脂餐消脂茶有用吗？

短期使用脱脂餐和消脂茶能起到瘦身作用，但远期副作用很难评估，市面上相关产品种类繁杂，没有严格的质量控制，长期使用可能会造成体重反弹、体质差、虚弱、免疫力低下、厌食、贫血、营养物质缺乏等严重问题。

对于哺乳期妇女来说更加不建议使用，哺乳期妇女应当适当补充营养，使用相关产品会影响肠道对食物中营养物质的吸收，其引起的腹泻症状会使体液及营养物质的丢失增加，严重影响乳汁分泌的质与量。

建议产后女性采取健康、自然的产后瘦身方法。

31 妊娠期高血压疾病产后血压会恢复吗？

妊娠期高血压疾病包括妊娠期高血压、子痫前期、子痫、慢性高血压并发子痫前期及妊娠合并慢性高血压，其中妊娠期高血压、子痫前期、子痫是发生于妊娠期的特有疾病。此病多发生于妊娠 20 周以后，以高血压、蛋白尿为主要特征，在我国发病率约 9.4%。

产后血压恢复率与妊娠期高血压疾病的程度、年龄这两个因素之间存在线性相关趋势，产后血压恢复率随着妊娠期高血压疾病程度的增加及产妇年龄的增长而下降。由于妊娠期高血压疾病的基本病理生理变化是全身小血管痉挛、内皮损伤及局部缺血，随着年龄的增长，人血管壁的脆性会有所增加，因此年龄大的产妇产后血压恢复正常的能力相对较差。国内外多数研究认为，产妇分娩后血压便开始下降，大多数妊娠期高血压患者（约90.6%，除了慢性高血压合并者外）的血压在产后 42 天（即产后 6 周）内血压可恢复正常。

高龄二孩妈妈是妊娠期高血压疾病的高危人群，第一胎是妊娠期高血压疾病者，再次妊娠发生妊娠期高血压疾病的概率将大大高于正常二孩孕妇，且疾病程度更加严重，更易引发子痫及肾脏损伤，产后血压恢复概率降低，从而使二孩高龄女性患上慢性高血压病，因而妊娠期间应当密切监测血压变化，严格做好孕期保健，防止妊娠期高血压疾病的发生，尤其是高龄或首次妊娠出现妊娠期高血压疾病的准二孩妈妈这类高危人群。同时对于已经患有妊娠期高血压疾病的二孩孕产妇而言，应当密切观察病情变化，控制血压，积极预防、治疗合并症及并发症，促进产后血压尽快恢复正常水平。

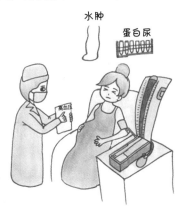

32　妊娠期贫血，产后应注意些什么？

贫血是妊娠期最常见的合并症，主要是由于孕期血容量增多，血浆增多量多于红细胞的增加，血液相对稀释而导致。妊娠期血红蛋白（Hb）浓度＜110g/L，血细胞比容＜0.33时，即可诊断为妊娠合并贫血。根据Hb浓度可将贫血分为轻度贫血（100～109g/L）、中度贫血（70～99g/L）、重度贫血（40～69g/L）和极重度贫血（＜40g/L）。根据贫血的类型可分为：缺铁性贫血、巨幼红细胞性贫血、再生障碍性贫血和地中海贫血等，其中以缺铁性贫血最为常见。正常女性由于分娩过程的出血，往往产褥早期会继发贫血，但产后10日血红蛋白一般可逐渐上升至正常。

对于妊娠期贫血的女性，孕期胎儿易出现宫内缺氧、生长发育迟缓等问题，因而容易导致低体重儿、早产等情况发生。分娩时母体对失血的耐受性降低，同时子宫长期处于缺血状态，肌层收缩与健康女性相比较差，产后应该着重注意预防出血发生。同时，贫血可降低产妇机体抵抗力，易并发产褥期感染。因此对于妊娠期贫血的产妇，产后应当注意以下几点：

（1）产后积极给予促进子宫收缩治疗，预防产后出血。

（2）注意产褥卫生，避免产褥感染。

（3）加强营养，促进会阴侧切口、产道损伤口或腹部切口的愈合。

（4）缺铁性贫血者分娩后应继续口服铁剂，严重贫血者需要注射铁剂治疗，血红蛋白恢复正常后仍需口服铁剂3～6个月，尤其是哺乳的产妇更应注意哺乳期间多摄入富含铁的食物，如肝、豆类等。产后首次复查应注意血常规结果，根据结果制定治疗方法，此后每8～12周复查血常规，一般情况下服用铁剂2周后血红蛋白可有所上升。

（5）对于其他特殊类型贫血，应当在孕期明确贫血原因，针对病因进行治疗。

33　妊娠期血糖异常，产后应注意些什么？

产妇体内激素一般会在分娩后六周左右恢复正常水平，约1/3的妊娠合并糖尿病患者体内血糖会随着激素水平的恢复而趋于正常，但也有2/3产妇可能成为糖耐量异常患者或糖尿病患者，一般来说，准妈妈患有妊娠合并糖尿病的时间越晚，产后恢复的可能性就越大。

因而，二孩妈妈产后要复查空腹血糖（FPG），如FPG反复≥7.0mmol/L，应及时规范进行2型糖尿病治疗，母乳喂养者继续胰岛素治疗。分娩后血糖正常者应在6～12周行OGTT实验，重新评估糖耐量。同时，糖妈妈产后尽早母乳喂养，有利于产妇血糖的控制，减少胰岛素的用量，并且可以减少后代患糖尿病的风险。产后切勿大吃大喝，合理控制饮食和体重，保证营养均衡，少量多餐；坚持高纤维、清淡饮食，低脂少油少盐，禁止精制糖的摄入，适度运动。妊娠糖尿病患者都是糖尿病的高危人群，恢复正常的妊娠合并糖尿病患者也要每年进行定期随访检查。

34 妊娠期甲状腺功能异常，产后应该注意些什么？

妊娠期甲状腺功能异常无论是甲亢还是甲减，都要在产后复查甲状腺功能，指导用药。

如妊娠合并甲减，产后需继续服用优甲乐，剂量降为孕前水平，产后6周复查促甲状腺激素（TSH），并调整优甲乐用量，如达到正常值可停药，不需要继续应用，但需要6~12个月复查1次甲功。目前没有发现服用优甲乐哺乳对婴儿有影响的案例，即使是服用高剂量的优甲乐，其分泌到乳汁中的量也不足以导致婴儿发生甲亢或TSH分泌被抑制，因而产后鼓励甲状腺激素替代治疗的产妇母乳喂养。

对于妊娠合并甲亢的产妇，产后需继续服药，甚至是需要增加药量。传统观念认为，母亲甲亢不能哺乳，产妇多采用人工喂养。但近年的诸多临床研究表明，甲亢患者服用中等剂量，丙基硫氧嘧啶（PTU）＜300mg/d或甲巯咪唑（MMI）＜20mg/d，产后哺乳是安全的，不会影响婴儿的甲状腺功能，也未发现粒细胞减少、肝功损害等并发症。目前因丙基硫氧嘧啶潜在严重肝毒性，一般将其作为二线用药，同时为安全起见，治疗所用药物应分次服用，建议患者在哺乳后立即服药，约4小时之后再喂第二次奶，使哺乳与上次服药间隔至少3~4小时，此时乳汁中药物浓度已经很低，对婴儿几无影响，但乳期间仍应密切监测婴儿的甲状腺功能状态。

第六篇

新生二孩宝宝注意了

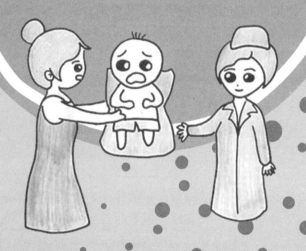

宝宝体重正常吗？

　　宝宝出生体重与胎次、胎龄、性别及宫内营养状况有关，我国平均男婴出生体重为（3.33±0.39）kg，女婴为（3.24±0.39）kg。而生后的体重与喂养、营养以及疾病等因素密切相关。生后1周内因奶量摄入不足、水分丢失、胎粪排出，可出现暂时性体重下降（即生理性体重下降），约在生后第3～4日达最低点，下降范围不超过体重的10%，以后逐渐回升，至出生后第7～10日恢复到出生时的体重。如果体重下降的幅度超过10%或至第10天还未恢复到出生时的体重，则为病理状态，应及时分析其原因：母乳喂养是否充足？宝宝有没有生病？生后及时合理喂哺，可减轻或避免生理性体重下降的发生。

　　随年龄的增加，宝宝体重的增长逐渐减慢。我国调查资料显示正常足月婴儿生后第1个月体重增加可达1～1.7kg，生后3～4个月体重约等于出生时体重的2倍，12月龄时婴儿体重约为出生时的3倍（10kg），是生后体重增长最快的时期；生后第2年体重增加2.5～3.5kg；2岁至青春前期体重增长减慢，年增长约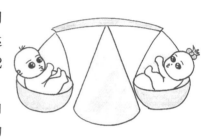2kg。通常采用以下公式估算儿童体重，1～12岁体重（单位：kg）的计算具体公式为：年龄（岁）×2＋8。例如：宝宝今年5岁，那公式估算体重即为5×2+8=18kg。妈妈们需要注意：宝宝体重的增长为非等速的增加，进行评价时应以宝宝自己体重的变化为依据，不可将采用"公式"计算的体重或所谓"体重正常值"当做"标准"来评价。

② **宝宝身高正常吗？**

　　身高（长）指宝宝头部、脊柱与下肢长度的总和。3岁以下儿童立位测量不易准确，应仰卧位测量，称为身长。3岁以上儿童立位时测量称为身高。需要注意的是立位测量值比仰卧位少1～2cm。

　　身高（长）的增长规律与体重相似，年龄越小，增长越快，也有婴儿期和青春期两个生长高峰。出生时身长平均为50cm，生后第1年身长增长最快，约为25cm，其中前3个月身长增长约11～13cm，约等于后9个月的增长值。

　　1岁时身长约75cm。第2年身长增长速度减慢，约10～12cm，即2岁时身长约87cm。2岁以后身高每年增长6～7cm。2岁以后每年身高增长低于5cm，为生长速度下降。身高（长）的增长受遗传、内分泌、宫内生长水平的影响较明显，短期的疾病与营养波动不易影响身高（长）的。

③ 什么是 Apgar 评分?

见表 6-1。

表 6-1　新生儿 Apgar 评分标准

体征	评分标准			评分	
	0 分	1 分	2 分	1 分钟	5 分钟
皮肤颜色	青紫或苍白	身体红，四肢青紫	全身红		
心率（次 / 分）	无	< 100	> 100		
弹足底或插鼻管反应	无反应	有些动作，如皱眉	哭，喷嚏		
肌张力	松弛	四肢略屈曲	四肢活动		
呼吸	无	慢，不规则	正常，哭声响		

Apgar 评分 1953 年由麻醉科医师 Apgar 博士提出，是国际上公认的评价新生儿窒息的最简捷、实用的方法。该评分方法是以出生后 1 分钟内的心率、呼吸、肌张力、喉反射及皮肤颜色 5 项体征为依据，每项为 0~2 分，满分为 10 分（见上表）。对于缺氧较严重的新生儿，应在出生后 5 分钟、10 分钟时再次评分，直至连续两次评分均≥8 分。1 分钟评分是出生当时

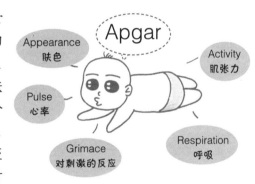

的情况，反映在宫内的情况；5 分钟及以后评分是反映复苏效果，与预后关系密切。新生儿 Apgar 评分以呼吸为基础，皮肤颜色最灵敏，心率是最终消失的指标。临床恶化顺序为皮肤颜色→呼吸→肌张力→反射→心率。复苏有效顺序为心率→反射→皮肤颜色→呼吸→肌张力。肌张力恢复越快，预后越好。

④ 宝宝 Apgar 评分正常吗?

参照之前表 1 的评分表，我们可以知道 Apgar 评分满分为 10 分。然而不是所有的宝宝都会评 10 分满分的。

具体的评分标准为：①皮肤颜色（评估新生儿肺部血氧交换的情况）：全身皮肤呈粉红色为 2 分，手脚末梢呈青紫色为 1 分，全身呈青紫色为 0 分；②心搏速率（评估新生儿心脏跳动的强度和节律性）：心搏有力大于 100 次 / 分为 2 分，心搏微弱小于 100 次 / 分为 1 分，听不到心音为 0 分；③呼吸（评估新生儿中枢和肺脏的成熟度）：呼吸规律为

2分，呼吸节律不齐（如浅而不规则或急促费力）为1分，没有呼吸为0分；④肌张力及运动（评估新生儿中枢反射及肌肉强健度）：肌张力正常为2分，肌张力异常亢进或低下为1分，肌张力松弛为0分；⑤反射（评估新生儿对外界刺激的反应能力）：对弹足底或其他刺激大声啼哭为2分，低声抽泣或皱眉为1分，毫无反应为0分。将五项评分相加后得到总分即为宝宝的Apgar评分。

妈妈们需要注意：8～10分为正常新生儿；4～7分为轻度窒息，医学上又称青紫窒息，此时需要清理呼吸道、人工呼吸、吸氧、用药等措施才能恢复。0～3分为重度窒息，又称苍白窒息，缺氧严重需要紧急抢救，需行直视下喉镜气管内插管并给氧。

新生儿窒息的本质是缺氧，凡是影响胎儿、新生儿气体交换的因素均可引起窒息。常见原因有：①孕母因素：孕母高龄、患有慢性或严重疾病、孕期有高血压等合并症；②胎盘因素如前置胎盘、胎盘早剥等；③脐带因素如脐带脱垂、绕颈、打结或牵拉等；④胎儿因素：宝宝为早产儿或巨大儿，有食管闭锁、先天性肺发育不良，存在宫内感染及为羊水或胎粪吸入导致呼吸道梗阻等；⑤分娩过程中宫缩乏力、头盆不称等。

表现 \ 分数		0	1	2
Appearance 肤色红润程度				
Pluse 脉搏或心率		0	<100	≥100
Grimace 刺激后反应				
Activity 肌张力				
Respiration 呼吸		0	弱 不规则	强 哭声响亮

8～10 正常	4～7 轻度异常	0～3 重度异常

我的Apgar评分正常吗？

⑤ 什么是新生儿复苏？

新生儿复苏是指在新生儿心跳呼吸骤停，突然呼吸及循环功能停止时采用一组简单的技术，使新生儿的生命得以维持的方法。

新生儿的心跳骤停主要由于呼吸的原因而导致心肌缺乏氧供所致。呼吸问题可继发于哽噎、气道疾病、肺部疾病、气道或颅脑损伤。假如新生儿停止呼吸，即可在极短时间内停止心跳，如果能及时对这些患儿进行人工辅助呼吸，便可避免心跳停止，挽救生命。

《中国新生儿复苏指南》中指出，新生儿复苏可分为4个步骤：①快速评估（或有无活力评估）和初步复苏；②正压通气和脉搏血氧饱和度监测；③气管插管正压通气和胸外按压；④药物和（或）扩容。

国际公认的ABCDE方案为①A（airway）：清理呼吸道；②B（breathing）：建立呼吸；③C（circulation）：维持正常循环；④D（drugs）：药物治疗；⑤E（evaluation）：评估。前三项最重要，其中"A（airway）：

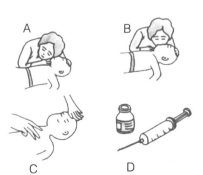

清理呼吸道"是根本，"B（breathing）：建立呼吸"是关键，评估应贯穿于整个复苏过程中。呼吸、心率和血氧饱和度是窒息复苏的三大指标，认真遵循：评估→决策→措施的循环往复，直至完成复苏。一定严格按照 A→B→C→D 的步骤进行复苏，且不可颠倒。值得庆幸的是大多数新生儿经过 A 和 B 两步骤即可复苏，少数则需要 ABC 三步骤进行复苏，仅极少数需要 ABCD 四步骤才可复苏。

⑥ 我的宝宝需要新生儿复苏吗？

宝宝出生后应立即快速评估 4 项指标：①足月吗？②羊水清吗？③有哭声或呼吸吗？④肌张力好吗？如果这 4 项指标的答案均为"是"则不需要进行复苏，只需快速彻底擦干，和母亲皮肤接触，进行常规护理即可。

如果 4 项中有 1 项答案为"否"则需进行初步的复苏，包括①保暖：将产房温度设置为 25～28℃，足月儿辐射保暖台温度设置 32～34℃，早产儿根据其中心温度设置；②体位：将新生儿头放置为轻度仰伸位；③吸引：新生儿分泌物量多或有气道梗阻用 12F 或 14F 吸球或吸管先口咽后鼻清理分泌物。此后再来评估呼吸和心率，判断有无后续的复苏需要。

⑦ 什么时候可以哺乳了？

世界卫生组织专家认为，新生儿出生后应立即吃母乳或至少在 2 小时以内哺乳。原因是：初乳是新生儿最适宜的食物，它含有新生儿所需要的高度浓集的营养素和预防多种传染病的物质；此外，由于母乳分泌受神经、内分泌调节，新生儿吸吮乳头，可以引起母乳神经反射，促使乳汁分泌和子宫复原，减少产后出血，对哺乳和恢复产妇健康都有利。

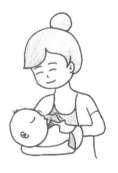

许多研究发现，新生儿在生后 20～30 分钟吸吮能力最强，如果未能得到吸吮刺激，将会影响以后的吸吮能力，而且生后 1 小时是新生儿的敏感时期，是建立母子相互依恋感情的最佳时间。

早哺乳还可以预防小儿低血糖的发生和减轻生理性体重下降的程度。所以，只要产妇情况正常，分娩后即可让新生儿试吮母亲的乳头，让孩子尽可能早地吃到母乳。

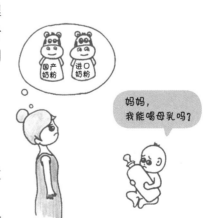

⑧ 二孩宝宝的喂养最好是什么？

母乳是宝宝最理想的天然食物，它提供宝宝生长发育所需的营养，最适合宝宝的消化、吸收和生长发育。母乳中的蛋白质、脂肪、糖三大营养素比例适当，适合

6个月以下婴儿生长发育的需要；母乳的矿物质含量低，缓冲力小，对胃酸中和作用弱，有利于消化；肾溶质负荷低，有利于保护肾功能；母乳中富含SIgA、乳铁蛋白、双歧因子、溶菌酶等免疫因子，可以预防婴儿肠道感染性疾病的发生；母乳还含有促进大脑发育的牛磺酸、促进组织发育的核苷酸、增强视力的DHA等等。母乳是二孩宝宝喂养最好的食物。

9　母乳喂养的好处是什么？

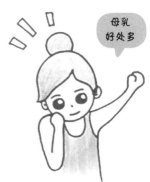

母乳喂养好处多多。首先对宝宝来讲：母乳提供了宝宝生长发育所需的营养，最适合宝宝的消化、吸收和生长发育；母乳含有独特的抗体和活性细胞，可以提高宝宝身体免疫力，预防疾病；母乳中含有婴儿大脑发育所必需的营养素，有利于脑发育，提高婴儿智商。

母乳喂养对妈妈也是好处多多，它能促进子宫收缩复旧，减少产后出血，还可以减少乳腺癌和卵巢癌的发病机会，有利于产后康复和生育间隔。

此外，在哺乳过程中母婴进行感情交流，能够促进母婴感情，并且母乳安全、卫生，快捷方便，经济实惠。

10　母乳可以喂宝宝到几岁？

正常情况下，母乳可以满足6个月婴儿所需的全部营养。而从6～12个月，母乳仍然可以满足宝宝营养需求的一半以上。从12～24个月，母乳也至少可以提供宝宝所需营养的三分之一。

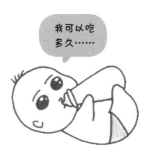

世界卫生组织（WHO）建议：①为了实现最佳生长、发育和健康，婴儿在生命的最初6个月应完全接受母乳喂养，即仅食用母乳。"完全母乳喂养"定义为不喂给除母乳之外的任何食物或饮料，甚至不喂水。但是，允许婴儿服用滴剂和糖浆（维生素、矿物质和药物）。②婴儿在6个月大时（180天）开始接受除母乳之外的补充食物，接着以持续母乳喂养并添加适当补充食品的方式进行喂养，直至2岁或更长。

添加的食物应当提供足够的能量、蛋白质和微量营养素以满足宝宝生长的营养需求。并且应遵循从少到多、从细到粗、从软到硬、从一种到多种的原则。在进食的同时应尽量让宝宝主动参与，以增加宝宝进食的兴趣及培养其眼手动作的协调能力。

11　初乳是指什么？

初乳为怀孕后期与分娩4～5日以内的乳汁。初乳量少，淡黄色，呈碱性，比重为

1.040～1.060，高于成熟乳（即分娩 14 日以后的乳汁，比重为 1.030），每日量约 15～45ml。

初乳含脂肪较少而蛋白质较多，其中主要为免疫球蛋白和铁蛋白。说起免疫球蛋白，它可是人体小卫士，可以抵抗多种病毒、细菌，但因为本质为蛋白质，所以易被胃液消化，经口服往往不能发挥作用。但初乳中的免疫球蛋白在胃中稳定，不被消化，它可通过黏附于肠黏膜上皮细胞表面，封闭病原体，阻止病原体吸附于肠道表面，使其繁殖受抑制，从而保护消化道黏膜，抵抗病毒和细菌。而铁蛋白是重要的非特异性防御因子，它对铁有强大的螯合能力，能夺走大肠埃希菌、大多数需氧菌和白念珠菌赖以生长的铁，从而抑制细菌的生长。

初乳中还含有大量免疫活性细胞，通过免疫活性细胞释放多种细胞因子发挥免疫调节作用。初乳中的催乳素也是一种有免疫调节作用的活性物质，可以促进新生儿免疫功能的成熟。此外，初乳中还含有丰富的维生素 A、牛黄酸和矿物质，并含有初乳小球，对新生儿的生长发育和抗感染能力十分重要。

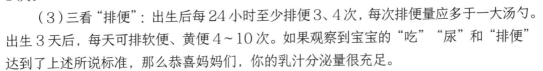

12 如何判断乳汁分泌量是否充足？

判断妈妈乳汁分泌是否充足有三看：

（1）一看"吃"：宝宝每天能吃母乳 8～12 次，哺乳时，宝宝有节律的吮吸，并能够听见明显的吞咽声即为较满足的母乳喂养。

（2）二看"尿"：出生后最初 2 天，宝宝每天至少排尿 1～2 次，如果出现粉红色尿酸盐结晶的尿，应在出生后第 3 天消失，并且从出生后第 3 天开始，每天排尿应达 6～8 次。

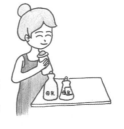

妈妈，
我没吃饱！

（3）三看"排便"：出生后每 24 小时至少排便 3、4 次，每次排便量应多于一大汤勺。出生 3 天后，每天可排软便、黄便 4～10 次。如果观察到宝宝的"吃""尿"和"排便"达到了上述所说标准，那么恭喜妈妈们，你的乳汁分泌量很充足。

13 吸出的母乳如何保存？

妈妈上班时仍按哺乳时间将乳汁挤出，或用吸奶器将乳汁吸空。吸出的乳汁用消毒过的清洁奶瓶收集。

常温条件下，25～37℃可保存 4 小时，15～25℃可保存 8 小时，15℃以下可保存 24 小时；冰箱内冷藏 2～4℃可保存 2 天；冷冻 -18℃以下可保存半年。

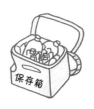

喂养前用温水将母乳温热至 38～39℃即可。需要注意的是：①储奶应使用一次性储

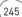

奶袋 / 瓶或是经严格消毒的储奶瓶，而不要使用玻璃瓶；②冷冻母乳在冷藏室解冻不超过24 小时，解冻后不宜再次冷冻；③使用前先将奶瓶或奶袋置温水加热，再倒入喂养奶瓶中，给宝宝喂养。

14　什么情况宝宝需要收住新生儿病房？

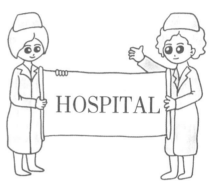

宝宝身体有问题了，经医生诊断后，就需要收住新生儿病房了。新生儿的病房根据医护水平及设备条件可以分为三级：

Ⅰ级新生儿病房：即普通婴儿室，适于健康新生儿，主要任务是指导父母护理技能和方法以及对常见遗传代谢疾病进行筛查。母婴应同室，以利于母乳喂养及建立母婴相依感情，促进婴儿身心健康。

Ⅱ级新生儿病房：即普通新生儿病房，适于胎龄 >32 周、出生体重 ≥1500g（发达国家为胎龄 >30 周、出生体重 ≥1200g）的早产儿及有各种疾病而又无需循环或呼吸支持、监护的婴儿。

Ⅲ级新生儿病房：即新生儿重症监护室（NICU），是集中治疗 Ⅰ、Ⅱ级新生儿病房转来的危重新生儿的病室。NICU 应具备高水平的新生儿急救医护人员及新生儿转运系统，一般设立在医学院校的附属医院或较大的儿童医院。NICU 的收治对象有：①应用辅助通气维持呼吸及拔出气管插管后 24 小时内的新生儿；②重度围生期窒息儿；③严重心肺疾病、高胆红素血症、寒冷损伤或呼吸暂停儿；④外科大手术术后（尤其是 24 小时内）；⑤出生体重 < 1500g 的早产儿；⑥接受全胃肠外营养，或需换血者；⑦顽固性惊厥者；⑧多器官功能衰竭（如休克、DIC、心力衰竭、肾衰竭）者。

15　什么情况下需要留脐带血？

脐带血是胎儿娩出、脐带结扎并离断后残留在胎盘和脐带中的血液。脐带血为造血干细胞的重要来源，可用于造血干细胞移植，治疗白血病、再生障碍性贫血等多种疾病，是一种非常重要的人类生物资源。20 世纪 80 年代世界第一家脐血库成立，现在世界范围内已建立脐血库 300 多家，储存量已经达到 375 万。

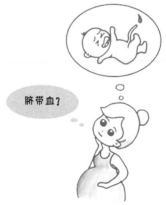

脐带血？

有倾向储存脐血妈妈们，需要在分娩前联系当地脐带血保存机构，签订《捐献脐带血造血干细胞意向书》《脐带血造血干细胞储存协议书》，并领取脐带血采集器具。在胎儿娩出断脐后由专业的人员采集并将采集的脐血装于含有抗凝剂的密封式血袋中，在 24 小时内运输至脐血库，然后经由脐血库的设备对脐带血进行制备和多项检测，检测合格后存放

在 -196℃ 的液氮罐中，以保证脐带血的活性。储存脐血的客户在胎儿出生后的 60 个工作日内，会收到"脐带血检测报告书"或"脐带血干细胞储存证"，在需要查询或提取本人脐带血时，应出示该证书。

16 爸爸妈妈血型不合的宝宝出生后需做哪些化验？

母婴血型不合会引起新生儿溶血。在已发现的人类 26 个血型系统中，以 ABO 血型不合最常见，其次为 Rh 血型不合，MN 血型不合较罕见。

血型不合的宝宝出生后容易发生黄疸、症状重者可以有贫血、肝脾肿大的表现。怀疑有母婴血型不合的宝宝应该进行下列检查：①母婴血型检查：即检查母婴 ABO 和 Rh 血型，证实有无血型不合存在；②检查有无溶血：溶血时红细胞和血红蛋白减少，早期新生儿血红蛋白 <145g/L 可诊断为贫血；网织红细胞增高（>6%）；血涂片有核红细胞增多（>10/100个白细胞）；血清总胆红素和非结合胆红素明显增加；③改良直接抗人球蛋白试验（改良 Coombs 试验）：

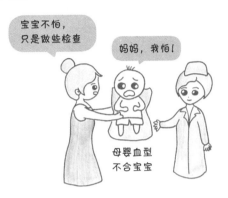

为新生儿溶血病的确诊试验，Rh 溶血病阳性率高，ABO 溶血病阳性率低；④抗体释放试验：是检测致敏红细胞的敏感试验，也为确诊试验，Rh 和 ABO 溶血病一般均为阳性；⑤游离抗体试验：有助于估计是否继续溶血以及换血后的效果，但不是确诊试验；⑥脑干听觉诱发电位（BAEP）：对早期预测核黄疸及筛选感音神经性听力丧失非常有益；⑦头部 MRI 扫描：对胆红素脑病的早期诊断有重要价值。

17 宝宝第一次排便是什么时候？每日排便几次？

不同喂养方式的宝宝第一次排便的时间和情况是不同的。母乳喂养的宝宝平均排便时间为 13 小时，粪便为黄色或金黄色，多为均匀膏状或带少许黄色粪便颗粒，或较稀薄，绿色，不臭，呈酸性反应（pH 4.7~5.1），平均每日排便 2~4 次，在添加辅食后排便次数减少。

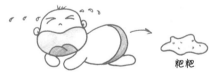

人工喂养者平均排便时间为 15 小时，粪便为淡黄色或灰黄色，较干稠，呈中性或碱性反应（pH 6~8）。因为牛乳及配方奶粉含酪蛋白较多，粪便有明显的蛋白质分解的臭味，有时可混有白色酪蛋白凝块。每日排便 1~2 次，容易发生便秘。

喂食母乳加牛乳或配方奶的宝宝的粪便与喂牛乳者相似，但较软、黄，添加淀粉类食物可使大便增多，稠度稍减，稍呈暗褐色，臭味加重。

添加各类蔬菜、水果等辅食时大便外观与成人粪便相似，初加菜泥时，常有小量绿色便排出。每日排便 1 次左右。

妈妈们需要注意：如果宝宝排便出现次数增多，但每次量少，稀薄或带水，呈黄色或黄绿色，有酸味，并且有白色或黄白色奶瓣和泡沫。说明宝宝的消化系统发生了问题，需要及时看医生了。

18 宝宝第一次排尿是什么时候？

93% 的新生宝宝在生后 24 小时内排尿，99% 在 48 小时内排尿。

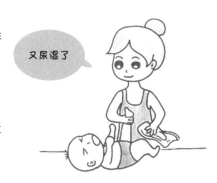

刚出生的宝宝因摄入量少，每日排尿仅 4~5 次；1 周后因新陈代谢旺盛，进水量较多而膀胱容量小，排尿突增至每日 20~25 次；1 岁时每日排尿 15~16 次，至学龄前和学龄期每日 6~7 次。

宝宝出生后 48 小时正常尿量一般为每小时 1~3ml/kg，2 天内平均尿量为 30~60ml/d，3~10 天为 100~300ml/d，2 月为 250~400ml/d，1 岁为 800~1400ml/d。

新生宝宝的尿量如果每小时 < 1.0ml/kg 则为少尿，每小时 < 0.5ml/kg 则为无尿，需要警惕有无泌尿系统疾病。宝宝生后起初 2~3 天尿色深，稍浑浊，放置后有红褐色沉淀，这是尿酸盐结晶，不是生病的预兆，数日后尿色即可变淡，呈淡黄透明色。

19 乙肝疫苗什么时候注射？

乙型肝炎是由乙肝病毒（HBV）感染引起、以肝脏病变为主并可累及多器官的一种传染病。我国是乙型肝炎的高发区，注射乙肝疫苗是预防和控制乙肝的最有效措施之一。

我国从 1992 年起将乙肝疫苗纳入新生儿计划免疫管理，自 2005 年起新生儿乙肝疫苗接种完全免费。

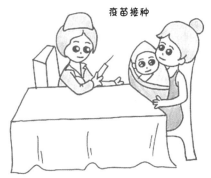

目前国内使用的乙肝疫苗有两种类型：重组酵母乙肝疫苗和基因重组乙肝疫苗。接种对象包括新生儿、在新生儿期未接种过乙肝疫苗的婴幼儿和其他高危人群。推荐剂量为重组酵母乙肝疫苗 5 微克 / 次，基因重组乙肝疫苗 20 微克 / 次，以上臂三角肌肌内注射效果最好。

新生儿乙肝疫苗接种第 1 剂要求在新生儿出生后 24 小时内尽早接种，第 2 剂在第 1 剂接种后 1 个月接种，第 3 剂在第 1 剂接种后 6 个月（5~8 月龄）接种。第 1 剂和第 2 剂间隔应≥28 天，第 2 剂和第 3 剂的间隔应≥60 天，并且两种疫苗可以相互使用。

20 乙肝妈妈生的宝宝可以吃母乳吗？

不同类型的乙肝妈妈母乳喂养的情况不同：①单纯乙肝携带者：新生儿出生后 24 小时内接种了乙肝疫苗和乙肝免疫球蛋白的双重免疫，可以母乳喂养；②小三阳：孕妇孕期检测 HBV-DNA 的病毒复制量，如病毒量很低，或没有病毒复制，出生后注射乙肝疫苗后，可行母乳喂养；③ HBV-DNA 阳性或大三阳的母亲，特别是肝功能异常者，提示病毒复制处于活动期，母乳的传染性大。新生儿出生后于 0 个月、1 个月、6 个月注射乙肝免疫球蛋白和乙肝疫苗实行联合免疫，可以母乳喂养。

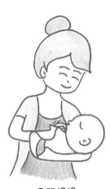

乙肝妈妈

乙肝妈妈实行母乳喂养时，应特别注意：哺乳前应洗手；母亲乳头皲裂或婴儿口腔溃疡，均应暂停母乳喂养；孩子和母亲的用品隔离；有条件可定期对婴儿进行乙肝抗原抗体检测。

21 乙肝妈妈生的宝宝如何接种乙肝疫苗？

我国绝大多数的慢性 HBV 感染者是母婴传播所致，单用乙肝疫苗接种对 HBsAg 阳性的母亲所生婴儿的保护效果在 60%～80%。国内外研究发现，HBsAg 阳性的母亲联合使用乙肝免疫球蛋白（HBIg）和乙肝疫苗的效果优于单用乙肝疫苗。

乙肝免疫球蛋白（HBIg）是经乙肝疫苗免疫健康人后采集的高效价血浆或血清经低温乙醇法分离提取，结合低 pH 病毒孵化病毒灭活处理的免疫球蛋白制剂，属被动免疫。

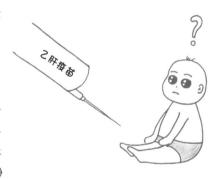

乙肝免疫球蛋白（HBIg）和乙肝疫苗联合使用注射后，乙肝表面抗体阳转率可达 95% 以上，对患乙型肝炎、HBsAg 和 HBeAg 双阳性母亲所生的新生儿保护率达 85% 以上。因此我国《慢性乙型肝炎防治指南》建议：对 HBsAg 阳性母亲分娩的新生儿用乙肝免疫球蛋白和乙肝疫苗联合免疫，乙肝免疫球蛋白剂量为 100～200IU，并且要在出生后及时接种（越早越好）。

此外还提出重组酵母乙肝疫苗剂量应提高至 10 微克/次，在出生后 24 小时内尽早接种。乙肝疫苗和乙肝免疫球蛋白可同时在不同部位肌内注射。

22 其余特殊情况的母乳喂养

感染 HIV（艾滋病毒）母亲的母乳喂养：HIV 母婴传播率高达 40%～50%，80% 的感染儿童为母婴传播所致，且感染儿中半数已发展为 AIDS（艾滋病）或已死亡，现已有资料证实 HIV 可经母乳喂养而感染婴儿。因此，感染 HIV 的母亲应进行人工喂养、避免进行母乳喂养及混合喂养。

患甲型肝炎母亲的母乳喂养：研究表明，在患甲型肝炎后的第 1 个月内，甲型肝炎病毒具有较大传染性，此时病毒可通过母乳传染给婴儿。然后传染性逐渐减弱，过了第 2 个月后就不再具有传染性了，此时进行母乳喂养是安全的。因此，宝宝出生后，若母亲尚处于急性期，病情不稳定或没有超过 2 个月，最好暂停母乳喂养；若母亲病情已稳定，无明显临床症状，肝功能已恢复正常，且距发病已 2 个月以上，可给予母乳喂养。

患丙型肝炎母亲的母乳喂养：研究表明，母乳喂养与婴儿丙肝病毒感染无关，故患丙型肝炎的母亲可以进行母乳喂养。

感染 HCMV（人类巨细胞病毒）母亲的母乳喂养：母乳 HCMV 感染是婴儿获得 HCMV 感染的重要途径，但是一些临床研究表明二者关联性不强，故认为已感染 HCMV 的患儿可以母乳喂养，对母亲 HCMV 阳性，而婴儿 HCMV 阴性者，安全起见，建议将乳汁经巴氏消毒后再喂养。

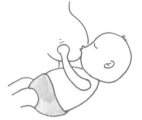

母亲接受放化疗治疗的母乳喂养：接受放射性物质治疗时，接受抗代谢药物、化疗药物极少数会在母乳内排出，对宝宝产生毒副作用。故母亲化疗及放射性治疗期间一般禁忌母乳喂养。

母亲感染结核期间的母乳喂养：母亲感染结核病期间以及正规治疗后 2 周内为防止婴儿感染，不能母乳喂养。

23 宝宝的脐带什么时候脱落？

正常情况下，脐带在出生后 24～48 小时自然干瘪，3～4 天开始脱落，10～15 天自行愈合，脱落的时间因不同的结扎方法稍有差别。

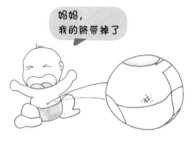

妈妈，
我的脐带掉了

在脐带脱落前，脐部易成为细菌繁殖的温床，为了保护脐部，医护人员往往将脐部敷上纱布。纱布应该在生后 12～24 小时去除，如包扎的时间过长，纱布容易被新生儿的大小便污染，给细菌在脐部生长繁殖创造条件。所以，脐部的纱布去除后，爸妈们要细心观察脐带，如果发现脐带周围红肿，脐带出血，膨出，脐窝渗液，积脓等异常情况，要及时处理，以防感染。

24 女宝宝出生后几天少许阴道出血正常吗？

女宝宝在母体内受到胎盘及母体卵巢所产生的女性激素影响，子宫内膜有增殖变化。出生后脱离母体环境，血中女性激素水平迅速下降，雌激素对女宝宝的生殖黏膜增殖的作用中断，原来增殖、充血的子宫内膜就会发生脱落，所以女宝宝出生 5～7 天时可出现少量阴道流血，这就是俗称的"假月经"。

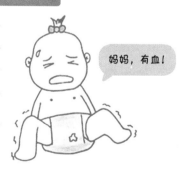

妈妈，有血！

妈妈们不用担心，"假月经"一般都是正常的生理变化，只需要用柔软的纸擦拭干净，保持会阴干燥、清洁，防止发生感染，经过 7 天即可自然消失。可是如果出现阴道出血多，长时间不干净，那就需要带着宝宝来医院了，看看宝宝是不是患有其他疾病。

25 女宝宝出生后应该有乳核吗？

有的宝宝出生后乳房处出现隆起，甚至还能流出乳汁一样的液体，这是因为宝宝在母亲体内受到母血中高浓度的催乳素等激素的影响，使乳腺增生造成的。出生以后，因为母体激素还会在新生儿体内存留一段时间，所以新生宝宝的乳房肿大，甚至还可以分泌乳汁。

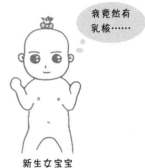

我竟然有乳核……

新生女宝宝

出生后大约 1~2 周，宝宝体内的激素水平逐渐降低，乳房肿大的现象也就自动消失了。这是一种正常的生理现象，不需要额外的干预。

一些地方有为新生女婴挤乳汁的做法，认为不及时为女婴挤乳头，孩子长大了会形成乳头内陷。事实上，为新生女婴挤乳汁不是预防乳头内陷的方法，乳头是否内陷与此毫无关系。而且挤乳汁的做法是十分危险的，可能引起乳腺组织发炎。此外，如果宝宝乳房肿大、泌乳的同时伴有乳房处皮肤发红、肿胀，触之即哭闹，就应考虑乳腺炎，要及时到医院诊治。

26 男宝宝睾丸出生后多长时间应在阴囊内？

具有 Y 染色体的胚胎，在胚胎第 7 周末，原始生殖细胞即发育成睾丸，睾丸逐渐下移，至胚胎 24 周后到达腹股沟管，自胎儿 28 周开始沿腹股沟管下降，到 32 周时降入阴囊内。所以，刚出生的男宝宝在阴囊内应能摸到两个睾丸。但是，在寒冷等因素的刺激下，提睾肌收缩可使睾丸上缩，阴囊内可能会摸不到睾丸，随着寒冷刺激的消失，睾丸又会重新回到阴囊内。

如果排除寒冷等刺激可能，阴囊内只能摸到一个睾丸或两个都摸不到，医学上称之为"隐睾"。这时妈妈们不必担心，因为在隐睾儿中约有 79% 的睾丸是来迟者，大约要在出生后 1 年之内才能降至阴囊内。

如果出生后一年及以上睾丸仍然未降到阴囊内者，应及时看医生。

27 我的宝宝有黄疸吗？

新生儿黄疸为新生儿期最常见的表现之一。新生儿每日生成的胆红素明显高于成人（新生儿 8.8mg/kg，成人 3.8mg/kg），并且肝脏、肠道等器官尚未发育完全，从而使得胆红素排出减少，血清胆红素高。新生儿毛细血管丰富，当血清胆红素浓度超过 $85\mu mol/L$（2mg/dl）时即可出现肉眼可见的皮肤发黄，轻者仅限于面颈部，重者可延及躯干、四肢和巩膜，粪便色黄，尿色不黄，有时也可有轻度嗜睡和食欲缺乏，这就是我们所说的新生儿黄疸。

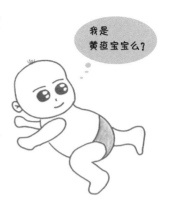

如果有饥饿、缺氧、脱水、酸中毒、头颅血肿或者颅内出血，更容易出现黄疸或使原有黄疸加重。判断宝宝是否出现黄疸，一是通过肉眼观察：皮肤黏膜、眼睛巩膜有没有变黄？粪便的颜色是否为黄色？二是通过测定血清胆红素，如果高于上面所述的值，就需要提高警惕了。你的宝宝可能出现黄疸啦！

28 什么是生理性黄疸？

黄疸分为生理性黄疸和病理性黄疸，约有85%的足月儿及绝大多数早产儿在新生儿期均会出现暂时性胆红素增高，但绝大多数为生理性的。

生理性黄疸的宝宝一般情况良好，黄疸出现晚，消退早，血清胆红素每日上升慢。具体是：足月儿出生后2~3天出现黄疸，4~5天达高峰，5~7天消退，最迟不超过2周；早产儿黄疸多于生后3~5天出现，5~7天达高峰，7~9天消退，最长可延迟到3~4周；生理性黄疸每日血清胆红素升高 < 85μmol/L（5mg/dl）或者每小时 < 0.85μmol/L（0.5mg/dl）。

临床上生理性黄疸的诊断始终是排除性诊断，多数学者建议采用日龄或小时龄胆红素值进行评估，同时也根据不同胎龄和生后小时龄，以及是否存在高危因素来评估和判断。影响新生儿黄疸的高危因素包括溶血、窒息、缺氧、酸中毒、脓毒血症、高热、低体温、低蛋白血症、低血糖等。

29 什么是病理性黄疸？

紧接着上面的话题，下面讲病理性黄疸。由于溶血、感染、体内出血等原因使红细胞破坏增多以及肠肝循环增加，胆红素生成过多，各种疾病使胆红素代谢及排泄障碍，就会出现病理性黄疸。

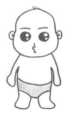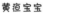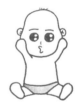

黄疸宝宝　　　　　正常宝宝

病理性黄疸的特点有：①生后24小时内出现黄疸；②血清总胆红素值已达到相应日龄及相应危险因素下的光疗干预标准，或者每日上升超过85μmol/L（5mg/dl）或者每小时 > 0.85μmol/L（0.5mg/dl）；③黄疸持续时间长，足月儿 > 2周，早产儿 > 4周；④黄疸退而复现；⑤血清结合胆红素 > 34μmol/L（2mg/dl）。

30 该如何处理病理性黄疸？

出现了黄疸，该如何治疗呢？首先要明确是生理性黄疸还是病理性黄疸。生理性黄疸不需特殊治疗，大多数可自行消退。早期喂奶，供给充足奶量，可刺激肠管蠕动，建立肠道正常菌群，减少肠肝循环，即可减轻黄疸程度。

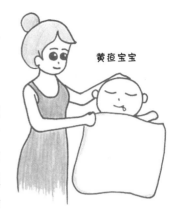

黄疸宝宝

如果出现了病理性黄疸，就要重视了！首先明确病因，治疗原发病，此外可以给予口服药物治疗，常用的有茵陈颗粒及苯巴比妥，必要时可以使用地塞米松。目前临床上最常用的是蓝光照射，它是降低血清未结合胆红素简单而有效的方法。具体做法为：将新生儿卧于光疗箱中，双眼用黑色眼罩保护，以免损伤视网膜，会阴、肛门部用尿布遮盖，其余均裸露。用单面光或双面光照射，持续 2~48 小时（一般不超过 4 天），可采用连续或间歇照射的方法，至胆红素下降到 7mg/dl 以下即可停止治疗。当光疗失败时，还可以使用换血疗法。

31 产瘤是什么？

有些刚出生的宝宝头顶上有个直径大约 3cm 的包块，妈妈们就问："这是什么呀"？这就是产瘤。

产瘤又称先锋头，是由于分娩时头皮循环受压，血管渗透性改变及淋巴回流受阻引起的皮下水肿，多发生在头先露部位，出生时即可发现，肿块边界不清，不受骨缝限制，头皮红肿、柔软、压之凹陷，无波动感。宝宝头上有产瘤不用害怕，出生 2~3 天后即可自然消失，并且不可按摩揉压。

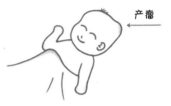

产瘤

32 宝宝哭闹怎么办？

宝宝哭闹是表达感觉和要求的一种方式，饥饿时要吃，尿布湿了要换，过热或过冷要更衣，无事时可能要发声，这是正常的要求，属于生理现象。这种哭闹一般声调不高，程度不剧烈，解除原因后易停止哭闹。但另一种情况是对不舒适和疼痛的表达，属于病理现象。妈妈们需要通过哭闹的哭声仔细辨别：

（1）高声、长时间、有时身体还摇动的剧烈哭闹可能与疼痛刺激有关。

（2）哭声为尖声、高调常提示中枢神经系统疾病。

（3）哭声低调、嘶哑见于甲状腺功能减退、声带损伤或喉返神经麻痹。

（4）哭声微弱提示重症败血症或神经肌肉疾病。

（5）气道梗阻所致的吸气性喉鸣只有在婴儿哭闹时听得到。

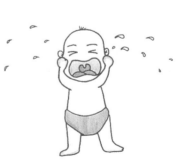

（6）完全失声通常提示双侧喉返神经损伤。

33 新生宝宝该如何护理？

新生的宝宝需要合适的护理，妈妈们应该注意：

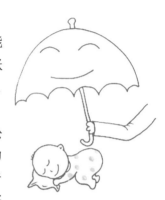

（1）居室：应阳光充足、通气良好，冬季室内温度尽可能达到18～20℃，湿度达为55%～60%。对哺乳期婴儿，主张母婴同室，便于母亲哺乳和料理婴儿。患病者不应进入小儿居室，尤其是新生儿、早产儿的居室。

（2）衣着（尿布）：应选择浅色、柔软的纯棉织物，宽松而少接缝，以避免摩擦皮肤和便于穿、脱。存放新生儿衣物的衣柜内不宜放置樟脑丸，以免发生新生儿溶血。新生儿应衣着宽松，保持双下肢屈曲姿势，有利于髋关节的发育。婴儿最好穿连衣裤或背带裤，不用松紧腰裤，以利胸廓发育。

34 什么是新生儿疾病筛查？

新生儿疾病筛查是指在新生儿群体中，用快速、敏感的实验室方法对新生儿的遗传代谢病、先天性内分泌异常以及某些危害严重的遗传性疾病进行筛查。目的是对那些患病的新生儿在临床症状尚未表现之前或表现轻微时通过筛查，得以早期诊断、早期治疗，防止机体组织器官发生不可逆的损伤，避免患儿发生智力低下、严重的疾病或死亡。

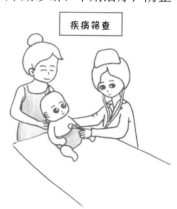

疾病筛查

我国的新生儿疾病筛查是非强制性的，它通过宣传等方式让新生儿父母了解新生儿疾病筛查的意义及方法，取得新生儿父母书面知情同意并签字，在新生儿出生后72小时，哺乳至少6～8次后，由专业人员采血，在规定时间内送达筛查中心进行筛查，然后将筛查结果通知新生儿父母。目前我国筛查的疾病以苯丙酮尿症和先天性甲状腺功能减低症为主，某些地区则根据疾病的发病率进行G6PD缺乏、CAH等少见遗传代谢病的新生儿筛查。

35 什么是计划免疫？

计划免疫是根据小儿的免疫特点和传染病发生的情况而制订的免疫程序，通过有计划地使用生物制品进行预防接种，以提高人群的免疫水平、达到控制和消灭传染病的目的。

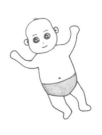
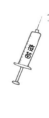

按照我国原卫生部的规定，婴儿必须在1岁内完成卡介

苗，脊髓灰质炎三价混合疫苗，百日咳、白喉、破伤风类毒素混合制剂，麻疹疫苗及乙型肝炎病毒疫苗接种的基础免疫（表6-2）。

表6-2　小儿计划免疫接种时间表

年龄	接种疫苗	
出生	卡介苗	乙肝疫苗
1个月		乙肝疫苗
2个月	脊髓灰质炎三价混合疫苗	
3个月	脊髓灰质炎三价混合疫苗、 百白破混合制剂	
4个月	脊髓灰质炎三价混合疫苗、 百白破混合制剂	
5个月	百白破混合制剂	
6个月		乙肝疫苗
8个月	麻疹疫苗	
1.5～2岁	百白破混合制剂复种	
4岁	脊髓灰质炎三价混合疫苗复种	
6岁	麻疹疫苗复种 百白破混合制剂复种	

根据流行地区和季节，或根据家长自己的意愿，有时也进行乙型脑炎疫苗、流行性脑脊髓膜炎疫苗、风疹疫苗、流感疫苗、腮腺炎疫苗、甲型肝炎病毒疫苗、水痘疫苗、流感杆菌疫苗、肺炎疫苗、轮状病毒疫苗等的接种。

36 预防接种引起反应的处理

预防接种可能引起一些反应：

（1）卡介苗接种后2周左右局部皮肤可出现红肿浸润，8～12周后结痂。若化脓形成小溃疡，腋下淋巴结肿大，可局部处理以防感染扩散，但不可切开引流。

（2）脊髓灰质炎三价混合疫苗接种后有极少数婴儿发生腹泻，但多数可以不治自愈。

（3）百日咳、白喉、破伤风类毒素混合制剂接种后局部可出现红肿、疼痛或伴低热、疲倦等，偶见过敏性皮疹、血管性水肿。若全身反应严重，应及时到医院诊治。

（4）麻疹疫苗接种后，局部一般无反应、少数可在6～10日内出现轻微的麻疹，予以对症治疗即可。

（5）乙型肝炎病毒疫苗接种后很少有不良反应。个别接种者可有发热或局部轻痛，不必处理。